Stefanie Arend

HORMONE IN BALANCE MIT YIN YOGA

Beschwerden lindern bei Endometriose, PCOS, PMS, Hitzewallungen oder Libidoverlust

südwest

INHALT

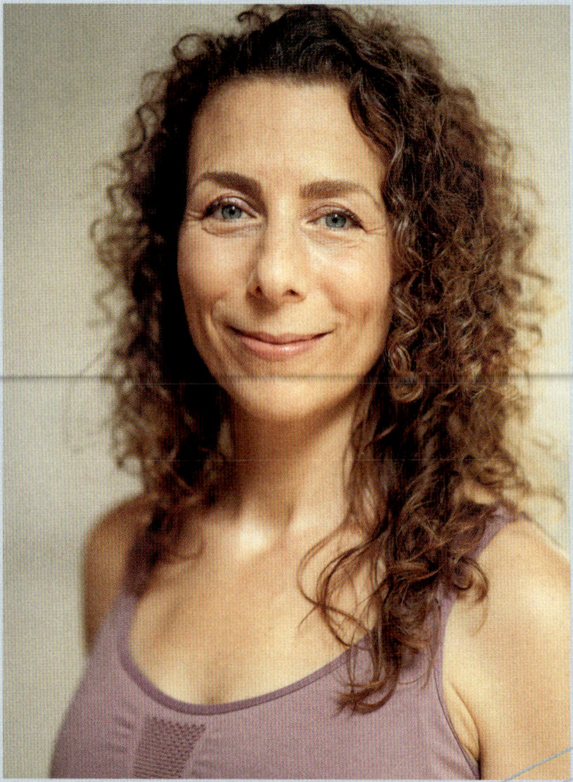

VORWORT

Ich freue mich so sehr, dass dieses Buch seinen Weg zu dir gefunden hat. Mögen dir die heilsamen Yin-Yoga-Sequenzen genauso helfen, wie sie auch mich schon so oft auf meinem Weg unterstützt haben. Seit vielen Jahren ist Yin Yoga fester Bestandteil meines Lebens und wirkt dabei immer wieder wie ein Anker für mich, der mich erdet, zentriert und mir neue Kraft und Ruhe schenkt. Gerade beim Thema Hormone kann sich Yin Yoga besonders günstig auswirken, da sie durch Stress oftmals in ein Ungleichgewicht kommen und entsprechende Auswirkungen auf unsere Gesundheit haben können. Die Yin-Yoga-Praxis kann dein gesamtes Nervensystem wieder beruhigen und du kannst die Asanas jederzeit in der Länge und Intensität praktizieren, die für dich gerade passend ist. Ich wünsche dir von Herzen viel Freude mit den wunderschönen Yin-Yoga-Übungen, die weit über das Körperliche hinaus wirken. Ich lade dich ein, dir Zeit für dich zu gönnen, dich so zu bewegen, wie es dir guttut, angepasst an deine Bedürfnisse, still zu werden und die Magie geschehen zu lassen, die von hier aus passieren kann.

Deine Stefanie ♡

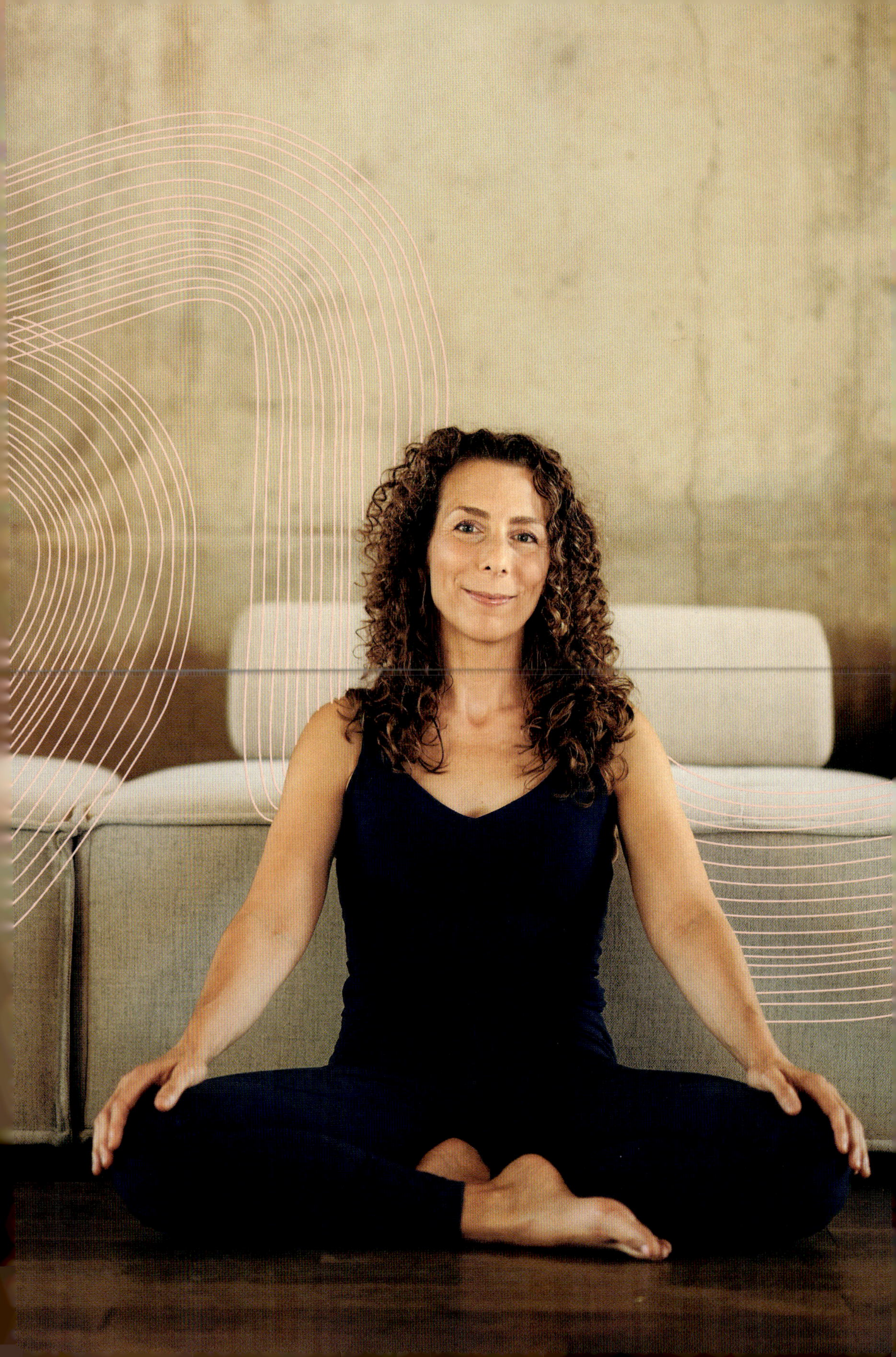

1

YIN YOGA FÜR HORMONELLE BALANCE

Viele Menschen stehen unter anhaltendem Stress, der die Hormone aus dem Gleichgewicht bringt und damit zu zahlreichen körperlichen oder mentalen Beschwerden führt. Wie kaum ein anderer Yogastil kann Yin Yoga dabei helfen, das Nervensystem wieder herunterzufahren und hormonelle Dysbalancen auszugleichen.

WARUM YIN YOGA?

Unsere Welt ist in den letzten Jahren in einen Yang-Überschuss übergetreten: Nur noch wenige Menschen leben im Einklang mit den beiden Energien von Yin und Yang. Dabei sind sie beide doch so wichtig, damit wir in unserer Mitte bleiben können. Die Yin-Yoga-Praxis kann dir einen wirksamen Gegenpol zu unserem häufig viel zu aktiv geprägten Lebensstil schenken, sodass du lernst, auch die ruhige und sanfte Yin-Energie in dir wieder zu nähren. Das gilt sowohl körperlich wie auch mental.

Auf körperlicher Ebene tun wir gut daran, den Körper sowohl aktiv wie auch passiv zu bewegen. Die Aktivität entspricht dabei dem Yang und die Passivität dem Yin. Eine Yang-Aktivität hast du bei den Sportarten, bei denen du deine Muskeln forderst, zum Beispiel durch einen aktiven Yogastil, Krafttraining im Fitnessstudio oder auch durch Schwimmen. Bei einer Yin-Aktivität wie dem Yin Yoga setzt du den Fokus hingegen mehr auf die Faszien, ein flächiges Bindegewebe, das sich überall im Körper befindet. Die Faszien sind durchzogen von einer Vielzahl an Wahrnehmungssensoren und Schmerzrezeptoren. Deshalb spüren wir viele Schmerzzustände in den Faszien. Durch ein sanftes Aufdehnen wie in der Yin-Yoga-Praxis können sie wieder durchfeuchtet, gelöst und flexibel werden, wodurch schmerzhafte Verklebungen reduziert werden können.

Aber auch auf mentaler Ebene ist der Yin-Ausgleich fundamental, da wir im Alltag sehr häufig stark im Yang gefordert sind. Gemeint sind die Dinge, die unsere Aufmerksamkeit und Konzentration verlangen, so wie es im Arbeitsleben der Fall ist. Selbst in unserer Freizeit sind wir oft stark im Yang unterwegs, allein schon durch das Verbundensein mit unseren Handys und der Welt des Internets. Die Yin-Energie bietet auch hier einen Gegenpol, sodass das Gehirn wieder zur Ruhe kommen kann. Dies ist besonders in den Abendstunden wichtig, um gut ein- und durchschlafen zu können.

Yin und Yang sind immer als eine gegenseitige Ergänzung und niemals als ein Gegeneinander zu sehen. Wir brauchen immer beide Anteile, um den Zustand der Mitte erreichen zu können. Für mehr Hintergrundinformationen dazu verweise ich auf meine Bücher *Yin Yoga. Der sanfte Weg zur inneren Mitte* sowie *Gesund durch Yin Yoga* oder *Detox mit Yin und Yang Yoga,* um zu viele Wiederholungen in diesem Buch zu vermeiden.

Du wirst in der Yin-Yoga-Praxis passiv in eine Position hineinkommen und sie über mehrere Minuten hinweg halten. Die Dehnung darf sich von ganz allein entfalten, ganz ohne Eile oder den Anspruch, eine Position besonders gut auszuführen. Du lässt während deiner gesamten Übungszeit einfach geschehen und schaust, was dein Körper dir gerade erlaubt, sodass du dich zu jeder Zeit gut fühlen kannst. Dadurch wirst du einen ganz anderen, vielleicht neuen Zugang zu deinem Körper bekommen. Du lernst, ihm zu lauschen und seinen leisen, aber liebevollen Signalen zu folgen, sodass du erkennen kannst, welche Muster tief in dir liegen, die du an der Oberfläche möglicherweise noch gar nicht erkennen konntest. Die Yin-Yoga-Praxis ist ein Geschenk an dich selbst und kann es dir ermöglichen, Dinge in dir neu zu entdecken, von denen du vielleicht noch gar nicht wusstest, dass sie da sind oder dass du sie möglicherweise viele Jahre unbewusst mit dir getragen hast.

Die Meridiane

Durch die Dehnungen über mehrere Minuten kannst du Einfluss auf deine Meridiane nehmen. Sie werden flächig gedehnt und können dadurch einen ausgleichenden Effekt erfahren. Das heißt, zu viel Chi (zum Beispiel durch einen Energiestau; du wirst später noch öfter von einer Leber-Chi-Stagnation lesen) kann abgebaut werden und bei zu wenig Chi (also ein Mangel des Energieflusses) kann Chi aufgebaut werden.

Meridiane kannst du dir wie Energieleitbahnen vorstellen, die im Körper verteilt sind und die weit mehr als nur die Organfunktionen betreffen. So werden zum Beispiel auch Emotionen unseren Meridianen zugeordnet. Über das Arbeiten mit dem Meridiansystem und einzelnen Akupunkturpunkten kannst du deinem Körper die nötigen Impulse geben, mit denen ein Ungleichgewicht wieder reguliert werden kann.

Die auf den Seiten 10 und 11 dargestellten Meridianverläufe können dir helfen zu verstehen, was in den einzelnen Sequenzen angesprochen wird, um abhängig vom jeweiligen Beschwerdebild einen bestimmten Effekt im Körper zu erreichen. Yin Yoga wird seine Wirkung zwar auch entfalten, wenn du gar nichts über die Meridiane weißt, aber mit dem Hintergrundwissen, was im Körper geschieht, wenn du in die Übungen hineingehst, kannst du deine Yin-Yoga-Praxis vielleicht noch bewusster erleben.

Wenn du bei einem Therapeuten eine Akupunktursitzung bekommst, dann führt er an bestimmten Punkten, den Akupunkturpunkten, je nach Indikation eine kleine Nadel in das Gewebe ein. Die Faszie wickelt sich dann um die Nadel und erhält somit so etwas wie ein Mikro-Stretching, das normalerweise 20 Minuten anhält. Dadurch wirkt der Akupunktureffekt speziell auf den jeweils behandelten Punkt. Im Yin Yoga hingegen wird ein Großteil des Meridians gedehnt, und zwar bei den einzelnen Übungen mehr oder weniger stark. Dadurch ist der Effekt nicht so punktuell wie in der Akupunktur, sondern eher flächig, sodass der gesamte Meridianverlauf harmonisiert werden kann.

MERIDIANE IM ÜBERBLICK

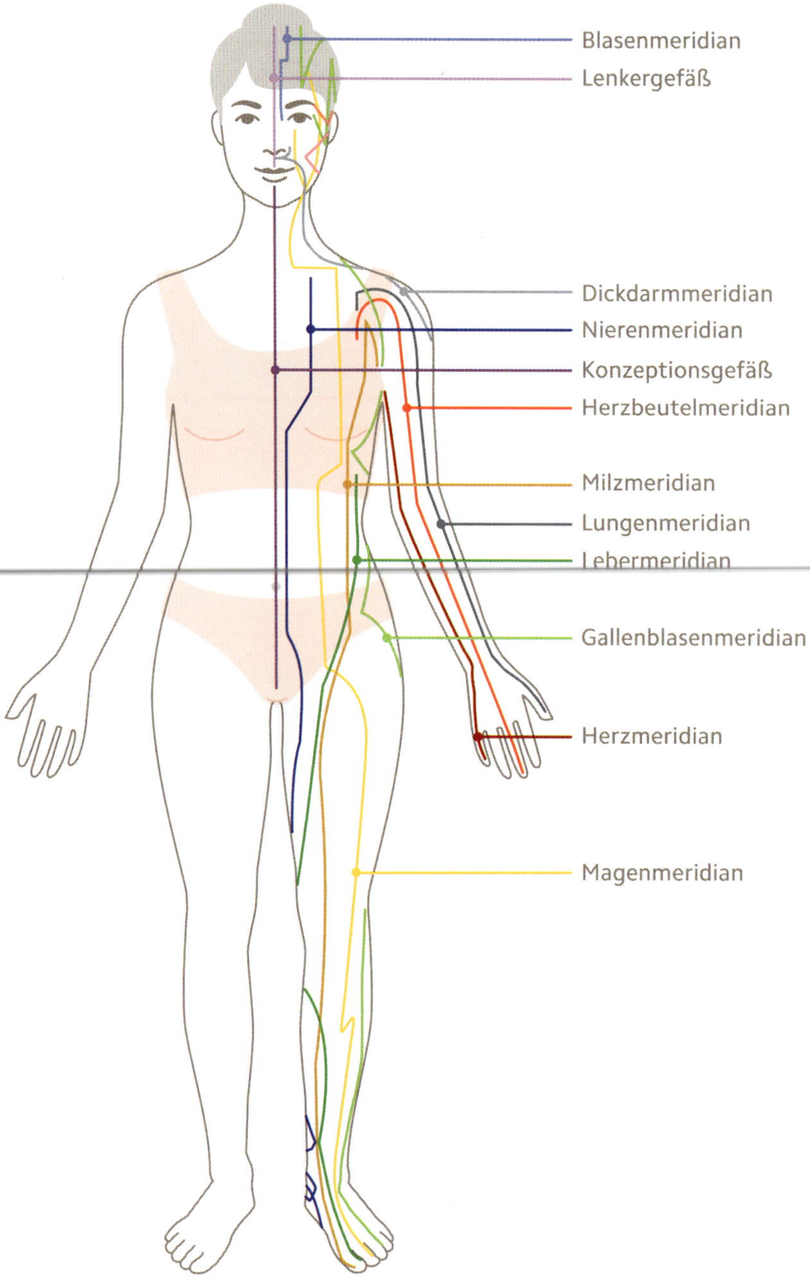

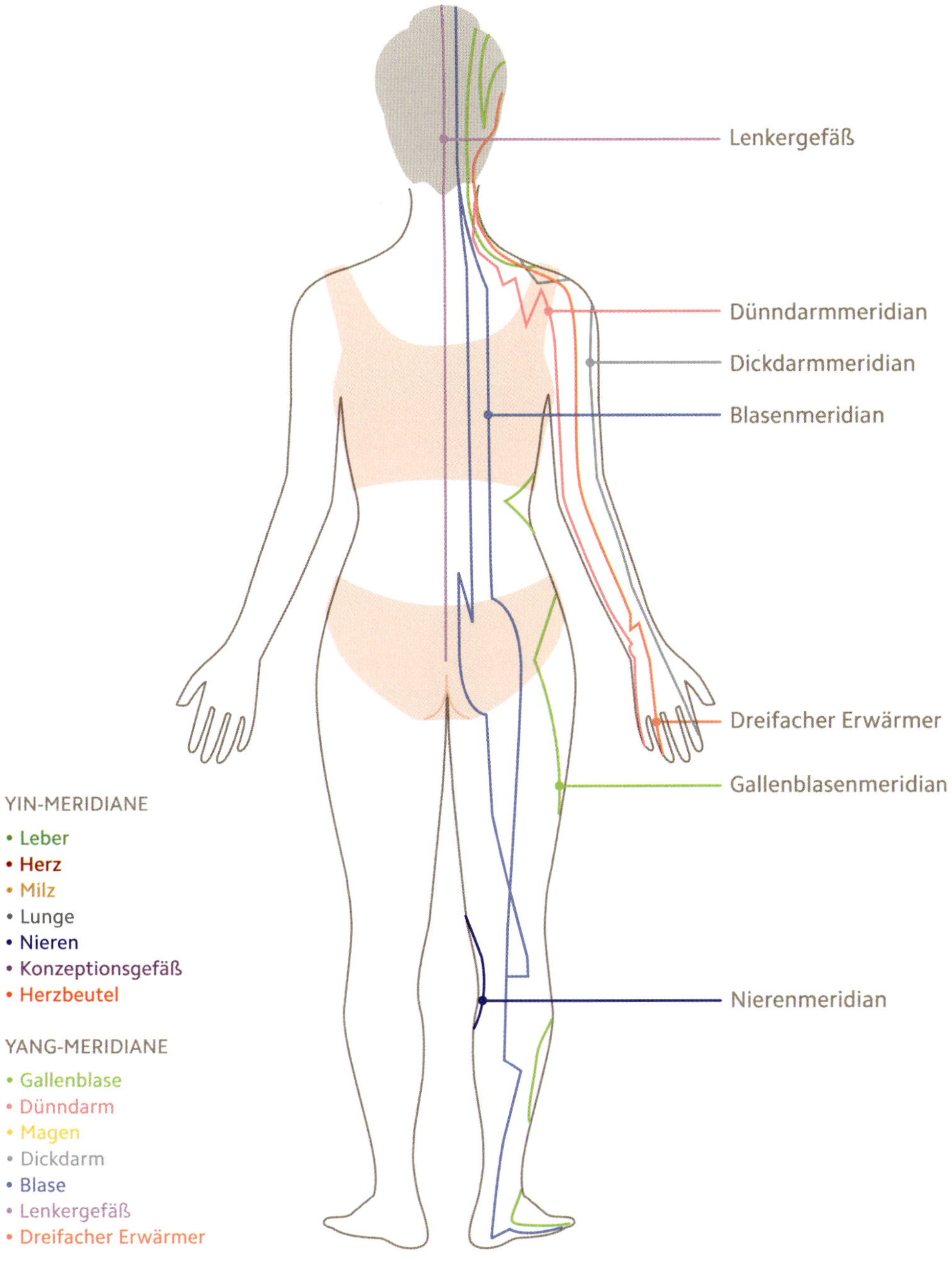
Lenkergefäß
Dünndarmmeridian
Dickdarmmeridian
Blasenmeridian
Dreifacher Erwärmer
Gallenblasenmeridian
Nierenmeridian
YIN-MERIDIANE
• Leber
• Herz
• Milz
• Lunge
• Nieren
• Konzeptionsgefäß
• Herzbeutel
YANG-MERIDIANE
• Gallenblase
• Dünndarm
• Magen
• Dickdarm
• Blase
• Lenkergefäß
• Dreifacher Erwärmer

DIE FÜNF ELEMENTE

Das Wissen rund um die Meridiane entspringt der traditionellen chinesischen Medizin, kurz TCM genannt. Je zwei Meridiane, also ein Yin- und ein Yang-Meridian, bilden zusammen einen Funktionskreis oder ein Element. Das System der fünf Elemente ist sehr umfassend. Man nutzt es auch dazu, Ursachen für Störungen im Körper zu finden, Dysbalancen auszugleichen und somit seine Selbstregulierung wiederherzustellen.

Ausführlichere Informationen dazu findest du in der erweiterten Neuauflage meines Buches *Gesund durch Yin Yoga*. Die Tabelle auf Seite 13 gibt dir einen kleinen Überblick darüber, wie sich die fünf Elemente auf den Körper auswirken. Der Ansatz ist dabei ganz anders als in der westlichen Schulmedizin: Man sieht zum Beispiel die Leber nicht nur als ein einzelnes Organ an, sondern betrachtet einen ganzen Funktionskreislauf, der damit zusammenhängt. So werden auch der Gegenspieler, in diesem Fall die Gallenblase, sowie Körperöffnungen, Gewebe, Chakras (wobei dieser Ansatz nicht klassisch ist für die TCM, sondern eher aus dem Yoga kommt), Emotionen, Funktionen, Farben, Jahreszeiten, klimatische Bedingungen und Geschmäcker hinzugezählt, die mit dem Organ an sich in Zusammenhang gebracht werden beziehungsweise davon beeinflusst werden können. Und nicht zuletzt beeinflussen sich die Organe beziehungsweise Elemente auch untereinander.

DER NUTZEN VON YIN YOGA

- Harmonisierung des Chi (der Lebensenergie) in unseren Meridianen
- Anregung und Entgiftung des Stoffwechsels durch Dehnung der Meridiane und der Faszien
- Verbesserte Beweglichkeit
- Besserer Schlaf, mehr Konzentration und bessere Fokussierung
- Verminderung oder gar Reduktion faszial bedingter Schmerzzustände
- Reduzierung von Stress durch Beruhigung des Nervensystems
- Möglichkeit zur Innenschau in einer meditativen Herangehensweise

Die fünf Elemente

	HOLZ	FEUER	ERDE	METALL	WASSER
Organe	Leber, Gallenblase	Herz, Dünndarm	Milz, Magen	Lunge, Dickdarm	Niere, Blase
Speicher-organ, Yin-Meridian	Leber	Herz	Milz	Lunge	Niere
Hohlorgan, Yang-Meridian	Gallenblase	Dünndarm	Magen	Dickdarm	Blase
Körper-öffnung	Augen	Zunge	Mund	Nase	Ohren
Gewebe	Sehnen, Muskeln	Blut, Blutgefäße	Bindegewebe, Muskeln, Blut	Haut, Haare	Knochen, Gelenke, Zähne
Chakra	Nabelchakra	Herzchakra	Nabelchakra	Halschakra	Wurzel-chakra, Sakralchakra
Emotion	Wut, Ärger, Mitgefühl	Hass, Stress, Liebe, Freude	Sorge, Gleichmut	Trauer, Mut	Angst, Weisheit
Funktion	kontrolliert den Chi-Fluss sowie die Entgiftung im Körper	Blutkreislauf, Nährstoffauf-nahme	Verdauung, Nährstoffver-teilung	Atmung, Ausscheidung	Geschlechts-organe, Harnsystem, Blutreinigung
Farbe	Grün	Rot	Gelb	Weiß	Blau, Schwarz
Jahreszeit	Frühling	Sommer	Spätsommer, Übergangs-zeiten	Herbst	Winter
Klima	windig	heiß	feucht/ schwül	trocken	kalt
Geschmack	sauer	bitter	süß	scharf	salzig

EINE KLEINE EINFÜHRUNG IN DIE WELT DER HORMONE

Hormone sind ein sehr komplexes Thema und es ist nicht der Anspruch dieses Buches, dich zur Expertin oder zum Experten für Hormone zu machen. Aber für die Yin-Yoga-Sequenzen, die du in diesem Buch findest und die auf die hormonellen Ursachen eines Beschwerdebildes ausgelegt sind, ist es hilfreich, einen kleinen Überblick über die wichtigsten Hormone zu bekommen.

Hormone gelten als Botenstoffe in unserem Körper. Sie arbeiten mit dem Nervensystem zusammen, werden in bestimmten Körperdrüsen erzeugt (unter anderem in den Nebennieren, den Eierstöcken, der Schilddrüse, der Hypophyse oder dem Hypothalamus) und über das Blut oder die extrazelluläre Flüssigkeit transportiert, um bestimmte Funktionen wie zum Beispiel Fortpflanzung, Stoffwechsel, Wachstum, Stimmung, Stresstoleranz, Immunsystem, Verhalten, Emotionen, Haut und vieles mehr zu lenken. Dazu müssen die Hormone an einer Rezeptorstelle im Zielorgan andocken, ähnlich wie beim Prinzip von Schloss und Schlüssel, um eine Tür öffnen zu können.

Wenn wir das Wort »Hormone« hören, denken viele erst einmal an Frauen in den Wechseljahren, aber das stimmt so nicht. Hormone sind bei Männern wie bei Frauen in allen Altersstufen ein Thema. Bei Frauen in den Wechseljahren ist das Thema nur so präsent, da sich in dieser Zeit ein großer Teil des Hormonsystems umstellt und neu reguliert. Jedes Hormon hat eine eigene Aufgabe. Zu den wichtigsten Hormonen zählen die folgenden.

ÖSTROGEN: Östrogen ist wichtig für die Menstruation, denn es sorgt für die Reifung der Eizelle in den Eierstöcken und für den Aufbau der Gebärmutterschleimhaut. Es ist besonders während der ersten Zyklushälfte präsent und wird in erster Linie in den Eierstöcken gebildet. Es lässt Frauen weiblich erscheinen. Aber auch Männer haben einen kleinen Anteil an Östrogen in ihrem Körper, da es noch viele zusätzliche Funktionen hat. Beim Mann wird das Hormon in den Hoden produziert, bei allen Menschen kann es zudem in der Nebennierenrinde hergestellt werden. Wichtig für das Östrogen ist auch das Fettgewebe im Körper. Das ist ein

Grund, warum viele Frauen beginnen, Fett einzulagern, wenn sich die Hormonwerte zu Beginn der Wechseljahre verändern. Viele Frauen bekommen dann einen kleinen »Rettungsring« am Bauch, der vorher vielleicht nie ein Thema war.

Die Östrogene werden nochmals in vier Untergruppen eingeteilt, und zwar Östradiol (mit der stärksten östrogenen Wirkung), Östriol, Östron und Östetrol. Ein Östrogenmangel kann sich unter anderem in vorzeitig alternder Haut, Bindegewebsschwäche, Hitzewallungen, Inkontinenz und häufigem Wasserlassen, Schlafstörungen, Stimmungsschwankungen, Müdigkeit, Depressionen oder Leistungsminderung zeigen.

PROGESTERON: Progesteron ist der Gegenspieler des Östrogens und spielt in der zweiten Zyklushälfte eine Rolle. Es wird bei Frauen vom Gelbkörper gebildet, der sich in den Eierstöcken befindet, bei Männern in den Hoden, und bei beiden auch in der Nebennierenrinde und im Gehirn. Progesteron hat ebenfalls einen Effekt auf die Gebärmutterschleimhaut, jedoch liegt der Fokus hier eher auf der Aufrechterhaltung, um sie so auf die Einbettung einer befruchteten Eizelle vorzubereiten. Dem Abbau der Schleimhaut wird entgegengewirkt und die Beschaffenheit wird umgewandelt, um die Bedingungen für eine mögliche Einnistung einer Eizelle zu optimieren. Wenn es zu keiner Schwangerschaft gekommen ist, sinkt der Progesteronspiegel zum Ende des Zyklus wieder ab, diese Schleimhaut wird wieder abgestoßen und die Menstruation setzt ein. Der Aufbau der Schleimhaut wird also durch Östrogen angeregt, Progesteron hingegen sorgt im Anschluss dafür, dass es nicht zu Wucherungen kommt. Das heißt, ein Übermaß an Östrogen und ein Defizit des Gegenspielers Progesteron können dazu führen, dass sich die Schleimhaut unkontrolliert verdickt. Progesteron sorgt zudem für einen guten Schlaf, Entspannung und einen gesunden Umgang mit Emotionen.

Wenn wir älter werden, ist es normal, dass der Progesteronspiegel sinkt, da der Eisprung immer seltener wird. Dadurch werden die Wechseljahre eingeleitet. Ein Progesteronmangel kann sich unter anderem in einem verkürzten oder verlängerten Zyklus, Regelschmerzen, zu starker oder zu schwacher Menstruation, empfindlichen Brüsten, Haarausfall, Zysten, unreiner Haut, Kopfschmerzen, Migräne, Angststörungen, Depressionen, Bauchfett oder Wassereinlagerungen zeigen.

TESTOSTERON: Testosteron ist eher als männliches Hormon bekannt, aber auch Frauen haben geringe Mengen davon. Es ist wichtig für die Sexualfunktionen und spielt eine wichtige Rolle bei der Libido. Das Hormon sorgt unter anderem auch dafür, dass Männer beim Krafttraining sehr viel mehr Muskeln aufbauen als Frauen. Auch unsere Tatkraft wird von Testosteron beeinflusst. Es wird bei Frauen in den Eierstöcken und bei Männern in den Hoden gebildet. Ein Teil kann bei beiden aber auch in der Nebennierenrinde aus DHEA gebildet werden. Ein Mangel an Testosteron kann sich in Vitalitäts- und Kraftverlust, Schlafstörungen, Depressionen, geringer Stressresistenz, mangelndem Erinnerungsvermögen oder wenig Selbstwertgefühl zeigen.

DHEA: DHEA gilt als Vorläufer der männlichen und weiblichen Geschlechtshormone. Es ist wichtig für unsere Stressresistenz. Zudem schützt es das Gefäßsystem und unterstützt neben weiteren Effekten den Muskelaufbau. Es wird in der Nebennierenrinde produziert, ein kleiner Anteil auch in den Hoden und Eierstöcken. Ein Mangel an DHEA kann sich unter anderem in Ängstlichkeit, Antriebslosigkeit, aber auch in Schlaflosigkeit, depressiven Verstimmungen, Hitzewallungen, Libidomangel oder Kreislaufbeschwerden zeigen.

SCHILDDRÜSENHORMONE: Sie beeinflussen unseren Stoffwechsel und ob wir uns fit und vital oder müde und abgeschlagen fühlen. Sie spielen zudem eine Rolle bei Gewicht, Stoffwechsel und Stimmung wie auch für unsere Haare, Haut und Nägel. Sie sind sehr wichtig für die Regulation des Hormonsystems. Wie der Name schon sagt, werden sie in der Schilddrüse gebildet.

CORTISOL: Cortisol gilt als Stresshormon und wird in der Nebennierenrinde gebildet. Es ist existenziell für uns und sorgt dafür, dass wir morgens wach sind und abends müde werden und dass wir bei Gefahr kämpfen können. Es reguliert aber auch unser Hungergefühl, den Blutzuckerspiegel und die Verdauung, den Blutdruck, unsere Stresstoleranz und unser Immunsystem. Sein Spiegel fällt mit dem Alter nicht ab, sondern kann bei einem stressigen Lebenswandel sogar eher noch steigen. Wenn unsere Cortisolwerte dauerhaft erhöht sind, kann sich der Alterungsprozess beschleunigen (zu viel Stress, zu wenig Schlaf, erhöhte Blutzuckerwerte).

Yin Yoga kann in diesen Fällen stark regulierend wirken durch den tiefen Atem, die Achtsamkeit auf den jetzigen Moment sowie die Aktivierung des Parasympathikus durch Stressreduktion. Ein Mangel an Cortisol kann sich unter anderem zeigen in Erschöpfung und Schwäche, Magen-Darm-Beschwerden, Müdigkeit am Morgen (typischer Morgenmuffel) und im Verlauf des Tages, auch chronisch, Angst und Depression, Reizbarkeit, Appetitlosigkeit oder einem hohen Verlangen nach Salz.

INSULIN: Es wird in der Bauchspeicheldrüse gebildet und beeinflusst unseren Stoffwechsel. Es wird in Zusammenhang gebracht mit dem Entstehen von Diabetes mellitus Typ 2 und Fettleibigkeit. Dabei geht man von einer Insulinresistenz aus. Erhöhte Insulinwerte können die Zellteilung anregen und somit das Entstehen von Karzinomen begünstigen. Die Ernährung spielt hierbei eine Schlüsselrolle. Eine Insulin-Dysbalance kann dazu führen, dass wir zunehmen, speziell um die Hüften herum, dass wir Heißhunger auf Süßes oder ständig Hunger haben. Aber auch Müdigkeit und Brain Fog können dadurch entstehen.

MELATONIN: Dieses Hormon sorgt für einen guten Schlaf und ist wichtig für die Freisetzung weiblicher Geschlechtshormone. Für gute Melatoninwerte sollte dein Schlafzimmer nachts vollkommen abgedunkelt sein.

OXYTOCIN: Oxytocin ist unser Kuschelhormon und wird besonders während der Geburt beim ersten Körperkontakt zwischen Mutter und Kind produziert, aber auch bei Umarmungen und liebevollen körperlichen Kontakten.

PREGNENOLON: Pregnenolon ist völlig zu Unrecht eher unbekannt, da es die »Mutter der Geschlechtshormone« ist. Es ist auch wichtig für unser Gedächtnis und unser Sehen. Es wird bei Männern und Frauen in der Nebennierenrinde gebildet, aber auch im Gehirn und weiteren Geweben im ganzen Körper. Ein Mangel kann sich unter anderem in Vitalitätsverlust, Gedächtnis- und Konzentrationsstörungen, Autoimmunerkrankungen oder Gelenkentzündungen zeigen.

VITAMIN D: Vitamin D wird oft als Nahrungsergänzungsmittel eingeordnet, aber es ist nicht nur ein Vitamin, sondern auch ein Hormon. Es wird besonders durch Sonneneinstrahlung auf der Haut produziert und ist grundlegend wichtig für unsere Gesundheit.

Es gäbe noch sehr viel mehr zu den Hormonen und ihren Wirkungen zu sagen, was aber im Rahmen dieses Praxisbuches zu weit führen würde. Ich empfehle dir, bei Interesse dein Wissen durch Bücher zu vertiefen, die den Fokus mehr auf theoretische Inhalte setzen.

So beeinflusst Yin Yoga unsere Hormone

Die Rolle des Cortisols, unseres wichtigsten Stresshormons, hast du bereits kennengelernt. Wenn unsere Cortisolspiegel chronisch erhöht sind, dann wird unser Stoffwechsel geschädigt, unser Immunsystem geschwächt, Blutzuckerspitzen begünstigt, mehr Bauchfett eingelagert, wir schlafen schlecht oder leiden unter dauerhafter Müdigkeit. Wenn wir dauerhaft unter Stress stehen, dann wird der Körper nicht daran denken, Nachkommen zu zeugen, sondern er wird sich eher aus der Gefahrenzone retten wollen, in der er sich gefühlt gerade befindet. Früher war es zum Beispiel ein Säbelzahntiger, der für eine kurzfristige Bedrohung gesorgt hat. Heutzutage sind es eher dauerhafte Stressoren wie unverarbeitete Traumata, Reizüberflutung durch zu viel Bildschirmzeit oder Mobbing am Arbeitsplatz. Das wirkt sich unmittelbar auf die Sexualorgane aus. Der Menstruationszyklus kann sich verschieben, die Libido abnehmen oder Erektionsprobleme können sich bemerkbar machen. Die Fortpflanzung rückt in den Hintergrund, da es in einer akuten beziehungsweise chronischen Stresssituation schlecht möglich wäre, ein gesundes Kind zur Welt zu bringen. Die Priorität ist vielmehr, den eigenen Körper erst einmal wieder auszubalancieren.

Wenn wir regelmäßig Yin Yoga praktizieren, auch gepaart mit bewusster Atmung oder Spaziergängen in der Natur, dann können wir erhöhte Cortisollevel wieder regulieren. Das hilft dem Körper dabei, sich von einem Überschuss an Stress wieder zu erholen. Hierdurch können biochemische Vorgänge initiiert werden, die das Cortisol wieder herunterfahren und dem Gehirn ein Gefühl von Sicherheit vermitteln. Sanfte Bewegungen wirken sich dabei günstiger auf den Cortisolspiegel aus als ein anstrengendes Workout. Bei Frauen kann man oft beobachten, dass sie noch mehr Sport machen, wenn sich ein Wechseljahresbäuchlein zeigt. Sport ist natürlich wichtig, aber im Übermaß bringt er dem Körper noch mehr Stress, der Cortisolspiegel steigt weiter an, mit all seinen Folgen.

Alles, was uns guttut, wie Lachen, guter Schlaf oder Zeit mit unseren Liebsten zu verbringen, kann wiederum unsere Cortisolwerte günstig beeinflussen. Yin Yoga, gepaart mit einer ruhigen Atmung, die sich beim Üben in der Regel ganz von selbst einstellt, kann unseren Vagusnerv positiv beeinflussen und unser zentrales Nervensystem beruhigen. Stressabbau ist der wichtigste Schlüssel, um unsere Hormone wieder zu regulieren. Wenn der Cortisolspiegel sinkt, werden auch die Nebennieren entlastet. Das wiederum kann sich günstig auswirken auf die anderen Hormone, speziell auf unsere Sexualhormone, Schilddrüsenhormone, aber auch das Insulin.

Die Yin-Yoga-Praxis stimmt uns ein auf die Yin-Energie der Nacht, die grundlegend ist für einen gesunden und tiefen Schlaf (siehe auch Melatonin, Seite 16). Je besser wir schlafen, desto eher können sich unsere Hormone wieder regulieren. Yin Yoga (in Studien spricht man eher allgemein von Stretching) hat sogar einen entzündungshemmenden Effekt im Körper und kann sich zudem günstig bei Krebserkrankungen auswirken.*

Die Bedeutung von Stress

Wenn wir keine bewussten Erholungsphasen mehr in unser Leben einbauen, dann wird aus einem Stress, der kurzfristig nützlich sein kann, ein Dauerstress, der gravierende Folgen auf unsere Gesundheit haben kann. Stresshormone werden im Übermaß ausgeschüttet und können nicht mehr abgebaut werden. Der Körper geht in den Überlebensmodus über und schaltet um auf Kampf oder Flucht. Ein Übermaß an Stresshormonen kann gesundheitliche Schäden im Körper verursachen, da die Nebennierenrinde geschwächt wird. Dadurch entstehen hormonelle Dysbalancen und Mangelzustände.

»Stress« bezeichnet dabei nicht nur den Druck, den man vielleicht während der Arbeit hat, sondern geht weit darüber hinaus. Wenn wir zum Beispiel in einer toxischen Beziehung sind, dann ist das ein Dauerstressor. Aber auch, wenn wir uns ständig Sorgen machen, wenn wir traumatische Erfahrungen gemacht haben, die noch nicht verarbeitet worden sind, wenn wir ununterbrochen erreichbar oder perfektionistisch veranlagt sind, zu viel Zeit am Bildschirm verbringen, zu wenig oder zu schlecht schlafen, Alkohol und andere Genussgifte konsumieren. Auch mangelhafte Ernährung, ständige Reizüberflutung, Trennungen und Todesfälle geliebter Menschen, dauerhafter Groll aufgrund einer Erfahrung in der Vergangenheit oder Verletzung durch andere Menschen oder auch ein Jobverlust können dazu führen, dass wir dauerhaft unter

* Hier findest du Studien auf PubMed, der wohl renommiertesten medizinischen Meta-Datenbank, zum Thema:
https://pubmed.ncbi.nlm.nih.gov/33239943/
https://pubmed.ncbi.nlm.nih.gov/28368782/
https://pubmed.ncbi.nlm.nih.gov/36077525/

Stress stehen. Eine Stressreduktion ist absolut erforderlich, wenn du bereits hormonelle Dysbalancen spürst. Wichtig ist, wieder eine natürliche Balance herzustellen, wie die, in der sich die beiden Energien aus Yin und Yang normalerweise befinden sollten. Es ist Zeit für Selbstregulation durch Regeneration, Ruhe und bewusst genutzte Zeit für dich, so, wie du sie dir liebevoll in deiner Yin-Praxis schenken kannst.

Das kannst du neben Yin Yoga noch für dein Gleichgewicht tun

- An oberster Stelle steht guter Schlaf. Und damit ist nicht die Quantität, sondern die Qualität gemeint. Es nutzt nicht viel, wenn du zwar neun Stunden im Bett verbringst, aber deine Schlafqualität so unzureichend ist, dass du morgens nicht ausgeruht bist. Deshalb achte auf eine gute Schlafroutine vor dem Zubettgehen. Im besten Fall solltest du ein bis zwei Stunden vorher keine Geräte mit Blaulicht mehr benutzen. Das ist nicht immer so leicht umzusetzen, deshalb sind ab ca. 21 Uhr abends Blaulichtfilterbrillen sinnvoll, damit das Gehirn sich allmählich auf den Schlafmodus vorbereiten kann. Denn Blaulicht hält das Gehirn wach, da es den Eindruck vermittelt, dass es noch Tag sei.
- Achte auf eine gute Ernährung, die gut zu deinem Stoffwechseltyp passt. Für viele Menschen ist die mediterrane Kost sehr wohltuend, gern auch vegetarisch mit einem hohen Gemüseanteil. Bitte streiche verarbeitete Lebensmittel so gut du kannst aus deinem Speiseplan und koche so oft es geht selbst mit frischen Zutaten. Verzichte auf Industriekost, reduziere oder eliminiere Zucker, Weißmehlprodukte, Kaffee und Alkohol.
- Gönne deinem Körper auch Essenspausen und vermeide häufiges Snacken. Ich selbst praktiziere schon seit vielen Jahren das intermittierende Fasten, bei dem man dem Körper eine kurze Fastenzeit gibt. Früher habe ich die Pausen oft auf 16 bis 18 Stunden ausgedehnt, aber mit Beginn der Wechseljahre habe ich gemerkt, dass diese lange Zeit meinen Körper zu sehr gestresst hat (auch zu großer Hunger kann Stress für den Körper sein). Heute faste ich eher 12 bis 14 Stunden, für viele Frauen funktioniert dieser Zeitrahmen besser. Verzichte aber am besten drei bis vier Stunden vor dem Schlafengehen auf Nahrung, damit dein Magen leer ist und du erholsam schläfst. Der Körper muss sich dann nicht mit der Verdauung beschäftigen und kann besser regenerieren.
- Nutze Supplemente wie ein hochwertiges Omega-3-Öl. Schaue dazu auch gern nach meinen Empfehlungen, die auf einer intensiven kritischen Beschäftigung mit vielen Anbietern beruhen (siehe Seite 220). Die von mir empfohlenen Nahrungsergänzungsmittel nehme ich allesamt selbst. Minderwertige Nahrungsergänzungsmittel können häufig mehr schaden, als dass sie Gutes tun. Mache einmal jährlich einen Bluttest, um ganz gezielt deine Mängel auszugleichen und nicht nach dem Gießkannenprinzip »Viel hilft viel« zu handeln. Das Ergänzen von Vitamin D, Magnesium, Zink, Selen, B-Vitaminen, Vitalpilz-

erzeugnissen, Adaptogenen, eventuell auch Jod und/oder Probiotika kann durchaus sinnvoll sein, falls du den Bedarf nicht über deine Ernährung abdecken kannst, was immer der bessere Weg ist. Man kann auch Vitamin C supplementieren. Das hat viele wertvolle Effekte, die aber in der Regel sehr gut durch die richtige Ernährung zu erreichen sind. Vitamin C steckt zum Beispiel in Zitrusfrüchten, Kiwis, Beeren, Paprika, Brokkoli, Petersilie und anderen Kräutern.
- Nutze neben deiner Yin-Yoga-Praxis auch aktive Sportarten, die deine Muskulatur stärken. Ganz besonders wichtig ist Beintraining.
- Kümmere dich um deine mentale Gesundheit, vielleicht auch durch Psychotherapie oder Coachings, um nicht verarbeitete Themen aufarbeiten und auflösen zu können.
- Nutze Akupressur (siehe ab Seite 26) und Akupunktur bei einem TCM-Spezialisten.
- Achte bitte unbedingt darauf, Plastik so gut wie möglich zu vermeiden, da darin oft Inhaltsstoffe enthalten sind, die deine Hormone empfindlich stören können. Zum Beispiel ist es ein No-Go, sich Essen in einem Plastikbehälter in der Mikrowelle warm zu machen oder Wasser aus Plastikflaschen zu trinken, die im schlimmsten Fall noch zu warm gelagert wurden. Auch Plastikschneidebretter, die mit Lebensmitteln in Kontakt kommen, können dazu beitragen, dass sich immer mehr Mikroplastik im Körper ansammelt.
- Viele schädliche Kosmetika haben ebenso einen störenden Einfluss auf unsere Hormone. Es gibt teils kostenlose Apps wie CodeCheck, ToxFox oder COSMILE, über die du testen kannst, ob deine Produkte empfehlenswert sind.
- Überprüfe die Belastung durch mögliche Schwermetalle in deinem Körper. Sie können dein Hormonsystem stark beeinträchtigen. Ich war selbst davon betroffen nach einer unsachgemäßen Entfernung von Amalgamfüllungen.
- Achte auf eine gute Wasserqualität. Ich nutze beispielsweise schon seit vielen Jahren hochwertige Wasserfilter, die an den Wasserhahn angeschlossen werden, um das Leitungswasser noch einmal zusätzlich zu reinigen.
- Überprüfe dein Umfeld. Welche Menschen tun dir gut? Wer raubt dir deine Energie? Umgib dich mit Menschen, die dich so akzeptieren, wie du bist, und für die du dich nicht verbiegen musst.
- Gehe so oft du kannst in die Natur.
- Lerne, bewusst zu atmen. Der Atem kann uns beruhigen, aber auch neue Energie geben.
- Nutze täglich ein paar Minuten in Stille oder Meditation, um dein Gedankenkarussell zu verlangsamen.
- Achte auf eine regelmäßige und vollständige Verdauung, sodass du dich täglich entleeren kannst. Sonst trägst du unnötige Abbauprodukte des Stoffwechsels mit dir herum und es kann zur Rückabsorption im Körper kommen. Bei träger Verdauung können Flohsamenschalen und/oder frisch gemahlene Leinsamen zusammen mit einer genügenden Wasserzufuhr sehr hilfreich sein. Leinsamen können auch deine Hormongesundheit unterstützen. Achte auch sonst auf genügend Ballaststoffe, um die Darmperistaltik anzuregen und für eine angemessene Darmpassage zu sorgen. Bei hartnäckiger Verstopfung kannst du die

Share-Pflaume nutzen, die absolut natürlich und einem langen Fermentationsprozess unterlegen ist, der deine Verdauung schnell anregen wird.

- Führe täglich ein Dankbarkeitsritual aus. Wer dankbar ist, hat in der Regel eine höhere Stresstoleranz.
- Kümmere dich um deine negativen Glaubenssätze, wie zum Beispiel »Meine Mutter hatte diese Probleme auch schon, das liegt in der Familie«. In den Sequenzen im hinteren Buchteil findest du viele Reflexionsfragen, die dich dabei unterstützen können, Glaubenssätze zu hinterfragen und aufzulösen.
- Was denkst du über dich selbst? Hast du ein negatives Selbstbild? Machst du dir selbst Vorwürfe, wenn mal etwas nicht so klappt, wie du es dir erhofft hast? Das ist selbst gemachter Stress, den man vermeiden kann. Wo stehst du auf einer Skala von 0 bis 10 beim Thema Selbstliebe, wenn 0 für »nicht vorhanden« steht und 10 für absolute Selbstliebe? Wie könntest du deine Gedanken über dich umformulieren, damit du ein positiveres Ergebnis erreichst? Ein Beispiel: Statt »Ich kann das nicht, ich bin zu dumm dafür« könntest du formulieren: »Das kann ich noch nicht. Ich freue mich darauf, es jetzt zu lernen.«

Wie du durch Ernährung deine Hormone unterstützen kannst

Nun hast du schon einige Tipps kennengelernt, worauf du bei der Ernährung achten kannst, um deinen Hormonhaushalt zu unterstützen. Denn Hormone und Ernährung stehen in einem engen Zusammenhang, sodass du darüber viel positiv beeinflussen kannst. Leider sind viele Ärzte in diesem Bereich nicht wirklich gut ausgebildet. Dadurch wird das Thema häufig gar nicht angesprochen, wenn es zu hormonell bedingten Problemen kommt.

DIE RICHTIGEN KOHLENHYDRATE: Ungesunde Kohlenhydrate sind dabei besonders kritisch. Man findet sie in Weißmehlprodukten wie hellen Brötchen und Broten, Kuchen, Teilchen, Pizza, Nudeln, Zucker und Süßigkeiten, in gesüßten Getränken wie Limonade oder Cola und in Fertiggerichten wie Mahlzeiten aus der Dose oder Plastikverpackungen, die man zum schnellen Verzehr in die Mikrowelle stellt. Aber auch Chips und viele weitere Arten von Snacks enthalten meist massenhaft schlechte Kohlenhydrate. Sie liefern wenig Nährstoffe, dafür viele Kalorien. Zudem lassen sie den Blutzuckerspiegel schnell ansteigen, was zu Heißhungerattacken führen kann. Der Grund: Der Mangel an Nährstoffen signalisiert dem Körper, dass er mehr Nachschub braucht, um versorgt zu werden. Wenn man gelegentlich etwas davon isst, dann ist das in der Regel nicht weiter bedenklich, aber bei dauerhaftem Verzehr kann es zu Insulinresistenz, PCOS (polyzystisches Ovarialsyndrom), Übergewicht, Diabetes Typ 2, Herz-Kreislauf-Erkrankungen und vielen weiteren Krankheitsbildern führen, die auf eine ständige zu hohe Ausschüttung von Insulin zurückzuführen sind.

Das bedeutet aber nicht, dass man auf Kohlenhydrate verzichten sollte, denn sie sind ein wichtiger Energielieferant. Jedoch sollte man auf gute Kohlenhydrate setzen, so wie sie zum Beispiel in Gemüse vorhanden sind. Besonders hervorzuheben sind hier Brokkoli, Blumenkohl und Grünkohl, da sie reichlich Sulforaphan und und weitere bioaktive Pflanzenstoffe enthalten. Auch Brokkolisprossen sind eine hervorragende Quelle, sie können gut über eine herzhafte Mahlzeit gestreut werden. Empfehlenswert sind zudem Obst (vor allem Beeren), Salat, Kartoffeln, Süßkartoffeln, Hülsenfrüchte, Vollkornprodukte, Quinoa, Buchweizen, Amarant, Haferflocken, Nüsse und Samen (besonders Leinsamen).

All diese Nahrungsmittel werden langsamer verdaut, mit dem Effekt, dass der Blutzuckerspiegel länger stabil bleibt. Außerdem enthalten sie mehr Nährstoffe, die der Körper braucht, um leistungsfähig zu bleiben. Ganz nebenbei brauchen wir von diesen Lebensmitteln kleinere Mengen, da der Körper spürt, wie gut er versorgt wird, und nicht um Nachschub bitten muss, so wie bei schlechten Kohlenhydraten.

AUF DEN KÖRPER HÖREN

Nicht alle »guten« Kohlenhydrate werden auch gut verstoffwechselt. Vielmehr muss jeder Mensch individuell schauen, worauf der eigene Körper positiv reagiert. Wenn es dir nach dem Verzehr bestimmter Nahrungsmittel an Energie fehlt oder du dich müde und schwer fühlst, solltest du die jeweiligen Nahrungsmittel meiden. Es gibt keine allgemeine Regel, die für alle Menschen gleichermaßen gültig ist.

KETO-DIÄT: Die sogenannte Keto-Diät, bei der man in erster Linie auf Fette und Proteine in der Nahrung setzt und den Kohlenhydratanteil sehr niedrig hält, kann für Frauen ebenso wie für Männer Vorteile haben bei Beschwerden, die mit Insulinresistenz zusammenhängen und die oft durch ein Übermaß an schlechten Kohlenhydraten verursacht werden. Das ist zum Beispiel beim PCOS, einer Hormonstörung bei Frauen, häufig der Fall. Dann kann diese Diätform den Blutzuckerspiegel regulieren und so bei manchen entzündlichen Beschwerden helfen.

Andererseits ist die Keto-Diät aber für manche Frauen kontraindiziert, weil sie sich ungünstig auf die Hormonproduktion auswirken kann und viele Frauen unter einer trägen Verdauung leiden lässt. Eine sehr kohlenhydratarme Ernährung kann zwar zu Beginn dafür sorgen, dass man überflüssige Pfunde verliert, langfristig kehrt sich der Effekt aber oft ins Gegenteil um. Das geschieht, wenn die Diät den weiblichen Körper zu sehr stresst, was wiederum zu Gewichtszunahme führen und sogar stille Entzündungen fördern kann. Denn auf Dauer brauchen die meisten Frauen eine ausreichende Menge guter (!) Kohlenhydrate. Das ist anders als bei vielen Männern, die von der Keto-Ernährung häufig stärker profitieren.

Für wen der Kohlenhydratanteil bei der Keto-Diät zu gering ist, der kann es mit Low Carb versuchen. Hier stehen mehr Kohlenhydrate auf dem Speiseplan, was durchaus förderlich sein kann. Ich selbst habe die Keto-Diät circa zwei Jahre lang durchgeführt. Im ersten Jahr habe ich mich super gefühlt, im zweiten Jahr litt ich immer mehr unter Energieschwankungen. Mein Körper signalisierte mir so, dass diese Diät nicht mehr die richtige Ernährungsform für mich war. Als ich wieder mehr Kohlenhydrate mit hinzugenommen habe, stieg auch mein Energielevel wieder und wurde stabiler.

Auch hinsichtlich bestimmter Diätformen ist es wichtig, sich klarzumachen, dass Ernährung etwas sehr Individuelles ist. Darum ist es unerlässlich, sich mit dem eigenen Körpergefühl zu verbinden, um zu schauen, ob man mit einer bestimmen Art der Ernährung Energie gewinnt oder sie eher verliert. Ernährung sollte nicht zu einem Dogma werden, sie kann und darf sich im Laufe des Lebens durchaus verändern.

REGELMÄSSIG UND MASSVOLL ESSEN: Wenn wir zu wenig essen, dann kann das den Cortisolspiegel beeinflussen, denn der Körper geht davon aus, dass er in einem Mangelzustand ist, und produziert vermehrt das Stresshormon Cortisol. Regelmäßige Mahlzeiten, am besten zu den gleichen Uhrzeiten, signalisieren hingegen dem Körper, dass keine Hungersnot droht und er in Sicherheit ist. Doch natürlich sollte es nicht zu viel sein. Viele Asiaten halten sich an die Regel, den Magen bei einer Mahlzeit nur bis zu 80 Prozent zu füllen, was ein angenehmes Sättigungsgefühl verleiht. Asiaten sind bekannt für ihre Langlebigkeit, was unter anderem ihrer Ernährungsweise zugeschrieben wird. Ein regelmäßiges Überessen führt zu Stress im Körper, da er zu sehr mit der Verdauungsarbeit beschäftigt ist. Und nicht zuletzt ist jedes Kilo an Übergewicht eine Belastung für den Körper.

ZUCKER: Den Genuss von Zucker kann man sich tatsächlich abgewöhnen, sodass sich die Geschmacksknospen dauerhaft umstellen können. Ich selbst habe früher Vollmilchschokolade geliebt, bis mir klar wurde, was der Zucker in meinem Körper anstellt. Dann habe ich schrittweise den Kakaoanteil in der Schokolade erhöht, sodass ich jetzt nur noch Schokolade mit einem Anteil von mindestens 85 Prozent esse. Dann reicht ein Stück vollkommen aus, das man langsam im Mund zergehen lässt. Wenn ich heute ein Stück Vollmilchschokolade esse, schmeckt es für mich unangenehm süß. Es ist kein Genuss mehr, so wie es früher der Fall war. Meine Geschmacksknospen haben sich im Laufe der Jahre umgestellt und es fühlt sich heute ganz natürlich an, auf süße Produkte zu verzichten. Hilfreich bei der Umstellung kann auch die Einnahme von Bittertropfen sein.

FETTE: Ebenso wichtig wie wenig Zucker und die richtigen Kohlenhydrate sind gute Fette. Viele Menschen denken, dass Fett fett mache. Aber oft ist es genau andersherum, zumal der Hormonhaushalt Fette benötigt, da Hormone zum Teil aus Cholesterin hergestellt werden. Damit sind natürlich gute Fette gemeint wie Olivenöl, Omega-3-Öle oder auch Butter oder Ghee, falls man nicht vegan lebt. Ich nehme neben reichlich Olivenöl seit vielen Jahren täglich Kokosmus zu mir, zum Beispiel wenn ich etwas esse, was mit Fett besser verwertet werden kann. Bestimmte Vitamine beispielsweise (es gibt fettlösliche und wasserlösliche Vitamine) brauchen Fette, um vom Körper aufgenommen werden zu können. Reines Kokosmus schmeckt nicht nur fantastisch, sondern kann auch die körpereigene Entgiftung unterstützen und sich günstig auf die Gehirngesundheit auswirken. Wenn möglich, ist stets Bioqualität zu bevorzugen. Auch Nüsse, Kürbiskerne, Avocados und Samen (besonders Leinsamen, die Lignane enthalten und dadurch regulierend auf den Hormonspiegel wirken können) sind wertvolle fettreiche Quellen. Selbst in Bioqualität sind Leinsamen ein sehr erschwingliches Lebensmittel und deutlich günstiger als Chiasamen, die von weit her importiert werden müssen. Auch fetthaltige Fische sind zu empfehlen, falls man nicht vegetarisch lebt, wobei viele Fische heutzutage sehr schadstoffbelastet sind. Verarbeitete und raffinierte Öle sowie Transfette sollten auf jeden Fall vermieden werden. Sie gehören zu den schlechten Fetten und schaden dem Körper mehr, als sie ihm guttun. Man findet sie in raffiniertem Sonnenblumenöl und oft auch Rapsöl, Sojaöl, Palmöl, Maiskeimöl, Margarine, in frittierten Lebensmitteln, Backwaren und häufig auch in Fertigprodukten und Wurstwaren.

PROTEINE: Und natürlich spielen auch Proteine und ihre Bestandteile, die Aminosäuren, eine zentrale Rolle für viele hormonelle Prozesse. Viele Hormone selbst sind Proteine oder Peptide (beispielsweise Insulin, Wachstumshormon) und bestehen aus Ketten von Aminosäuren. Proteine sorgen mit für einen stabileren Blutzuckerspiegel und halten länger satt. Es gibt tierische und pflanzliche Proteinquellen. Darunter fallen zum Beispiel Fleisch, Fisch, Eier, Seitan, Milchprodukte oder Hülsenfrüchte, aber auch Tofu, Tempeh und andere Sojaprodukte, die Isoflavone enthalten, Nüsse, Samen, Vollkornprodukte (die zudem Kohlenhydrate liefern) oder grüne Gemüsesorten. Sojaprodukte sollten jedoch nicht im Übermaß verzehrt werden, da die westlichen Därme sie meist nicht so gut verstoffwechseln können wie die der Asiaten. In manchen Fällen können sie sogar kontraindiziert sein. Als Vegetarierin muss man etwas mehr darauf achten, gute Proteinquellen zu finden, was aber durchaus möglich ist. Ich lebe seit mehr als 20 Jahren vegetarisch und lasse regelmäßig meine Blutwerte kontrollieren, um sicherzugehen, dass ich mit allen Nährstoffen gut versorgt bin.

SEED CYCLING: Wer noch regelmäßig seine Menstruation hat, kann auch gern mal das sogenannte Seed Cycling ausprobieren, bei dem man je nach Zyklushälfte verschiedene Samen zu sich nimmt. Dabei setzt man in der ersten Zyklushälfte verstärkt auf Leinsamen und Kürbiskerne und in der zweiten Hälfte mehr auf Sesam und Sonnenblumenkerne. Die Studienlage dazu ist eher dürftig, aber es gibt viele Frauen, die davon berichten, dass Seed Cycling sie in ihrer Hormongesundheit unterstützt.

ESSENSTEMPERATUREN: In der TCM legt man viel Wert darauf, möglichst häufig warm zu essen und kühlschrankkalte Getränke zu vermeiden. Das ist wichtig für die Energie der Milz, die als Mutter der Organe bezeichnet wird. So wird klassischerweise der Tag mit einem warmen Frühstück begonnen. Das kann zum Beispiel eine Suppe, ein Reisgericht oder ein Porridge mit Obst oder herzhaften Zutaten sein. Am Anfang mag es etwas gewöhnungsbedürftig sein, aber nach einer Weile möchte man es meist gar nicht mehr missen. In den heißen Monaten kann auch ein frischer Smoothie eine tolle Alternative sein, in dem definitiv auch Gemüse enthalten sein sollte, da zu viel Fruchtzucker zu einem erhöhten Blutzuckerspiegel führen kann.

PROBIOTIKA: Du kannst deinem Körper einen großen Gefallen tun, indem du täglich kleine Mengen an probiotischen Lebensmitteln zu dir nimmst, so wie sie unsere Großmütter noch kannten und selbst hergestellt haben. Probiotika sind eine exzellente Unterstützung für unsere Darmgesundheit und wirken sich dadurch unmittelbar auf unser Immunsystem und auf die Hormongesundheit aus. Dazu zählen zum Beispiel selbst gemachter Joghurt, Kefir, Sauerkraut, Kimchi, Kombucha oder auch Sauerteigbrot. Es ist gar nicht so schwer, diese Speisen selbst herzustellen, du findest dazu viele Anleitungen im Internet. Alternativ kannst du im Frischeregal eines Biomarktes schauen, wo sie oft angeboten werden.

DAS ESSEN GENIESSEN: Sehr wichtig ist es, das Essen zu genießen. Der Schaden durch eine Mahlzeit, die nicht optimal für den Körper ist, ist wesentlich geringer, wenn man wirklich mit Freude isst, vielleicht sogar im Kreis lieber Menschen und damit in einem nährenden sozialen Austausch. Was doppelt schadet, ist, wenn man Streitgespräche beim Essen führt, da man die negative Energie durch das gleichzeitige Essen verstärkt aufnimmt. Im schlimmsten Fall bringt der Körper ein bestimmtes Lebensmittel dauerhaft mit einem heftigen Streit in Verbindung. Das kann bis hin zu Intoleranzen führen, wenn das Körpergedächtnis diese Verbindung entsprechend abgespeichert hat.

ACHTSAME ERNÄHRUNG: Ernährung ist, wie schon mehrfach klar wurde, immer etwas sehr Individuelles. Es gibt unterschiedliche Stoffwechseltypen und wir reagieren unterschiedlich auf verschiedene Lebensmittel. Deshalb ist es wichtig, achtsam zu beobachten, was dir guttut und was eher nicht. Es kann sehr hilfreich sein, ein Ernährungstagebuch zu führen und zum Beispiel mit kleinen Smileys zu vermerken, wie dein Energielevel nach bestimmten Mahlzeiten war. So kannst du entsprechende Rückschlüsse ziehen und dich danach verhalten. Wenn du unsicher bist, dann empfehle ich dir eine Ernährungsberatung oder die Beratung durch einen Ernährungsmediziner. Ich arbeite selbst seit mehr als 20 Jahren als Ernährungsberaterin und kann dir aus Erfahrung bestätigen, welch immensen Einfluss die Ernährung auf unsere Gesundheit hat.

WICHTIGE AKUPRESSURPUNKTE BEI HORMONELLEN DYSBALANCEN

Die klassische Herangehensweise in der traditionellen chinesischen Medizin ist die Akupunktur, bei der vom Therapeuten Nadeln am Körper gesetzt werden. Die Akupressur ist eine abgeschwächte Form, die du für dich selbst mithilfe deiner Finger oder eines Druckstiftes nutzen kannst. Sie kann dir dabei helfen, deine Energie wieder zu regulieren oder zu harmonisieren, indem du einzelne Punkte auf den Meridianbahnen fokussierst und sie durch Druck stimulierst.

Die folgenden Akupressurpunkte kannst du intuitiv während deiner Yin-Yoga-Praxis massieren oder halten. Wenn du einen oder mehrere Punkte in einer Position bequem erreichen kannst, dann nutze sie gern optional, zum Beispiel den Punkt Niere 1 im Schmetterling oder Leber 3 im Schnürsenkel. Wichtig ist, dass du dich nicht dafür verbiegen musst. Der Punkt sollte in deiner Übung gut erreichbar sein und im besten Fall auch zur Qualität der Meridiane passen. Du kannst die Akupressurpunkte aber auch abseits deiner Yogapraxis nutzen. Beide Optionen sind möglich.

Du kannst sie 1 bis 5 Minuten halten, bis du ein Pulsieren spürst, das gleichmäßiger wird. Das Gewebe sollte mit der Zeit weicher werden und die Empfindlichkeit nachlassen. Eventuell werden dadurch Bilder, Gedanken oder Emotionen ausgelöst. Wenn sich nichts mehr verändert, dann kannst du den Punkt lösen, ohne dich an der Zeit zu orientieren. Gib dem Gewebe Zeit und drücke nicht sofort zu fest. Taste dich langsam vor und verringere den Druck zum Schluss hin wieder. Es sollte nicht über ein Wohlweh hinausgehen. Wenn du den Impuls hast, eine drehende Stimulation zu geben, dann hat das einen eher vitalisierenden Effekt. Wenn du den Punkt ruhig hältst, dann wirkt es eher beruhigend. Je nachdem, ob Fülle oder Leere im Meridian vorliegt, kann das eine oder andere angemessen sein. Besprich dich dazu entweder mit einem TCM-Therapeuten oder entscheide intuitiv, wie es sich für dich gut anfühlt. Bei Fülle (eher schmerzhafte Empfindung) kann man auch gegen den Uhrzeigersinn drehen (zum Beispiel bei Übelkeit, pochenden Kopfschmerzen oder Schnupfen), bei Leere (eher weiche Empfindung oder wie ein Loch) im Uhrzeigersinn (zum Beispiel bei Müdigkeit oder Kreislaufschwäche).

Probiere die einzelnen Punkte gerne einmal aus und beobachte, wie dein Körper darauf reagiert. Du kannst die Punkte im Akutfall drücken, je nachdem, welches gesundheitliche Thema für dich gerade relevant ist. Du kannst dir für die Akupressur aber auch täglich ein paar Minuten Zeit nehmen und es wie eine Gesundheitsprävention betrachten, um deinen Energiefluss ganz gezielt zu harmonisieren.

Wichtig: Bitte übe keine Akupressur aus bei Krampfadern, Entzündungen und frischen Narben. Bei Schwangerschaft drücke folgende Punkte bitte nicht: Dickdarm 4 (erst bei der Geburt), Milz 6 und Milz 9, Blase 60 und Blase 67, Niere 3, Gallenblase 21, Konzeptionsgefäß 4 und 6, eventuell Lunge 7 sowie alle Punkte im Bauchraum und im Sakralbereich.

Dickdarm 4 (Di 4)

(nicht bei Schwangeren)

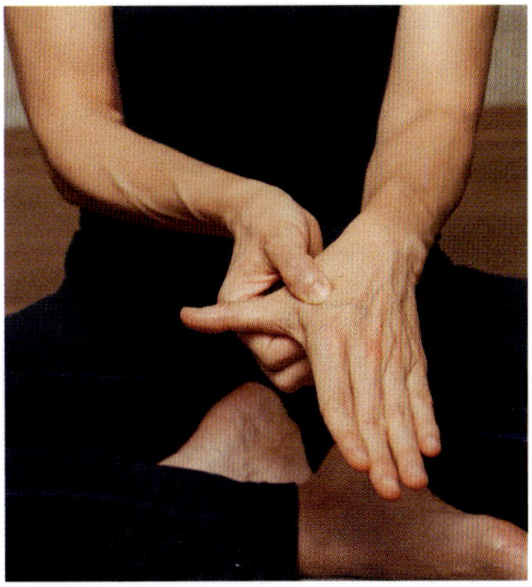

Wenn du den Daumen und den Zeigefinger zusammenlegst, dann liegt der Punkt Dickdarm 4 auf dem höchsten Punkt des kleinen Hügels, der in der Hautfalte zwischen beiden Fingern entsteht. Alternativ kannst du Daumen und Zeigefinger in einen 90-Grad-Winkel legen und es dir wie ein L vorstellen. Der Punkt liegt dort, wo sich die beiden Schenkel des L treffen.

Dieser Punkt ist ein wichtiger Schmerzpunkt bei allen akuten Schmerzen. Er unterstützt die Ausscheidung auf allen Ebenen, kann somit auch Stagnationen speziell im Oberkörper lösen und hilft dadurch beim Prozess des Loslassens. Er kann den Geist beruhigen und die geistige Klarheit fördern. Er kann Entspannung schenken, aber auch Vitalität und Stärke fördern. Er stärkt die Abwehrenergie, was wichtig für unser Immunsystem ist. Er kann auch bei Hautproblemen im Gesicht helfen, besonders im unteren Bereich, das gilt auch bei Zahnschmerzen im Unterkiefer. Er kann bei Verstopfung genutzt werden, direkt auf der Toilette, gepaart mit tiefer Atmung. Weitere Anwendungsgebiete sind Kopfschmerzen, Menstruationsbeschwerden, Augenschmerzen, Finger- und Handgelenkschmerzen, Nasenbluten oder starkes Schwitzen. Er kann überschüssige Hitze ausleiten und nächtliches Zähneknirschen beruhigen. Dieser Punkt fühlt sich häufig sehr empfindlich an.

Leber 3 (Le 3)

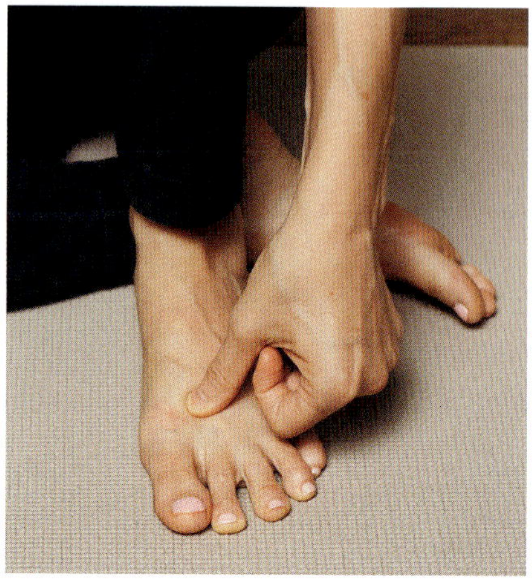

Dieser Punkt liegt auf dem Fußrücken in einer Vertiefung zwischen dem ersten und zweiten Mittelfußknochen. Er befindet sich etwa einen bis zwei Daumenbreit oberhalb des Grundgelenks des großen Zehs.

Er kann Stagnation lösen, Stauungen (Fülle-Symptome) und Schmerzen lindern. Er beruhigt und unterstützt die Leber sowie den Geist und gleicht Emotionen aus. Er fördert den gleichmäßigen Chi- und Blutfluss im Körper. Es ist ein guter Punkt bei Kopfschmerzen, Schwindel und Aphthen. Er stärkt das Yin, balanciert Leber-Pathologien, eignet sich bei Bluthochdruck, Augenproblemen, verschwommener Sicht, roten, geschwollenen oder schmerzhaften Augen. Er entspannt und nährt Sehnen, Bänder und Muskeln. Auch bei Verdauungsbeschwerden, Übelkeit, Erbrechen, Verstopfung oder Durchfall ist er wichtig. Es ist ein Beruhigungspunkt bei Wut, Gereiztheit, Schlaflosigkeit und Angstzuständen. Menschen, die nachts Schichtdienst haben, bekommen häufig Probleme mit der Leber, da sie während der Leber-Zeit (von 1:00 Uhr bis 3:00 Uhr) nicht schlafen. Eine Leber-Chi-Dysbalance kann sich in benebeltem Denken und einer Unsicherheit zeigen, Entscheidungen zu treffen, denn sowohl Leber als auch Gallenblase stehen in Zusammenhang mit unserer Entscheidungs- und Planungsfähigkeit. (Ein Merksatz aus der TCM erklärt es so: »Die Leber plant und die Gallenblase entscheidet.« Das bedeutet, dass die Gallenblase sinnbildlich das umsetzt, was die Leber geplant hat, sofern das Holz-Element in Harmonie ist.) Leber 3 ist außerdem ein guter Punkt für Frauen, da er mit dem Blut in Zusammenhang steht. Er kann bei Menstruationsbeschwerden aufgrund von Blut-, Yin- und Chi-Mangel, Dysmenorrhö, Amenorrhö sowie Brustempfindlichkeit genutzt werden, aber auch in der Schwangerschaft und in den Wechseljahren.

Wenn der Energiefluss stagniert oder stark beeinflusst ist, dann können vermehrt Schmerzen entstehen. Das Herz lässt das Blut zirkulieren, die Milz transformiert es und hält es in den Gefäßen und die Leber speichert und reguliert das Blut. Kann die Leber dieser Funktion nicht mehr richtig nachkommen, kann sich das durch eine Leber-Chi-Stagnation auf die Frauengesundheit besonders ungünstig auswirken. Eine solche Leber-Chi-Stagnation zeigt sich vor allem in einer Energieschwäche mit gleichzeitiger Unruhe und Bewegungsdrang. Der Punkt Leber 3 ist dann oft druckempfindlich.

Leber 3 kann täglich akupressiert werden, am besten gepaart mit Dickdarm 4 (siehe Seite 27). Wenn man beide Punkte gleichzeitig drückt (beide auf der gleichen Seite oder gegenüberliegend), nennt man diese Kombination The Four Gates.

The Four Gates (Di 4 und Le 3)

Hierbei handelt es sich um eine Kombination aus Dickdarm 4 und Leber 3, mit der man eine Leber-Chi-Stagnation auflösen kann (nicht bei Schwangeren, sie können statt Dickdarm 4 alternativ Dickdarm 11 am äußeren seitlichen Ende der Ellenbogenfalte nutzen). Heutzutage sind die meisten Menschen von einer Leber-Chi-Stagnation betroffen und können zur Unterstützung der Auflösung der Stagnation diese Kombination einsetzen.

The Four Gates leitet überschüssige Energie vom Kopf ab, kann Gedanken beruhigen und das emotionale Gleichgewicht fördern sowie gestaute Gefühle lösen. Zusammengenommen können beide Punkte den Fluss des Chi und des Blutes aktivieren, so als ob man die Türen öffnet und das Chi hindurchfließen lässt. Man kann die Kombination auch gut nutzen, wenn man sich fühlt, als ob man feststecken oder auf der Stelle treten würde.

Man kann diagonal akupressieren, also über Kreuz. Das heißt zum Beispiel Dickdarm 4 an der rechten Hand mit Leber 3 am linken Fuß und andersherum, also Dickdarm 4 an der linken Hand mit Leber 3 am rechten Fuß. Die diagonale Kombination möchte die beiden Körperhälften energetisch miteinander verbinden. Die Punkte können kreisend massiert oder gehalten werden.

Niere 1 (Ni 1)

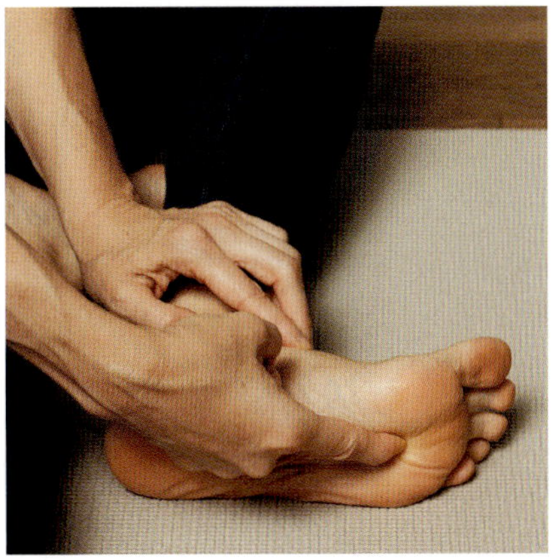

Dieser Punkt liegt auf der Vorderfußunterseite in einer Vertiefung zwischen dem zweiten und dritten Mittelfußknochen unter dem Fußballen. Wenn du deine Zehen und Fußsohle krümmst, dann findest du ihn unter dem Ballen in einer kleinen Mulde.

Dieser Punkt trägt den schönen Namen Sprudelnde Quelle und so kannst du dir auch seine Wirkung vorstellen. Es ist ein Punkt, der vitalisieren, aber auch gleichzeitig erden und beruhigen kann. Er kann überschüssige Energie von oben nach unten ableiten, zum Beispiel bei Kopfschmerzen, Tinnitus oder Bluthochdruck. Er tonisiert das Nieren-Yin und kann bei Schlafstörungen, Angststörungen und schlechtem Erinnerungsvermögen, außerdem bei Hitzewallungen und Nachtschweiß helfen.

Er wird auch stimuliert, wenn du barfuß oder auf dünnen Socken läufst, bei einer Gehmeditation, wenn du dir eine schöne Fußmassage gönnst oder ohne Schuhe auf einem Trampolin springst (am besten mit Gummiringen statt Stahlfedern, die den Beckenboden belasten können).

Niere 3 (Ni 3)

(nicht bei Schwangeren)

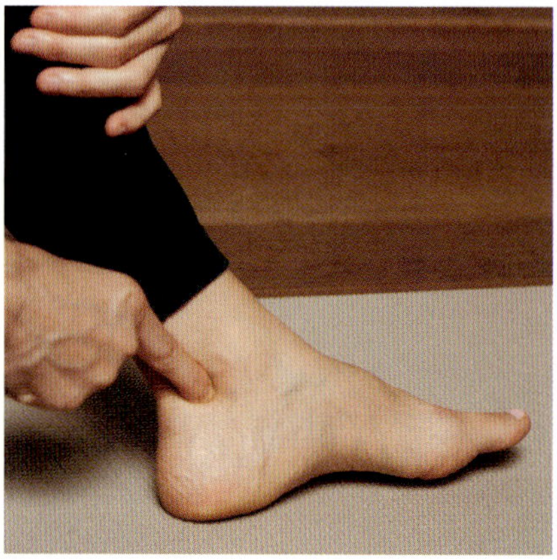

Dieser Akupressurpunkt liegt in der Vertiefung zwischen der höchsten Erhebung des Innenknöchels und der Achillessehne.

Er stärkt das Nieren-Chi bei Yin- oder Yang-Mangel. Er kann helfen bei Schwierigkeiten beim Einatmen, Asthma durch Nierenmangel (er stärkt das Yin der Niere), bei Hitzewallungen, Angstzuständen, Schlaflosigkeit, übermäßigem Träumen, bei chronischen unteren Rückenschmerzen oder Fersen- und Fußgelenkschmerzen. Er nährt das Nieren-Yin in den Wechseljahren, gibt Energie und Sicherheit, erdet und entspannt. Du kannst ihn auch bei rotem Gesicht, ständigen Kältegefühlen, Blässe und unregelmäßiger Menstruation nutzen. Er unterstützt die Nieren und die Ursprungsenergie und fördert die Energie und Durchblutung im Beckenbereich. Auch bei Rückenschmerzen und Unfruchtbarkeit bei Männern kann er hilfreich sein.

Milz 6 (Mi 6)

(nicht bei Schwangeren)

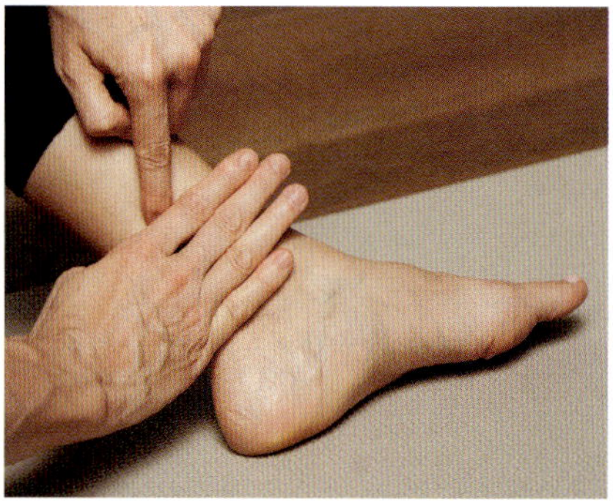

Dieser Punkt liegt auf der Innenseite des Unterschenkels, vier Fingerbreit oberhalb der höchsten Erhebung des Innenknöchels, ganz leicht nach hinten hinter dem Schienbein. Hier treffen sich alle drei Yin-Meridiane der Beine.

Er eignet sich bei Menstruationsbeschwerden, Yin-Mangel, Endometriose und Hitzewallungen in den Wechseljahren, bei Menstruationskrämpfen, zu schwacher oder zu starker Blutung, Vaginalbeschwerden und unregelmäßiger Menstruation. Er unterstützt den Energiefluss im Beckenbereich. Er unterstützt bei Schlaflosigkeit, da er mit dem Herzen verbunden ist, sowie bei hohem Blutdruck. Er hat eine Verbindung zum Östrogenpunkt und eine regulierende Wirkung auf Milz, Leber und Niere. Milz 6 ist einer der wichtigsten Punkte für die Frauengesundheit, auch bei einer hormonellen Dysbalance. Für Männer kann man Milz 6 ebenso nutzen, aber auch Magen 34 (am vorderen Oberschenkel, etwa drei Daumenbreit oberhalb der Kniescheibe) und Magen 36. Er tonisiert das Blut und das Yin-Chi im Körper, fördert Wehen, kann bei Magen- und Verdauungsbeschwerden helfen, ebenso bei Impotenz, schmerzhaftem Urinieren, sexuellen Problemen, vorzeitiger Ejakulation oder Herzstolpern. Er kann die Nährstoffaufnahme, die Verdauung und den Stoffwechsel verbessern. Er stärkt den Körper, beruhigt den Geist und bringt die Energie vom Kopf in den Bauch. Er kann gut zusammen mit Magen 36 massiert werden. Dieser Punkt fühlt sich oft empfindlich an.

Herz 7 (He 7)

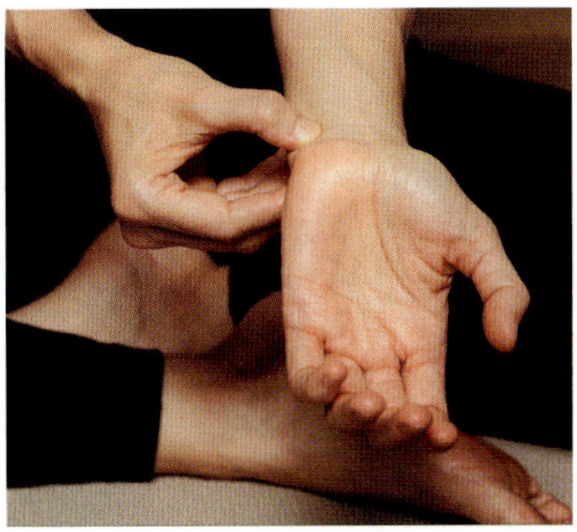

Dieser Punkt liegt an der Innenseite des Arms unter dem Handgelenk, in Verlängerung des kleinen Fingers. Beuge die Hand und erspüre die Sehne. Er liegt an der Innenseite der Sehne (mehr zur Mitte beziehungsweise zur inneren Sehne hin).

Es ist ein guter Punkt für besseren Schlaf, er stärkt das Herz-Blut und Yin, klärt verschiedene Hitzeformen im Herz und beruhigt. Er kann entspannen und emotional harmonisieren. Er ist ebenso hilfreich bei Angina, unregelmäßigem Herzschlag, hohem und niedrigem Blutdruck, Durchblutungsstörungen, zudem bei Blutarmut und Krampfadern, da der Herzmeridian das Blut regiert. Er ist auch ein kraftvoller spiritueller Punkt. Das Herz beherbergt und lenkt das Shen, das verantwortlich für den Schlaf ist.

Magen 36 (Ma 36)

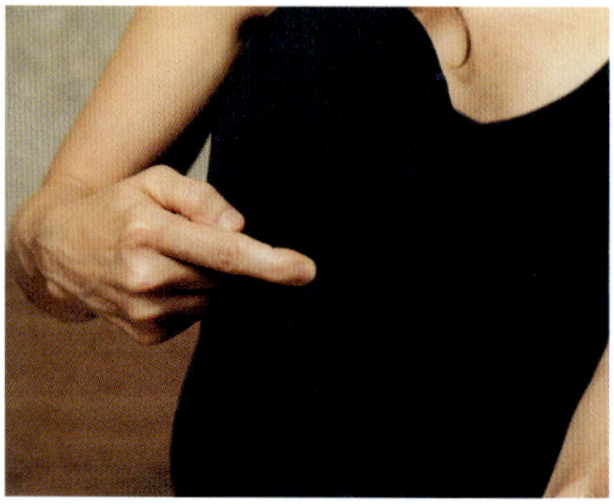

Dieser Punkt wird auch Drei-Meilen-Bein genannt. Soldaten haben sich früher in den Fersensitz auf Steine gesetzt, um wieder Energie zu tanken, wenn sie nicht mehr laufen konnten. Dabei wurde dieser Punkt massiert und sie konnten drei weitere Meilen laufen. Er liegt vier Fingerbreit (oder drei Daumenbreit) unter der Kniescheibe, einen Fingerbreit nach außen entlang des Schienbeins.

Er eignet sich gut bei Menstruationsbeschwerden, bei Müdigkeit und Schwäche, auch bei Depressionen. Ebenso bei chronischen Schmerzen, auch bei Mangel an Chi (Yang) und Blut (Yin), bei schwachem Immunsystem, Blähungen, Magenproblemen und -schmerzen, Übelkeit, Verstopfung, Durchfall und Schluckauf. Er kann aber auch entspannen, beruhigen, stabilisieren und erden sowie Emotionen harmonisieren, Klarheit und Ruhe geben. Man kann den Magenmeridian gut nach dem Essen dehnen und dazu Magen 36 akupressieren, zum Beispiel im Fersen- und Ballensitz (siehe Seite 59, 90f.) oder Drachen (siehe Seite 92ff.). Magen 36 kann gern täglich akupressiert werden, da es ein Stärkungspunkt ist. Wenn man lächelt, hat das übrigens einen Effekt auf den Magenmeridian, da dieser auch im Gesicht verläuft. Also, öfter mal lächeln.

Konzeptionsgefäß 4 (KG 4)

(nicht bei Schwangeren)

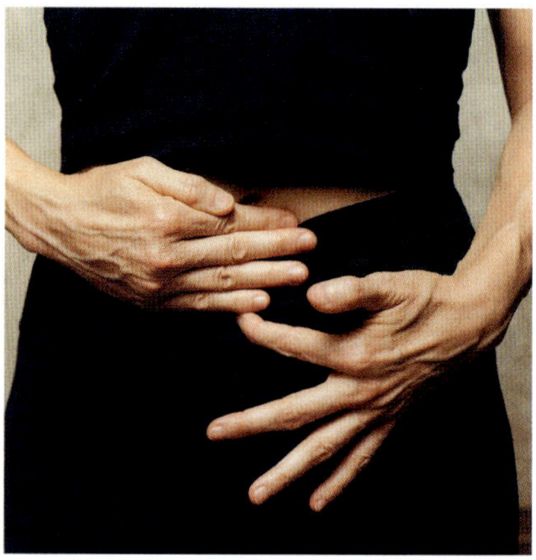

Der Punkt Konzeptionsgefäß 4 befindet sich mittig an der Vorderseite des Oberkörpers, drei Daumenbreit (oder 4 Fingerbreit) unter dem Bauchnabel.

Man kann ihn gut nutzen für die Moxibustion des Unterbauches, da er sich auf die Gebärmutter auswirkt. Er entfernt Kälte, eignet sich auch bei verspäteter oder ausbleibender Menstruation, hilft bei der Blutzirkulation und stärkt das Ursprungs-Chi. Er unterstützt bei extremer Schwäche und nährt die Nieren, die in der TCM als Schatztruhe der vorgeburtlichen Energie bezeichnet werden. Dieser Punkt kann diese Funktion zusätzlich unterstützen. Er stärkt außerdem die Milz und gilt als Fruchtbarkeitspunkt. Er kann auch bei zu starker oder zu schwacher Menstruation unterstützen, ebenso bei Blutungen während der Schwangerschaft (dann bitte nicht in Eigenbehandlung, sondern nur durch einen Spezialisten). Er wärmt das Chi im Körper, besonders im unteren Bereich und im unteren Dantian, einem der wichtigsten Energiezentren im Körper.

Konzeptionsgefäß 6 (KG 6)

(nicht bei Schwangeren)

Der Punkt Konzeptionsgefäß 6 befindet sich mittig an der Vorderseite des Oberkörpers im Bereich des unteren Dantians. Er liegt anderthalb Daumenbreit oder zwei Fingerbreit mittig unter dem Bauchnabel.

Er wirkt wie ein Elixier, nährt das Ursprungs-Chi, tonisiert das Chi und stärkt das Nieren-Yang. Er ist gut geeignet nach Operationen, Geburten oder Chemotherapie. Er wird auch als Meer des Chi bezeichnet und gibt viel Kraft. Bei Frauen wirkt er bei Menstruationsbeschwerden, schmerzhafter oder unregelmäßiger Menstruation, Unfruchtbarkeit oder Scheidentrockenheit. Er wirkt allgemein auf die Fortpflanzungsorgane. Es ist wichtig, diesen Punkt warm zu halten.

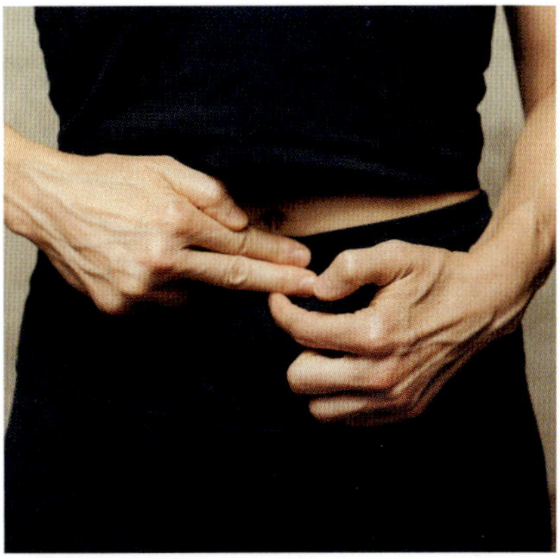

HINWEIS: Die Punkte Konzeptionsgefäß 4 und 6 können auch täglich gepresst werden.

Nachdem du nun die wichtigsten Grundlagen kennengelernt hast, lade ich dich ein, dich neugierig auf die Yin-Yoga-Praxis einzulassen und zu schauen, was sie in dir bewirkt, nicht nur während der Zeit des Übens, sondern auch unmittelbar danach bis hin zum nächsten Tag. Hab ganz viel Freude damit!

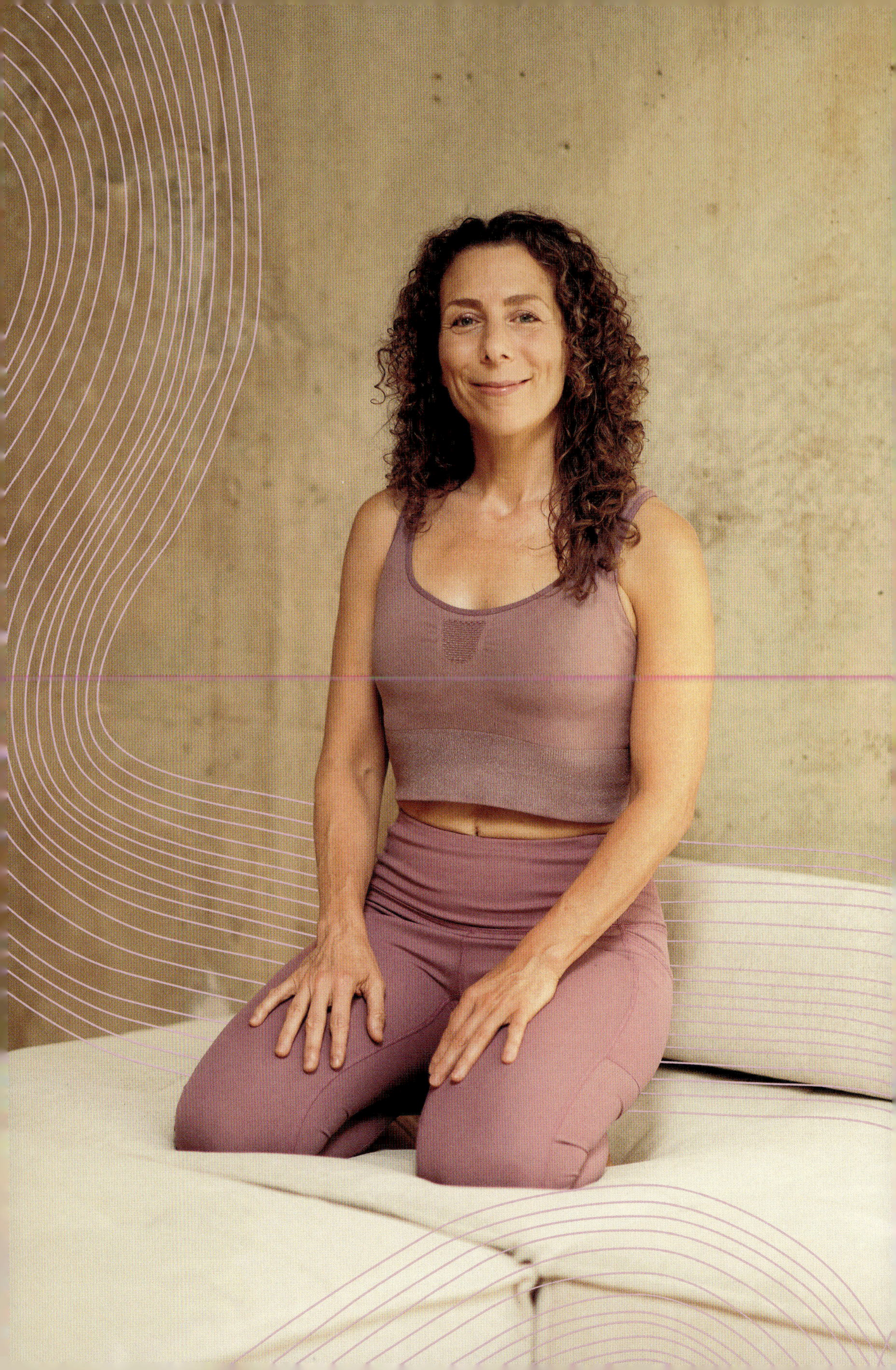

2

ATEMÜBUNGEN, MEDITATIONEN UND ASANAS

In der Yogapraxis unterscheidet man Atemübungen, Meditationen und Asanas (Körperstellungen in verschiedenen Varianten). Die Übungen aus allen drei Bereichen ergänzen und unterstützen sich gegenseitig. In diesem Abschnitt erkläre ich dir jede einzelne Übung in Wort und Bild, sodass du dich leicht daran orientieren kannst. Lausche bei jeder Übung achtsam in dich hinein und bemerke die Wirkungen, die die einzelnen Positionen auf deinen Körper und deinen Geist haben. Sollte dir etwas schwerfallen oder nicht guttun, dann ändere die Übung bitte ab oder weiche auf eine andere Übung aus, damit du dich zu jeder Zeit in der Praxis wohlfühlen kannst.

ATEMTECHNIKEN

Die Atempraxis bildet einen essenziellen Teil im Yoga. Im Yin Yoga atmet man während der Übungen eher passiv ein und aus, aber ich nutze gern einen Teil der Praxis, um ganz gezielt bestimmte Atemtechniken zu praktizieren. Hier sind einige sehr wohltuende Formen, die dein Nervensystem beruhigen und deinen Atemraum erweitern können. Wenn es dir mehr entgegenkommt, kannst du natürlich auch während deiner Übungen deinen Atem ganz bewusst lenken. Es gibt hier kein Richtig oder Falsch, sondern immer nur das, was sich für dich gut anfühlt. Je besser du dich während deiner Praxis fühlst, desto besser wird auch dein Chi fließen können.

Bhramari – die Bienensummatmung

Diese Atemform hat einen beruhigenden Effekt durch ein Summen, das mit der Atmung kombiniert wird.

ÜBUNGSPRAXIS

1 – 2 Nimm eine sitzende Position ein (alternativ eine stehende). Lege deine Hände sanft an deinen Hals (Bild 1) oder auf deinen oberen Brustkorb (Bild 2) und beginne zu summen. Spüre die Vibration, die durch deine Stimme erzeugt wird. Du kannst auch abwechseln: zuerst die Hände an den Hals, dann auf den Brustraum und abschließend auf die Ohren legen. Spüre in Stille nach.

Du kannst während der Bhramari-Atmung auch nur die Ohren verschließen, wenn du einen stärkeren Effekt haben möchtest. Das wird zusätzlich sanft den Vagusnerv stimulieren. Siehe dazu auch die Kleine Vagusmassage auf Seite 156 für eine Kombination mit dieser Atmung.

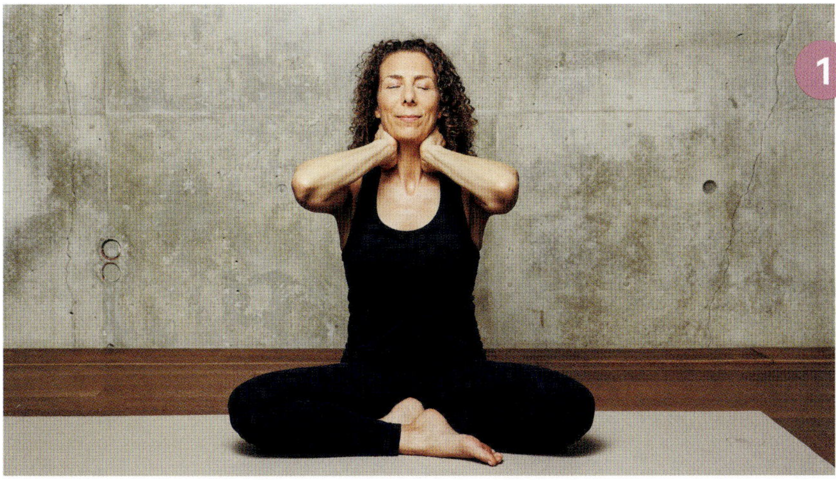

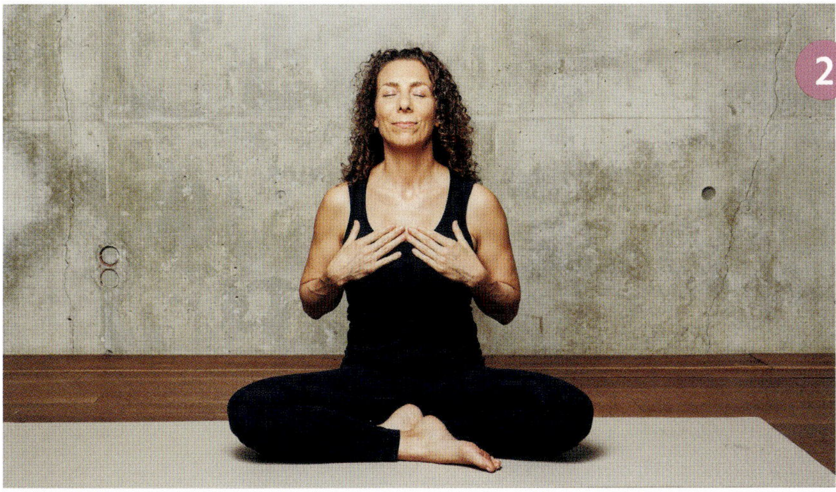

Chi-Atmung für die drei Dantians und die sieben Chakras

Diese Atemform setzt den Fokus auf die drei Dantians, aber auch auf die sieben Chakras, und aktiviert dadurch unsere Energiezentren. In der TCM arbeitet man eher mit den drei Dantians als Energiezentren, im Yoga hingegen eher mit den sieben Chakras. Die drei Dantians liegen im Unterbauch, im Herzbereich und im Stirnraum. Die sieben Chakras reihen sich entlang der Wirbelsäule vom unteren Ende bis zum Scheitel als Verlängerung der Wirbelsäule auf.

ÜBUNGSPRAXIS

1 Komme in einen entspannten, aber aufrechten Sitz oder Stand. Nimm deinen Körper bewusst wahr. Spüre deine Sitzhöcker auf deiner Unterlage, richte die Wirbelsäule auf, lass die Schultern sinken, entspanne deine Gesichtszüge. Lasse den Atem mühelos ein- und ausfließen, ohne ihn bewusst zu lenken. Bringe deinen Fokus jetzt auf deine Hände und deinen Atem. Lege eine Hand auf deinen Unterbauch, sodass der Daumen den Bauchnabel berührt. Lege dann die andere Hand darüber und lenke den Atem bewusst in deine Hände hinein. Spüre den Atem unter deinen Händen mit jeder Ein- und jeder Ausatmung. Hier liegt dein unteres Dantian oder auch dein Kraftzentrum in Höhe des zweiten Chakras. Diese Atmung kann dir dabei helfen, dich mit deiner Urquelle zu verbinden und Kraft aus der Ruhe zu schöpfen. Denke jetzt an einen Moment der Freude zurück, etwas, was dich sehr glücklich gemacht hat, wie ein Geschenk des Universums, das dir gegeben worden ist. Verbinde dich mit dem Atem und lasse diesen Moment größer und größer werden.

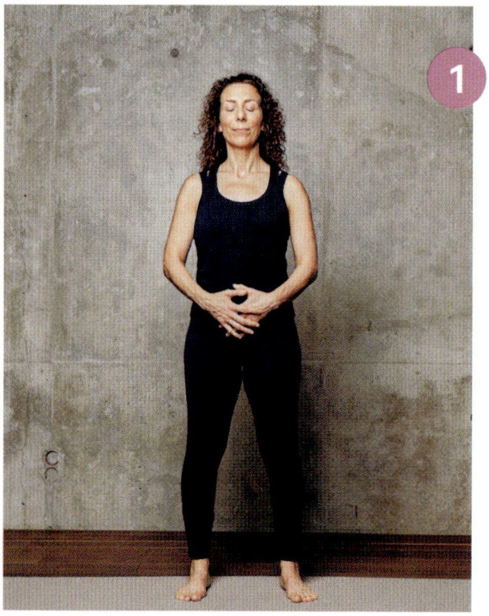

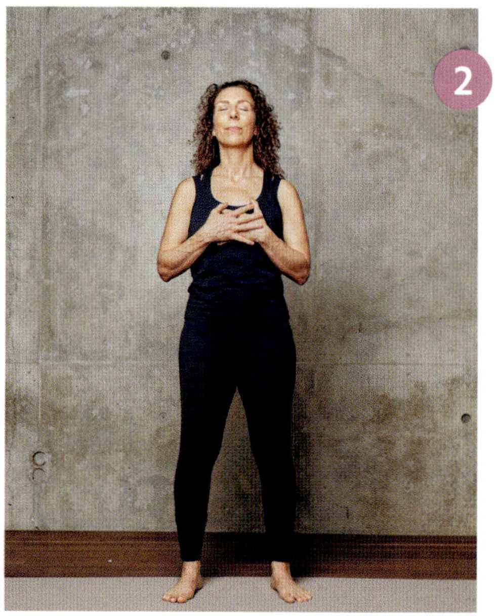

2 Nimm dann die Hände zum Herzen, zu deinem mittleren Dantian in Höhe des Herzchakras, und wiederhole die Übung.
3 Führe die Hände abschließend zu deinem oberen Dantian in Höhe des Stirnchakras und erinnere dich auch hier an deinen persönlichen Moment der Freude.
4 Spüre nun in allen drei Dantians nach und nimm wahr, ob du die Energie hier harmonisieren konntest. Dann hebe beim Einatmen deine Arme, stelle dir vor, wie du dabei Energie in den Händen aufnimmst. Beim Ausatmen bringe das gesammelte Chi über deine Hände nach unten zu den einzelnen Chakras und lasse sie hier einen kurzen Moment ruhen, um die gesammelte universelle Energie dorthin abstrahlen zu lassen. Beginne mit dem Wurzelchakra am unteren Ende der Wirbelsäule, dann wiederhole jeweils die Armbewegung, bevor du zu den nächsten Chakras kommst. Es folgen das Sakralchakra im Unterbauch, das Nabelchakra im Oberbauch, das Herzchakra im Herzbereich, das Halschakra im Kehlraum, das Stirnchakra im Stirnraum und das Scheitelchakra an der Kopfkrone.
5 Dann komme in den Bambus im Wind (siehe Seite 55), das geht auch im Sitzen, um die Energien nochmals zu verteilen. Bewege dich dabei gern in Form einer liegenden Acht. Lege die Hände noch mal auf dem unteren Dantian ab und spüre der Energie in dir nach.

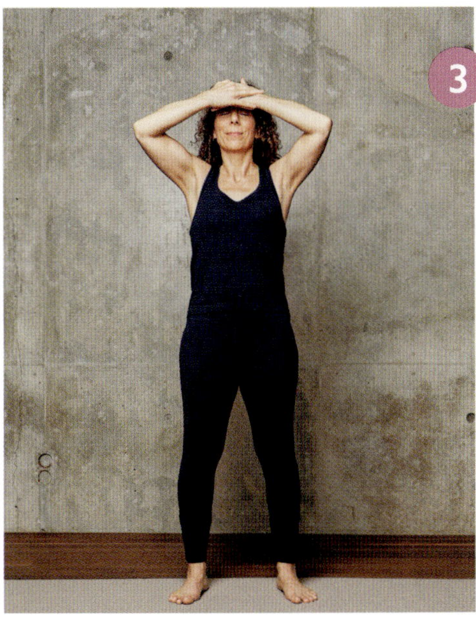
3

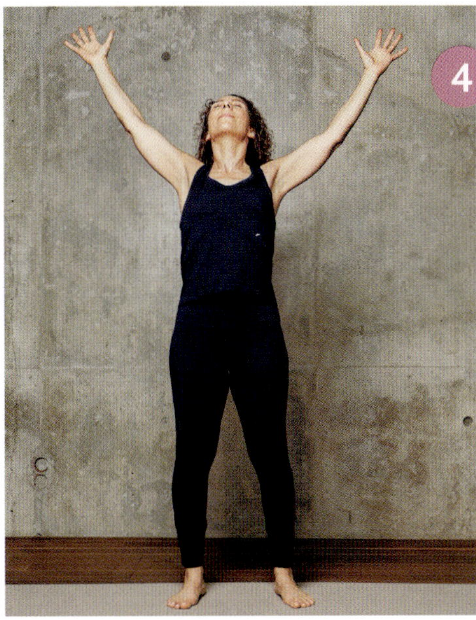
4

Kosmischer Zyklus – in die Wirbelsäule atmen

Die Atemform des Kosmischen Zyklus bringt den Fokus auf die Wirbelsäule, in der unser Hauptenergiekanal liegt. Sie kann Energien wieder ins Fließen bringen.

ÜBUNGSPRAXIS

Komme in einen aufgerichteten Sitz deiner Wahl und lasse deinen Atem ruhig fließen. Stelle dir nun vor, wie beim Einatmen energetisch ein kühler Strom an deiner Körperrückseite vom Steißbein nach oben bis zu deiner Schädeldecke fließt und wie anschließend beim Ausatmen ein warmer Strom an deiner Körpervorderseite von oben zurück nach unten fließt. Lasse so einen Kreislauf entstehen. Gern kannst du die beiden Ströme auch mit einer Farbe verbinden. Spüre der Energie in dir und in deiner Wirbelsäule nach.

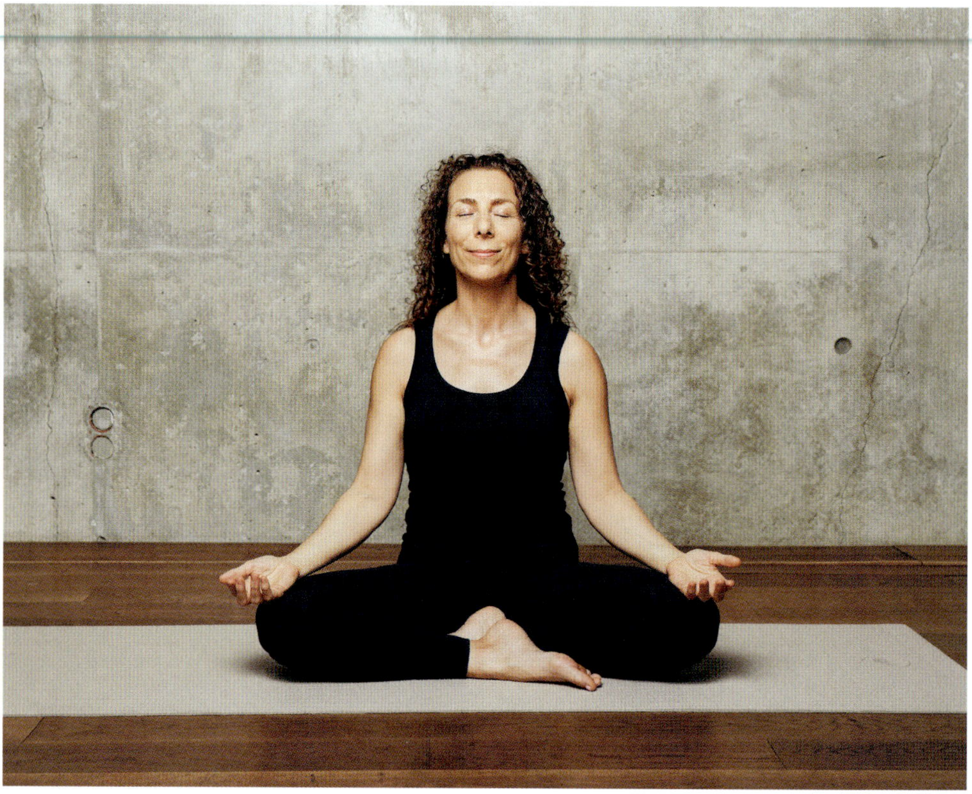

Nada Mudra – Lauschen ins Körperinnere

Diese Atemform macht uns vertraut mit unseren inneren Prozessen während der Atmung. Sie lässt uns hinterher die Stille sehr intensiv wahrnehmen. Tinnitus kann eine Kontraindikation sein. Dies ist aber nicht zwingend, da manche durch diese Übung auch die eigentliche Botschaft des Tinnitus verstehen und die Übung als sehr heilsam empfinden.

ÜBUNGSPRAXIS

Komme in einen aufgerichteten Sitz und verschließe mit den Daumen sanft die Ohren, indem du den Tragus (die kleine Erhebung direkt vorn vor der Ohröffnung) leicht Richtung Gehörgang drückst. Lege die kleinen Finger entweder an die äußeren Augenwinkel oder an dein Stirnchakra beziehungsweise den Entspannungspunkt Yin Tang mittig auf der Stirn, zwischen den Augenbrauen (siehe Bild). Die restlichen Finger ruhen entspannt an der Stirn. Nimm das innere Atemgeräusch wahr. Beobachte, wo es im Atem eventuell Unregelmäßigkeiten gibt oder wo er besonders ruhig und gleichmäßig fließt. Wenn die Arme schwer werden, dann lasse sie zwischendurch ruhen. Anschließend sitze in Stille und genieße die Ruhe nach dieser Übung.

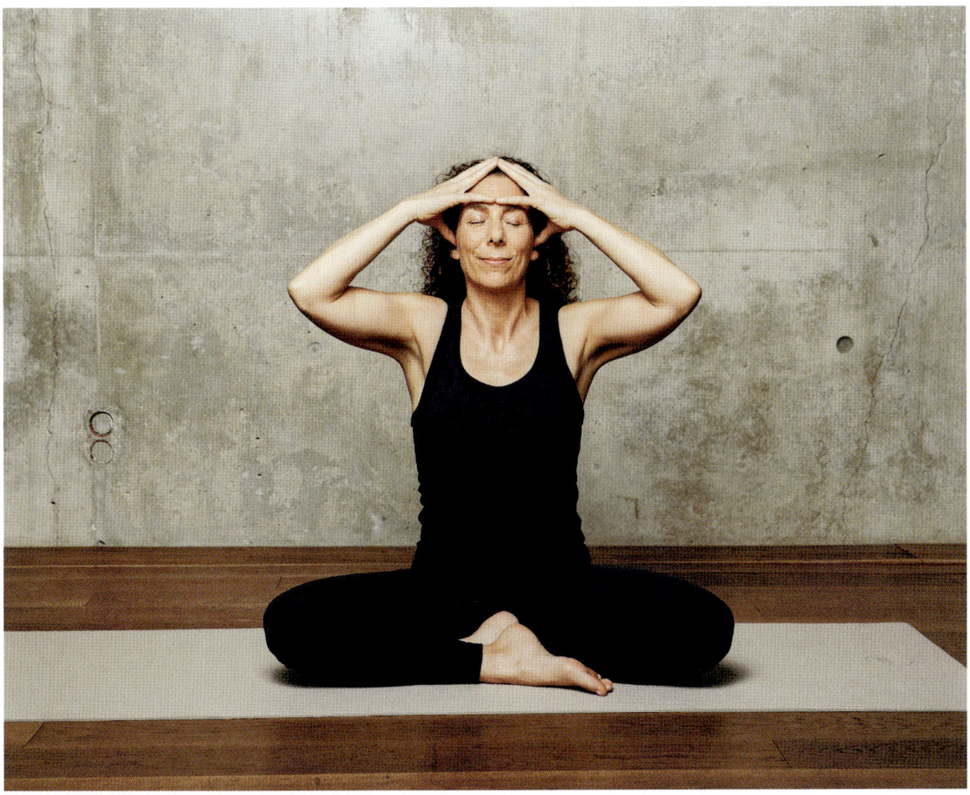

Mondatmung – Chandra Bhedana

Dies ist eine sehr weibliche Form des Atmens, da der Mond für die Yin-Energie steht. *Chandra* bedeutet »Mond« und *Bhedana* steht für »ausbrechen« oder »durchbrechen«. Die Atmung hat eine beruhigende und entspannende Energie.

ÜBUNGSPRAXIS

1 Führe deine rechte Hand zur Nase und lasse die linke Hand entspannt auf dem Knie oder Bein ruhen.

2 Lege Zeige- und Mittelfinger der rechten Hand entweder in die Handinnenfläche oder an dein Stirnchakra. Der rechte Daumen verschließt das rechte Nasenloch. Atme durch das linke Nasenloch ein und zähle gedanklich bis vier.

3 Verschließe beide Nasenlöcher, indem du den Ringfinger der rechten Hand an das linke Nasenloch legst, und zähle mit verschlossener Nase wieder bis vier. Öffne das rechte Nasenloch und atme rechts aus, zähle wieder bis vier. Verschließe mit dem Daumen wieder das rechte Nasenloch und beginne den nächsten Zyklus.

Wiederhole dies einige Male und versuche dann, die Ausatmung etwas länger werden zu lassen als die Einatmung. Wenn du kannst, lasse die Ausatmung doppelt so lang werden wie die Einatmung. Praktiziere mindestens zehn Durchgänge und spüre nach.

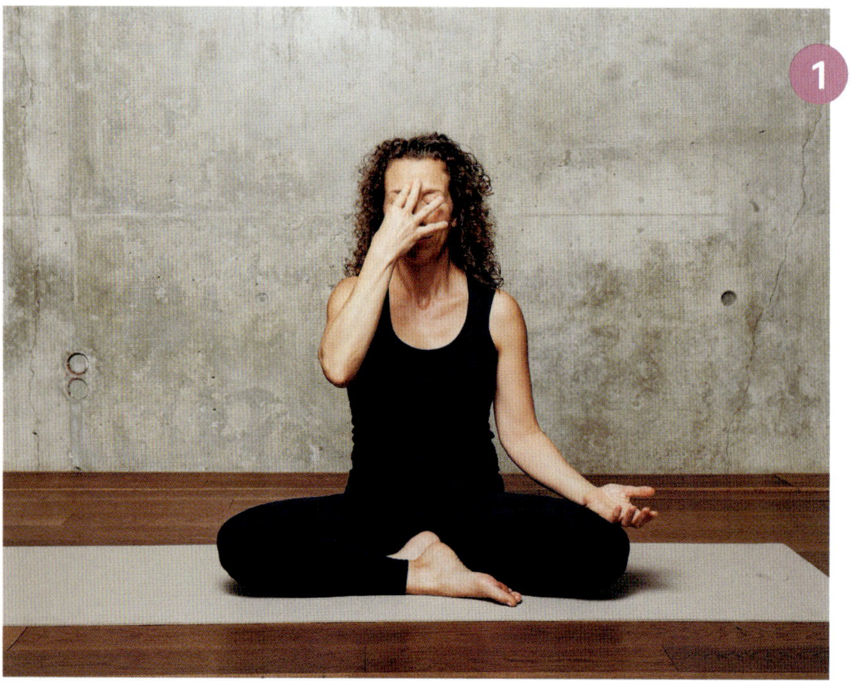

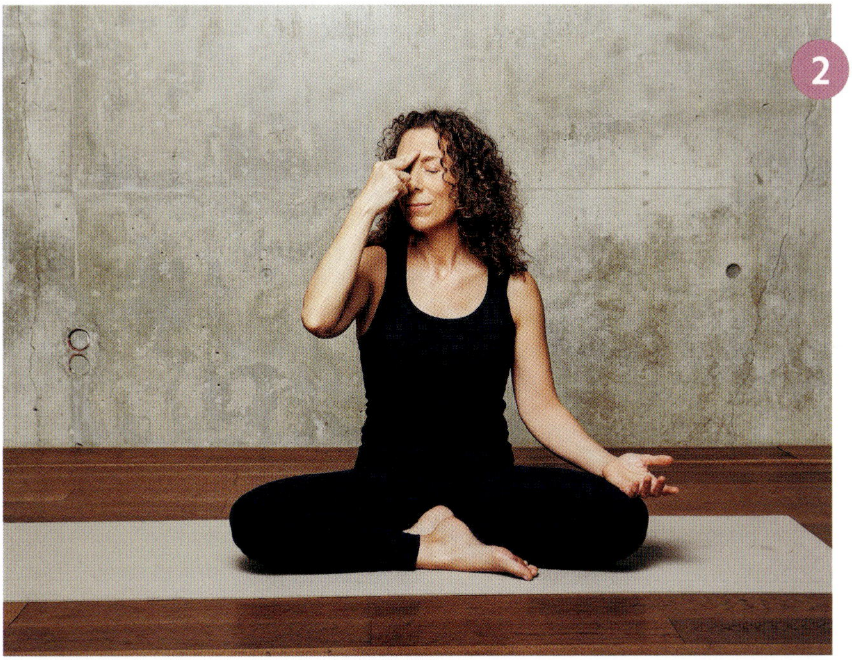
2

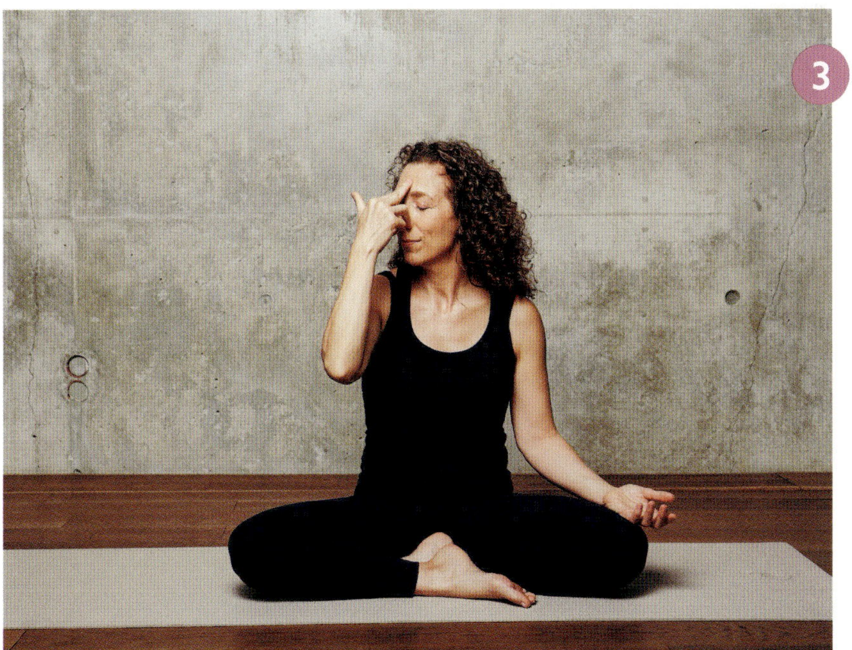
3

Vollatmung im Liegen

Diese Atmung entspricht unserer natürlichsten Atemform und kann wie ein kleiner Kurzurlaub wirken. Sie kann uns helfen, wieder bei uns anzukommen und uns zu erden.

ÜBUNGSPRAXIS

1 Komme in eine entspannte Rückenlage und lege ein Gewicht neben dir ab, zum Beispiel ein Bolster (Rolle). Beobachte deinen ganz natürlichen Atemfluss, ohne ihn zu verändern. Dann beginne damit, deine Hände auf den unteren Bauchraum zu legen und in die Hände hineinzuatmen. In der Einatmung heben sich die Hände, in der Ausatmung sinken sie zurück.

2 Dann nimm die Hände an deinen Brustkorb und bleibe in diesem Atemrhythmus.

3 Abschließend lege die Hände unter deinen Schlüsselbeinen ab und atme bis in die oberen Lungenspitzen hinein.
Kombiniere alle drei Ebenen miteinander, sodass du in die Vollatmung übergehst, die unsere natürlichste Atemform ist.

4 Wenn du die Übung intensivieren möchtest, dann nimm die kleinen Atempausen wahr, die nach der Einatmung und nach der Ausatmung entstehen, und dehne sie angenehm weit aus. Nimm dir dann dein Gewicht (zum Beispiel das Bolster) mit hinzu und lege es auf deinem Bauchraum ab. Atme bewusst gegen dieses Gewicht, sodass es sich hebt und senkt. Du kannst auch zusätzlich noch die Hände auflegen. Nach einigen Atemzügen nimm das Gewicht wieder zur Seite und atme ganz natürlich weiter. Beobachte deinen Atem und vergleiche mit dem Beginn deiner Atemübung, ob sich etwas verändert hat.

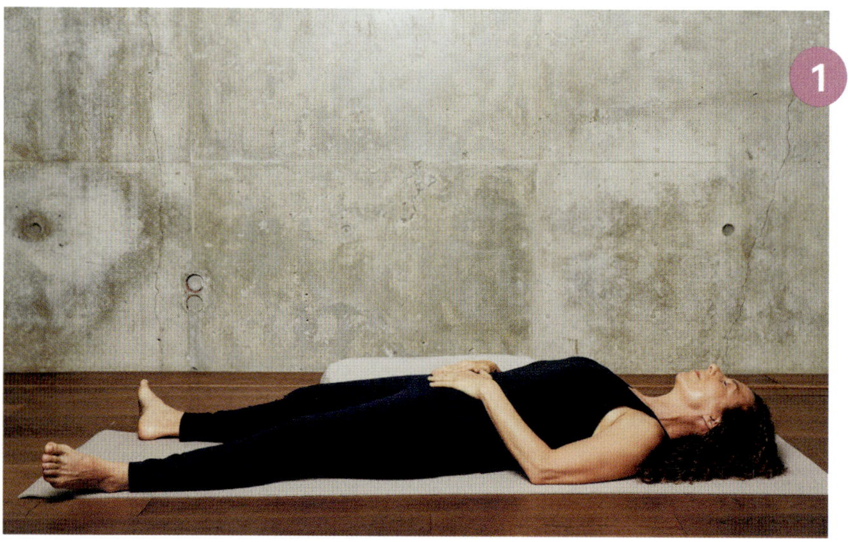

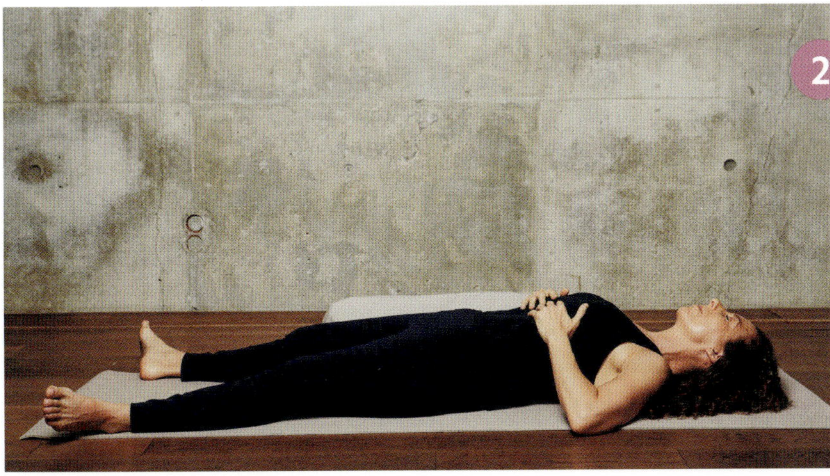
2

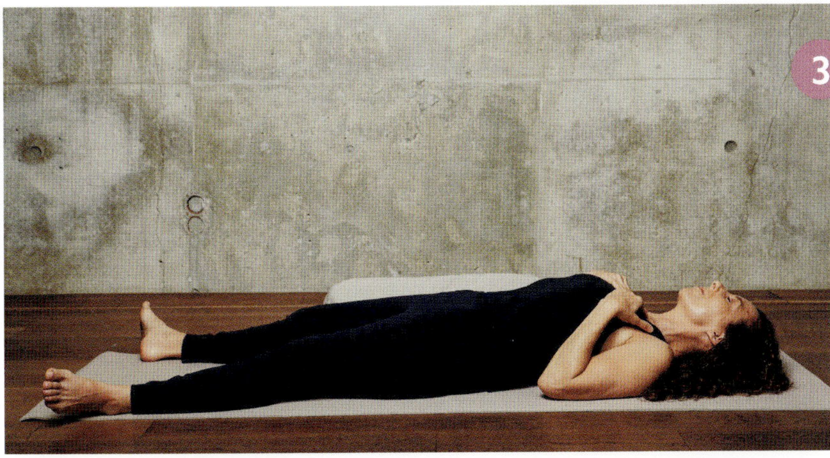
3

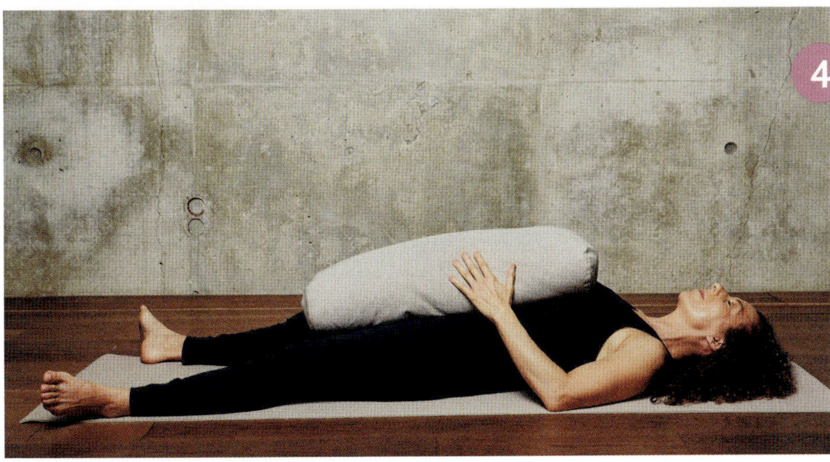
4

So Ham

Diese Atemtechnik kann uns wieder erden, wenn wir uns sehr im Kopf fühlen. Das Mantra *So Ham* kann dafür sorgen, dass wir aus dem Kopf herauskommen und unsere Energie wieder beruhigen. Es erdet uns und verbindet uns mit den universellen Energien. Wörtlich übersetzt heißt es »Ich bin das«.

ÜBUNGSPRAXIS

1 Komme in einen aufgerichteten Stand. In der Einatmung hebe die Arme, komme auf deine Zehenspitzen und sage dir innerlich *SO*.

2 In der Ausatmung lasse die Arme wieder sinken, komme auf die Fersen und sage dir innerlich *HAM*.

Wiederhole die Übung, bis eine mögliche Übererregung wieder heruntergefahren ist. Bleibe im Stand (gern mit den Händen auf deinem Bauch oder auf deinem Herzen oder beides kombiniert) und spüre nach.

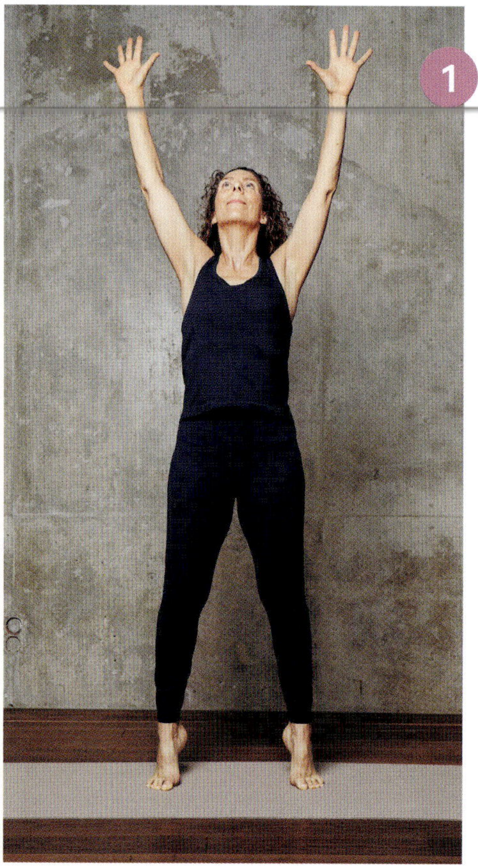

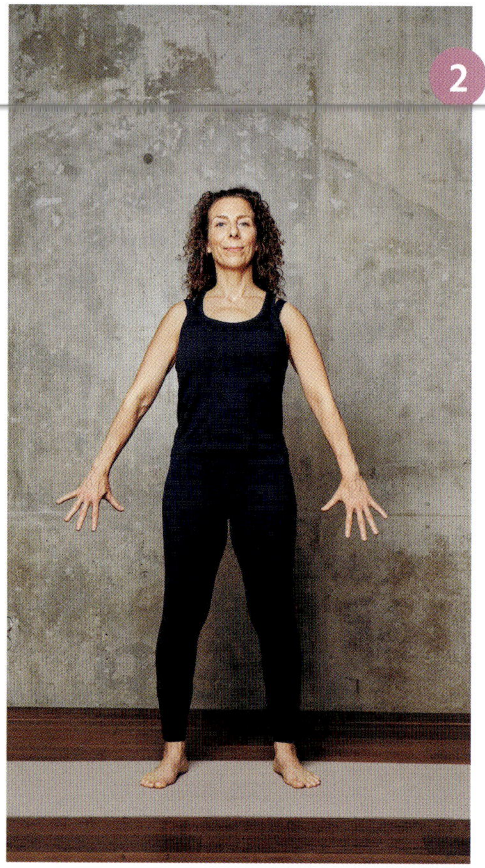

MEDITATIONEN

Die Yin-Yoga-Praxis kann uns sehr gut auf eine Meditationspraxis vorbereiten, da sie uns mehr und mehr in die Stille und in einen nährenden Kontakt mit uns selbst führt. Vielen Menschen fällt es wesentlich leichter zu meditieren, wenn sie vorab Yin Yoga praktiziert haben. Hier habe ich einige Meditationen für dich aufgelistet, die dich auf deinem Weg begleiten können. Nimm dir gern Hilfsmittel dazu, damit du eine bequeme Sitzhaltung deiner Wahl finden kannst. Für viele ist es hilfreich, sich etwas höher zu setzen, zum Beispiel auf ein Bolster oder ein kleines Kissen, um das Becken mehr aufzurichten, sodass die Knie entspannter zum Boden sinken können.

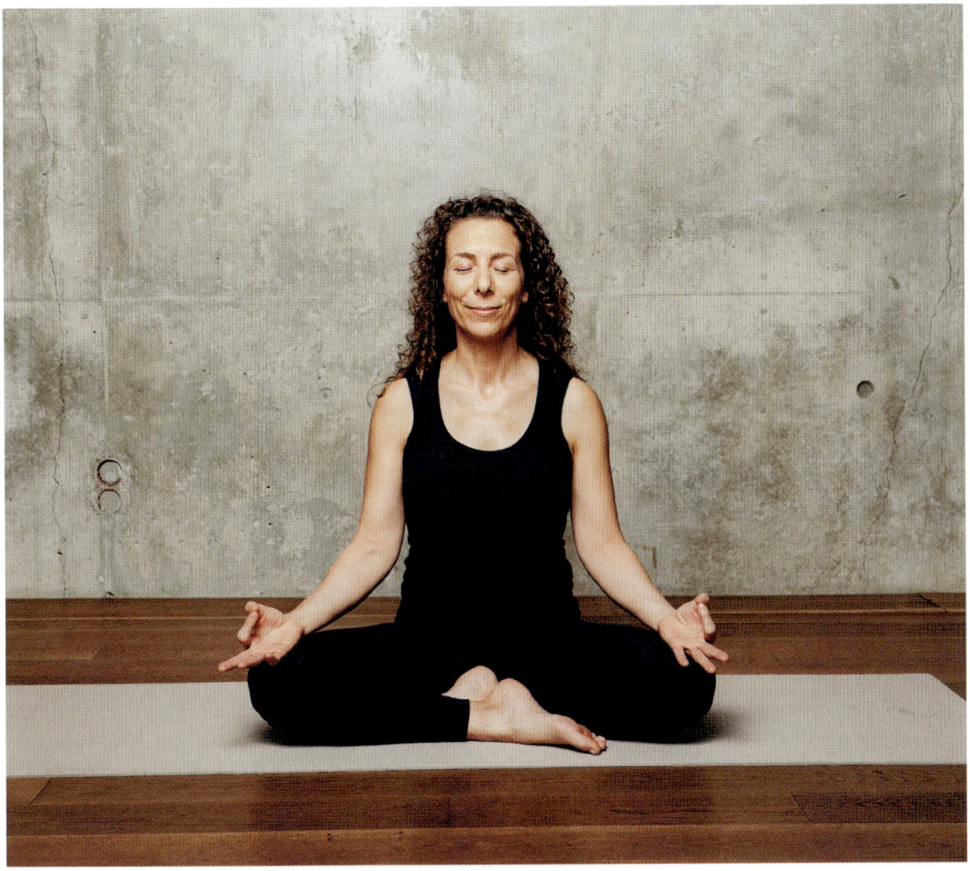

Atem-Meditation

Bei der Atem-Meditation verbindest du dich ganz bewusst mit deinem Atem und kommst dadurch ganz im Hier und Jetzt an. Sie ist auch sehr gut für Anfänger geeignet.

ÜBUNGSPRAXIS

Du kommst dazu in einen bequemen aufgerichteten Sitz und lässt deinen Atem ganz natürlich ein- und ausfließen. Du wirst zum Beobachter und betrachtest deinen Atem liebevoll. Wo spürst du den Atem am ehesten? Im Rücken, im Bauch, in der Brust, unter den Schlüsselbeinen, vielleicht auch an den Nasenflügeln? Ist die Einatmung länger oder die Ausatmung? Ist der Atem tief oder flach? Ist er lang oder kurz? Was bemerkst du sonst noch über deinen Atem? Wenn du abschweifst, kannst du auch einfach deine Atemzüge zählen, also: einatmen 1, ausatmen 1, einatmen 2, ausatmen 2 und so weiter, bis du spürst, dass sich dein Geist beruhigt hat.

Herz-Meditation

Die Herz-Meditation kann dir helfen, dich wieder zurück auf deinen Weg zu bringen, wenn du die Orientierung in deinem Leben verloren hast und gar nicht mehr weißt, was du wirklich möchtest.

ÜBUNGSPRAXIS

Komme in einen aufgerichteten Sitz deiner Wahl und lenke deine Aufmerksamkeit auf deinen stillen Körper. Bringe dein Bewusstsein zu deinem Atem und lasse ihn ganz frei und natürlich ein- und ausfließen. Stell dir nun vor, wie du am Knopf eines alten Radios drehst, um den Sender besser und verständlicher einzustellen. Du bist der Empfänger. Dabei möchtest du die Lautstärke von Empfänglichkeit, Offenheit und Akzeptanz erhöhen. Was nimmst du gerade in dir wahr? Kannst du ein Gefühl der Freiheit in deinem Herzen spüren? Oder Frieden? Vielleicht auch Ruhe? Lasse dich sanft hineinfallen in deinen energetischen und physischen Herzraum in deiner Brust. Welche Qualitäten aus der Tiefe deines Herzens möchtest du für dich noch mehr verkörpern? Höre aufmerksam und liebevoll zu, während dein Herz spricht. Vielleicht ist es Freundlichkeit, Mitgefühl oder die Bereitschaft, vollkommen zu lieben und geliebt zu werden, frei von sämtlichen Bedingungen. Während du dir vorstellst, dass sich diese Qualitäten nun in dir manifestieren, lass sie dein Wesen ganz und gar durchdringen. Sei dir selbst gegenüber dabei achtsam und liebevoll, frei von sämtlichen Bewertungen. Nimm wahr, wie du dich fühlst, wenn du diese Eigenschaften vollkommen verkörpert hast. Danke dem Universum dafür, dass es dich bei dieser Reise zu dir selbst unterstützt und dich trägt. Nimm noch einmal deinen Atem wahr, bringe deine Hände vor dein Herz und spüre nach.

Erdungs-Meditation

Den allermeisten Menschen fehlt heutzutage die Erdung, weil wir uns viel weniger in der Natur aufhalten und einen Lebensstil pflegen, der oft nicht mehr natürlich ist. Moderne Technik kann uns zwar das Leben vereinfachen, aber dadurch ist auch alles sehr schnell geworden, sodass unsere Seele bei dem schnellen Tempo manchmal gar nicht mehr hinterherkommt. Dann ist es wichtig, wieder innezuhalten und uns erneut zu erden.

ÜBUNGSPRAXIS

Komme dazu in einen aufgerichteten Sitz, bei dem du dich gut am Boden spüren kannst. Alternativ kannst du auch liegen. Nimm deine Sitzbeinhöcker am Boden wahr und stelle dir vor, wie du über sie mehr und mehr mit der Erde verschmilzt. Du kannst deine Position auch symbolisch wie einen Baum ansehen. Beobachte deinen Atem. Wenn du einatmest, ragt deine Kopfkrone wie die Äste eines Baumes nach oben Richtung Himmel, wenn du ausatmest, stelle dir vor, wie du über deinen Unterkörper Wurzeln wachsen lässt, die dich tief mit Mutter Erde verbinden. Sie geben dir Halt und Stabilität, um gesund und flexibel nach oben wachsen zu können. Wiederhole dies so oft, wie du es brauchst, um dich wieder geerdet zu fühlen. Wenn du möchtest, kannst du die Naturelemente auch fragen, ob sie dich unterstützen können, ein bestimmtes Thema zu tragen, und dir die nötige Kraft dazu geben. Oder wenn du dich gerade überfordert fühlst, dann frage, ob du es alternativ an sie abgeben kannst, um es zu transformieren. Manchmal brauchen wir diese Unterstützung, um uns erholen zu können und Kraft zu sammeln. In der Regel kommt immer ein Ja zurück, aber es ist energetisch wichtig, vorab um Erlaubnis zu bitten. Bedanke dich hinterher respektvoll für diese liebevolle Unterstützung, die du erhalten hast. Komme zurück zu deinem Atem und schaue, ob er sich verändert hat. Beobachte, wie du dich jetzt fühlst.

Stille-Meditation

Die Stille-Meditation kann für Anfänger etwas herausfordernd sein. Wenn wir aber lernen, uns in die Stille hinein zu entspannen, dann kann sie sehr nährend und sogar voller Antworten sein.

ÜBUNGSPRAXIS

Komme in einen aufgerichteten, aber bequemen Sitz. Die Augen kannst du schließen oder den Blick alternativ entspannt auf dem Boden ruhen lassen. Verbinde dich zunächst mit deinem Körper und nimm wahr, wo du Kontakt zum Boden hast und wie sich dein Körper heute anfühlt. Dann lenke den Fokus auf den Atem und nimm ihn ganz bewusst wahr, ohne ihn verändern zu wollen. Einfach nur lauschen und fließen lassen. Dann bringe deine Achtsamkeit zu deinem Geist und beobachte ihn. Ist es dort gerade ruhig oder sind dort viele Gedanken? Kannst du die Gedanken, die aufkommen, weiterziehen lassen, sodass du für einen Moment dahinterschauen kannst? Habe Geduld mit dir selbst und schaue, ob es oberflächliche Gedanken sind, die jetzt gerade für dich unwichtig sind, oder ob ein Gedanke aufkommt, den du einmal näher betrachten möchtest. Vielleicht hat er eine Botschaft für dich? Ziehe dich immer mehr zurück in die Stille und beobachte, was sich dir zeigen möchte. Wenn du genug hast, fokussiere dich wieder auf deinen Atem, bevor du deinen Körper wieder bewusst spürst und dich aus deiner Haltung löst.

Mindfulness-Meditation

Die Mindfulness-Meditation kann deine Achtsamkeit verstärken, sodass du lernst, dich nicht so schnell ablenken zu lassen und fokussiert zu bleiben. Das kann deine innere Ruhe verstärken.

ÜBUNGSPRAXIS

Sitze aufrecht in einem Sitz deiner Wahl und schließe deine Augen, wenn du möchtest. Lasse den Atem ganz entspannt ein- und ausfließen. Ziehe deine Sinne nun nach innen. Nimm wahr, ob du etwas hörst, sowohl im Außen wie auch im Innen. Nimm den sanften Laut deines Atems wahr. Vielleicht hörst du auch anderes in deinem Körper, wie ein Glucksen in deinem Bauchraum oder deinen Herzschlag. Wenn du die Augen geschlossen hast, dann beobachte, was du hinter deinen Augen siehst. Ist es dort ganz dunkel oder siehst du Farben oder Bilder? Gibt es einen Geruch, den du wahrnehmen kannst? Hast du einen Geschmack, den du gerade spürst? Nimm nun deine Haut wahr und erspüre die Berührungspunkte deines Körpers auf deiner Unterlage. Wo liegen deine Hände? Ist dein Kiefer entspannt? Kannst du den Kontakt deiner Kleidung auf deiner Haut spüren oder nimmst du eher die Luft um dich herum wahr, zum Beispiel in deinem Gesicht oder wo dein Körper unbedeckt ist? Beobachte nun deinen Atem und schaue, wo du ihn am ehesten wahrnimmst: an den Nasenflügeln, im Brustbereich, im Bauchraum, am Rücken? Fließt der Atem langsam oder schnell, subtil oder tief, sind Ein- und Ausatmung gleich lang oder unterscheiden sie sich? Werde in deiner Wahrnehmung ganz fein und subtil und werde dabei zum inneren Beobachter. Verweile nun in stiller Achtsamkeit und beobachte liebevoll, was sich dir zeigt, ohne es zu bewerten oder darauf zu reagieren.

Organ-Meditation

In der Organ-Meditation kannst du ganz bewusst in den Kontakt zu einem bestimmten Körperorgan oder einem Bereich deines Körpers kommen, um ihn »zum Tee« einzuladen und ein wenig mit ihm zu »plaudern«. Du möchtest dabei erfahren, ob zum Beispiel ein schmerzender Bereich eine Botschaft für dich hat. Alternativ kannst du die Meditation nutzen, um dich einfach mal bei deinem Körper für seine tägliche Arbeit zu bedanken, und dabei alle Organe und Körperstellen ansprechen.

ÜBUNGSPRAXIS

Du kannst dich für diese Meditation setzen oder hinlegen, sodass du, wenn du möchtest, deine Hände auf ein bestimmtes Körperorgan legen kannst, mit dem du gern in Kontakt kommen möchtest. Wir nehmen stellvertretend die Gebärmutter, die aber gedanklich auch durch jedes andere Organ ersetzt werden kann. Wenn du möchtest, lege deine Hände auf den unteren Bauchraum, begrüße deine Gebärmutter und lasse deinen Atem dorthin fließen. Bedanke dich bei ihr, dass sie da ist und jeden Tag erneut für dich arbeitet. Dann sage ihr in deinen eigenen Worten, dass du dir heute gern Zeit für sie nehmen möchtest, und frage sie, ob sie sich ein wenig mit dir unterhalten möchte. Wenn du ein innerliches Ja bekommst, dann frage sie zum Beispiel, wie es ihr gerade geht, warum sie dir immer mal wieder Schmerzen oder Krämpfe schickt, ob es etwas gibt, was du für sie tun kannst, ob sie eine Botschaft für dich hat oder was du gerade möchtest. Lausche nach innen und achte ganz besonders auf den ersten Impuls, der zu dir kommt. Bedanke dich hinterher bei ihr und lasse sie wissen, dass du sie wertschätzt mit all dem, was sie für dich tut. Komme dann wieder zurück zu deinem Atem und spüre nach.

HINWEIS: Wenn du möchtest, kannst du auch durch den restlichen Körper wandern, alle Organe visualisieren, sie in ein schönes Licht einhüllen und ihnen dabei ein liebevolles Danke schicken.

ALLGEMEINE HINWEISE FÜR DEINE INDIVIDUELLE YOGAPRAXIS

Für deine Praxis beachte, dass du im Yin Yoga nicht an deine Grenze gehst. Du suchst dir je nach Tagesform aus, wie weit du gehen möchtest. An manchen Tagen sind das vielleicht 30 oder 40 Prozent einer Dehnung, an manchen eher 70 Prozent. Darüber hinausgehen solltest du jedoch nicht, da sich der Effekt eher über die längere Haltezeit einstellt. Gib deinem Körper noch Raum, tiefer einsinken zu können, während er mehr loslässt, ohne dass du dich dabei verletzt.

Entscheide auch gern selbst, wie lange du in einer Position bleiben möchtest. Meistens sind das etwa 3 bis 5 Minuten. Manchmal aber auch nur 1 bis 2 Minuten oder vielleicht auch mal 10 Minuten. Spüre dazu gut in dich hinein, um das Maß zu finden, was für dich gerade angemessen ist und dir guttut. Lerne, in deiner Praxis liebevoll und achtsam mit dir selbst umzugehen und deine Körpergrenzen jederzeit zu respektieren. Falls du Schmerzen haben solltest, dann nimm es als Signal deines Körpers, die Position aufzulösen oder so abzuändern, dass sie bequem ist. Ein angenehmer Dehnungsreiz, den ich auch gern als süßen Schmerz bezeichne, ist aber durchaus erwünscht, weil er deine Faszien dehnt und die Meridiane anspricht. Ein bitterer Schmerz, der darüber hinausgeht, ist fehl am Platz und ein Zeichen an dich, deine Position zu verändern oder aufzulösen.

Sei dir bewusst, dass dein Körper links und rechts auch immer kleine Unterschiede aufweisen kann. Deshalb spüre bei jedem Seitenwechsel wieder achtsam in dich hinein, wie sich eine Position für dich gut anfühlt. Vielleicht hast du eine Skoliose oder einen Beckenschiefstand und es wäre kontraindiziert, die Positionen dann links wie rechts gleich auszuführen. Wenn du das Bedürfnis hast, auf einer Seite länger zu bleiben, da sie verspannter ist oder weil es dir einfach guttut, dann folge gern diesem inneren Impuls. Für meine eigene Praxis nutze ich nie einen Timer, sondern vertraue meinem Körper, wann er mir das Signal gibt, eine Position wieder aufzulösen. Ich habe eine dreifache Skoliose in meiner Wirbelsäule. Deswegen kann es zum Beispiel sein, dass ich eine Position auf einer Seite nur 3 Minuten einnehme (die Seite, die durch die Skoliose mehr gedehnt ist) und auf der anderen 5 Minuten oder sogar noch länger bleibe (die Seite, die stärker verkürzt ist). Die überdehnte Seite gleiche ich auch damit aus, dass ich ihr in meinem Krafttraining mehr Aufmerksamkeit schenke, das ich als Gegenpol zur Yin-Yoga-Praxis nutze. Auf diese Art und Weise habe ich es geschafft, nach vielen Jahren ganz frei von Rückenschmerzen zu werden.

Bei den meisten Positionen habe ich mehrere Varianten beschrieben. Wenn dir eine Position in der Sequenz nicht guttut oder nicht so leicht umsetzbar ist, dann wähle alternativ gern eine andere aus, die ich dazu beschrieben habe. Es ist wichtig, dass du dich wohlfühlst in deiner Praxis und ein Leistungsdenken wäre vollkommen kontraindiziert. Auch wenn du sanfte Positionen wählst, passiert energetisch etwas in deinem Körper. Beim Yin ist weniger sogar oft noch mehr.

Auch habe ich dir an manchen Stellen Vorschläge gemacht, wo du in den Positionen Akupressurpunkte mit einsetzen könntest. Das ist nur als Option zu sehen. Du kannst sie auch weglassen oder an anderen Stellen mit einfügen, wenn du den Impuls dazu verspürst. Auch von der Haltezeit her bist du völlig flexibel. Höre dabei auf deine Intuition, was für dich richtig ist.

Aus Platzgründen sind zwischen den einzelnen Übungen in den Sequenzen nicht noch einmal extra die neutralisierenden Übungen aufgeführt. Du findest diese ab Seite 54. Ich empfehle dir, dir etwa 1 Minute Zeit zu nehmen, um in eine der neutralisierenden Übungen hineinzukommen, bevor du zur nächsten Übung übergehst. Zum einen kann sich dein Körper dadurch nach der vorangegangenen Übung wieder neutralisieren. Und zum anderen kannst du hier ganz bewusst dem Effekt der Position nachspüren. Das Chi fließt nach dem Auflösen besonders stark durch den Körper. Beobachte dann, wo du etwas spürst und wo vielleicht nicht, in welcher Intensität oder ob du sonst etwas wahrnehmen kannst. Das können auch Emotionen, Gedanken oder Bilder sein. Wenn du möchtest, kannst du dir diese Minute auch gönnen, bevor du zu einem Seitenwechsel kommst, um deine beiden Körperseiten noch besser kennenlernen zu können. Unsere Wahrnehmung kann dadurch immer feiner und subtiler werden.

Hormone kommen oft aus dem Ungleichgewicht, da wir im Alltag zu viel Stress haben und unsere Cortisollevel Alarm schlagen. Deshalb genieße ganz bewusst den Effekt dieser entspannenden Übungen, besonders auch der neutralisierenden Übungen, auch wenn sie auf den ersten Blick für dich keinen »Wow-Effekt« haben. Dein Nervensystem wird sich über diese sanfte Praxis wieder mehr und mehr regulieren können und das wird sich günstig auf deine Hormongesundheit, deinen Schlaf und deine Resilienz auswirken können. Stress und Schlafmangel gelten als die größten Faktoren, wenn wir hormonbedingte Beschwerden haben. Und Stress kann sich auf vielerlei Weisen zeigen, körperlich, geistig und emotional. Diese langsame Praxis kann dir wieder die nötige Ruhe schenken, die dir bei jeglicher Form von Überforderung im Alltag abhandengekommen ist.

Hinweise zur Schwangerschaft

Die Yin-Yoga-Praxis verträgt sich in der Regel sehr gut mit einer bestehenden Schwangerschaft, wenn ein paar Grundsätze befolgt werden. Es ist als Schwangere wichtig, nur sanft zu dehnen und den Bauchraum möglichst außen vor zu lassen. Der vermehrte Einsatz von Hilfsmitteln ist dabei besonders empfehlenswert. Während der Schwangerschaft sorgt das Hormon Relaxin dafür, dass der Körper der Frau weicher wird, um sie auf die bevorstehende Geburt vorzubereiten. Deshalb sind viele Frauen in dieser Zeit auch beweglicher als sonst. Dennoch besteht ein Verletzungsrisiko, wenn Dehnungen zu intensiv ausgeführt werden. Vorsicht gilt auch bei Drehungen, sie sollten nur zur offenen Seite hin beziehungsweise in der Brustwirbelsäule ausgeführt werden. Wie in jeder Yogapraxis ist es als Schwangere besonders wichtig, jederzeit achtsam nach innen zu spüren und zu beobachten, welche Positionen guttun und welche nicht. Auch die Haltezeit sollte individuell ausgetestet werden. Eine kürzere Haltezeit als vor der Schwangerschaft ist meist angebrachter. Wenn der Bauch mit zunehmender Schwangerschaft zu groß und das zusätzliche Gewicht zu schwer wird, ist es für Schwangere häufig nicht mehr empfehlenswert, länger auf dem Rücken zu liegen. Die Rückenlage verursacht dann möglicherweise zu viel Druck auf die Hohlvene *Vena cava*,die wichtig ist, um das Blut zurück zum Herzen zu führen. Allerdings gibt es keine allgemeingültige Regel für alle. Schenke deiner inneren Yogalehrerin dein volles Vertrauen bei allem, was du tust, und respektiere ihre Signale. Wenn es dir gut geht, dann geht es mit hoher Wahrscheinlichkeit auch deinem Baby gut.

Nach der Schwangerschaft hat das Zusammenziehen des Gewebes und die Kräftigung des Körpers Priorität, sodass ich dir zuerst eher eine Yang-Praxis empfehle. Circa drei Monate nach der Geburt kannst du mit Yin Yoga starten. Wenn du damit schon Erfahrung hast, auch gern früher, wenn du die Haltungen sanft ausführst und nicht zu lange hältst.

Hilfsmittel

Yin Yoga kann durch den Einsatz von Hilfsmitteln sehr viel effektiver werden, da wir unseren Körper ganz gezielt unterstützen können. Dieser Prozess kann helfen, in den Positionen noch besser loszulassen und passiver zu werden. Es wäre toll, wenn du für deine Praxis eine Matte, eine Decke, zwei Blöcke und ein Yogabolster zur Verfügung hättest. Auch ein Gurt kann in manchen Positionen gute Dienste leisten.

ASANAS – neutralisierende Positionen

Nun kommen wir zum Kernstück des Yin Yoga, zu den einzelnen Positionen, die den Energiefluss in deinem Körper regulieren und harmonisieren können. Sei dir bewusst, dass meine Beschreibungen nur Optionen sind. Du darfst die Übungen immer gern so anpassen, wie sie sich für dich und deinen Körper stimmig anfühlen. Wir beginnen mit den neutralisierenden Positionen, die du zwischen den einzelnen Übungen einnehmen kannst, um dem Effekt der vorangegangenen Übung achtsam in dir nachspüren zu können. Manche Lehrende lassen diesen Teil zwar aus, aber für mich ist er einer der wichtigsten Teile der Praxis: Du kannst in dieser kurzen Zeit zwischen den Übungen ganz bewusst in den Kontakt mit dem Energiefluss in dir kommen, da das Chi nach dem Auflösen der Positionen am stärksten durch deinen Körper fließt. Die neutralisierenden Positionen sind besonders entspannend und wirken beruhigend auf dein Nervensystem. Du kannst sie auch zwischendurch in deinem Alltag ausführen, wenn du dich gestresst fühlst oder das Bedürfnis nach einer kleinen Auszeit hast.

Bambus im Wind

Wirkung: Diese Position bietet sich an, wenn du lieber im Stand nachspüren und dich dabei gern ganz sanft bewegen möchtest. Sie hat einen sehr erdenden Effekt und lässt die Energien im Körper zirkulieren.

ÜBUNGSPRAXIS

(1) – (2) Komme in einen entspannten Stand, die Füße in einem Abstand voneinander, der für dich bequem ist. Du kannst die Knie auch gern etwas beugen. Werde ganz weich in deinem Körper und stelle dir vor, du wirst biegsam wie ein Bambus im Wind. Ganz intuitiv bewegst du dabei deinen Körper von einer Seite zur anderen Seite oder vor und zurück oder so, wie es sich für dich gut anfühlt. Das kann auch nur so sanft sein, dass es sich mehr wie eine innere Bewegung anfühlt. Lasse dadurch die Energien in dir durch deinen ganzen Körper strömen. Alternativ kannst du die Übung auch im Schneidersitz ausführen, zum Beispiel nach einer sitzenden Übung oder einer Atemübung, um die Energien sanft zu bewegen.

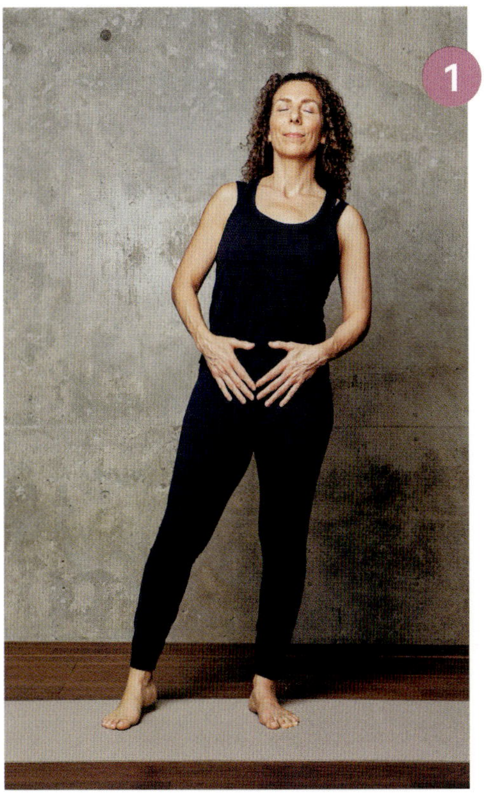

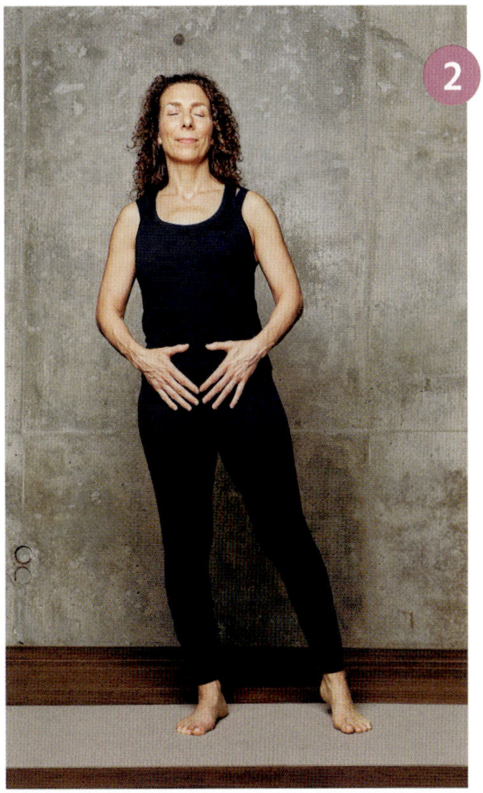

Entspannte Bauchlage

Wirkung: Diese Position ist sehr entspannend und korrigiert gleichzeitig die Haltung deiner Wirbelsäule. Du kannst sie zum Nachspüren nutzen, wenn du Positionen ausgeführt hast, bei denen die Vorderseite deines Körpers näher am Boden war als die Rückseite. Aber du kannst sie auch zu jedem anderen Zeitpunkt einsetzen, da sie sehr gut erdet.

ÜBUNGSPRAXIS

1 Komme entspannt in die Bauchlage und lege deinen Kopf locker auf deinen Händen ab, die du wie ein Kissen unter deiner Stirn positioniert hast.

2 Du kannst den Kopf auch zur Seite nehmen, um eine zusätzliche Nackendehnung zu erreichen. Lege den Kopf danach auch zur anderen Seite ab, um beide Seiten zu dehnen. Bleibe so lange in der Position, wie du möchtest. Wenn du wieder herauskommen möchtest, schiebe dein Becken zurück in Richtung Füße. Du kannst dann noch einen Moment in der Kindshaltung verweilen.

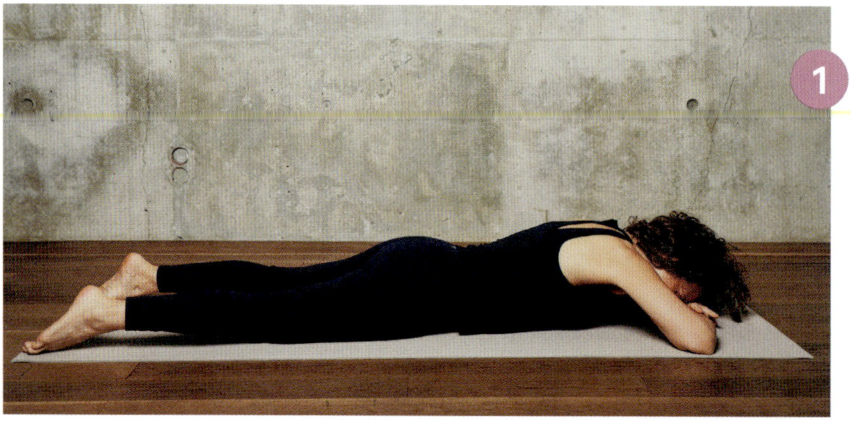

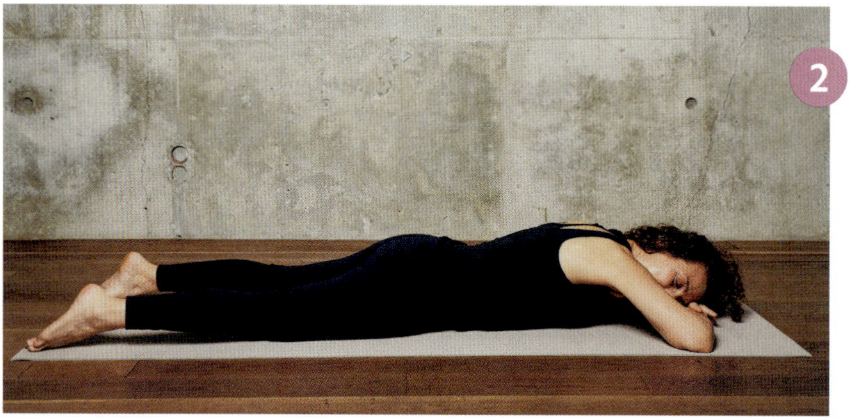

Entspannte Rückenlage

Wirkung: Diese Position korrigiert deine Haltung in der Wirbelsäule. Du kannst sie zum Nachspüren nutzen, wenn du Asanas ausgeführt hast, bei denen die Rückseite deines Körpers näher am Boden war als die Vorderseite. Aber du kannst sie auch zu jedem anderen Zeitpunkt nutzen, da sie sehr gut erdet. Es ist die klassische Haltung zum Abschluss einer Yogasequenz, um die Energie frei durch deinen Körper fließen zu lassen.

ÜBUNGSPRAXIS

1 Komme entspannt in die Rückenlage, eventuell den Kopf unterlagert. Die Arme und Beine lässt du locker am Boden ruhen in einem Abstand, der dir angenehm ist. Du lässt den Atem ruhig und passiv ein- und ausströmen und versuchst ganz bewusst, Kontakt zu allen Bereichen deines Körpers aufzunehmen. Lasse das Chi dabei durch deinen Körper fließen. Bleibe so lange in der Position, wie es dir guttut. Wenn du wieder herauskommen möchtest, drehe dich intuitiv auf eine Körperseite und verweile hier noch für ein paar Atemzüge, bevor du dich wieder in den Sitz aufrichtest.

2 Alternativ nimm dir eine Rolle, die du längs auf deinem Bauchraum platzierst. Dadurch wird zusätzlich dein Yin-Kanal auf der Vorderseite des Oberkörpers, das Konzeptionsgefäß, mit angesprochen und die entspannende und beruhigende Wirkung kann sich verstärken. Du kannst das Bolster auch umarmen. Nimm wahr, wie du dir selbst Halt geben kannst.

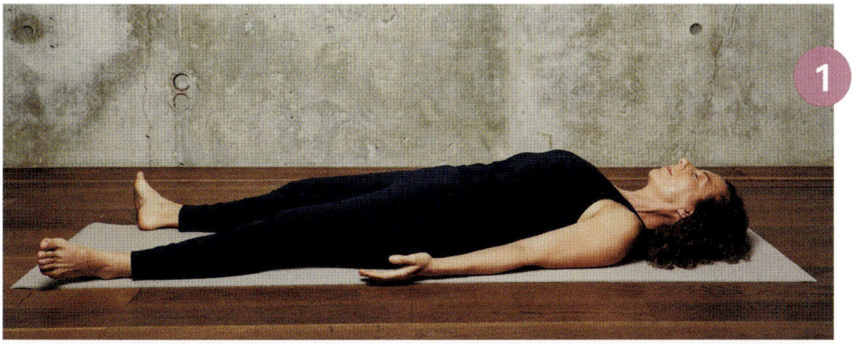

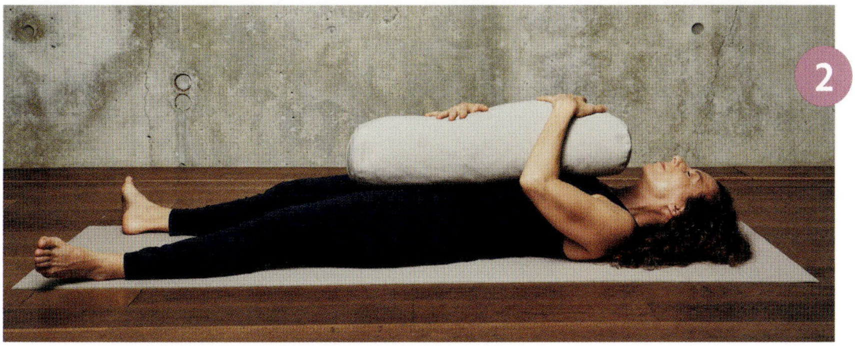

Entspannungspose

Wirkung: Diese Position hat einen sehr entspannenden Effekt, sowohl auf den Körper wie auch auf den Geist. Sie entlastet den Iliosakralbereich, was besonders bei Schmerzen im unteren Rücken wohltuend sein kann. Man kann sie auch vor der Meditation zum Beruhigen des Geistes nutzen.

ÜBUNGSPRAXIS

Komme in die Rückenlage und setze deine Füße etwas mehr als hüftbreit auf. Lasse deine Knie sanft zueinander sinken, sodass die Unterschenkel zwei Schenkel eines Dreiecks bilden. Nimm deine Hände zusammen in die Gebetshaltung und lege deine Daumen entspannt auf deinem Stirnchakra ab. Hier liegt auch ein Akupressurpunkt (Yin Tang), der durch das Gewicht deiner Hände für zusätzliche Entspannung sorgt. Bleibe so lange in der Position, wie du möchtest. Zum Auflösen kannst du dich über die Seite wieder herausrollen oder die Knie zu dir heranziehen und dich zurück nach oben schaukeln.

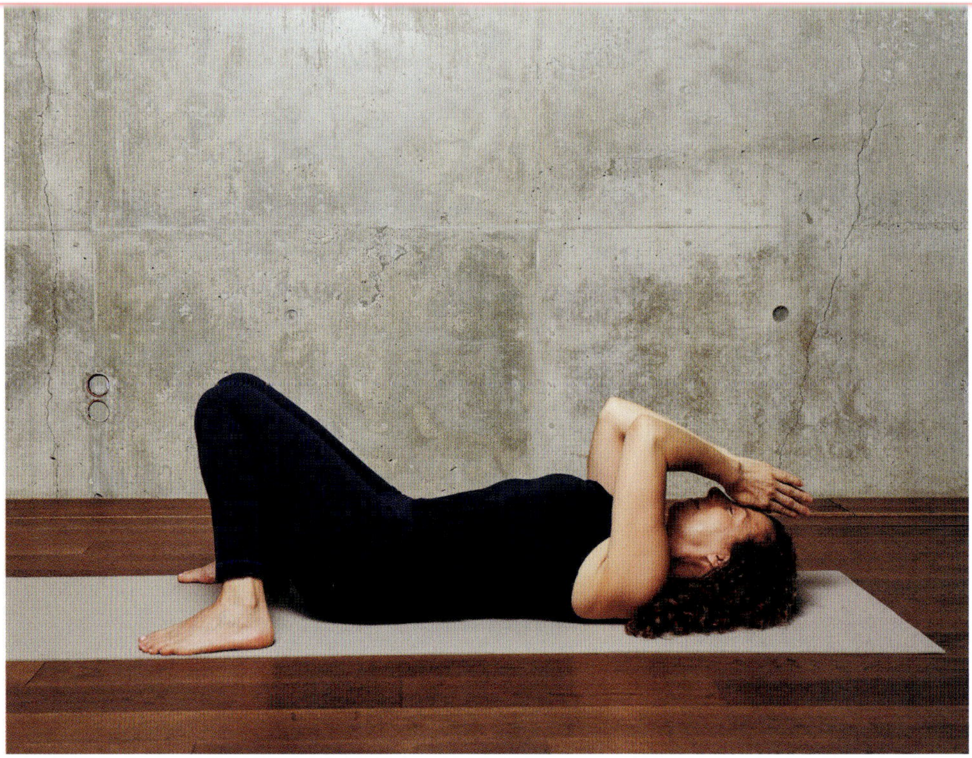

Fersensitz und Ballensitz

Wirkung: Der Fersensitz dehnt den Fußrücken und die Vorderseite der Zehen. Der Ballensitz hingegen dehnt die Rückseiten der Zehen und die Fußsohle. Beides ist wichtig für ein gutes Fundament des Körpers. Zudem werden dabei die Meridiane in den Füßen angesprochen, also Milz-, Leber-, Magen-, Gallenblasen-, Blasen- und Nierenmeridian. Laut der TCM spiegeln sich in den Fußsohlen alle Organe wider, die darüber sanft stimuliert werden können.

ÜBUNGSPRAXIS

(1) Für den Fersensitz setze dich auf deine Fersen und richte dich im Oberkörper auf. Wenn das zu viel Druck ausübt, kannst du auch kleine eingerollte Handtücher unter deine Fußgelenke legen und die Fußrücken auf einer Decke ablegen. Alternativ kannst du dein Gewicht auch etwas mehr nach vorn verlagern und die Hände vor den Knien aufstützen. Für den gegenteiligen Effekt nimm deine Hände nach hinten.

(2) Komme dann auch in die Gegenposition und stelle für den Ballensitz die Zehen auf. Ziehe den kleinen Zeh mit nach vorn, falls er das nicht automatisch tut. Wenn das zu intensiv ist, lege dir ein Kissen unter deine Knie oder verlagere den Oberkörper nach vorn und setze deine Hände auf, um Gewicht abzugeben. Löse dich dann wieder aus der Haltung und lasse die Fußgelenke in beide Richtungen kreisen.

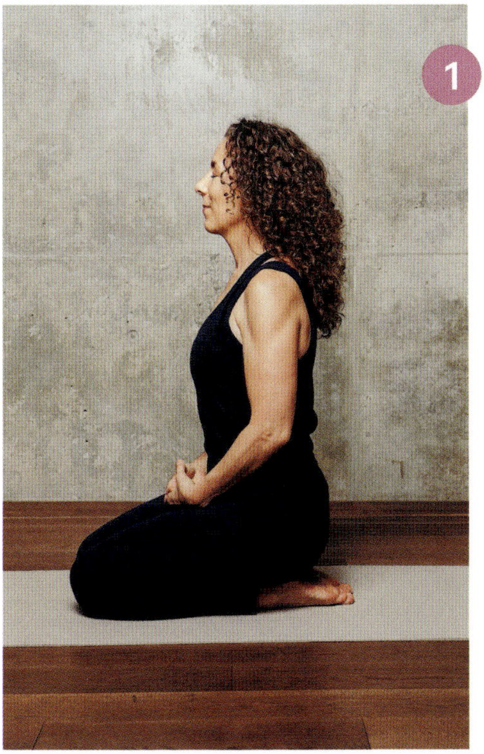

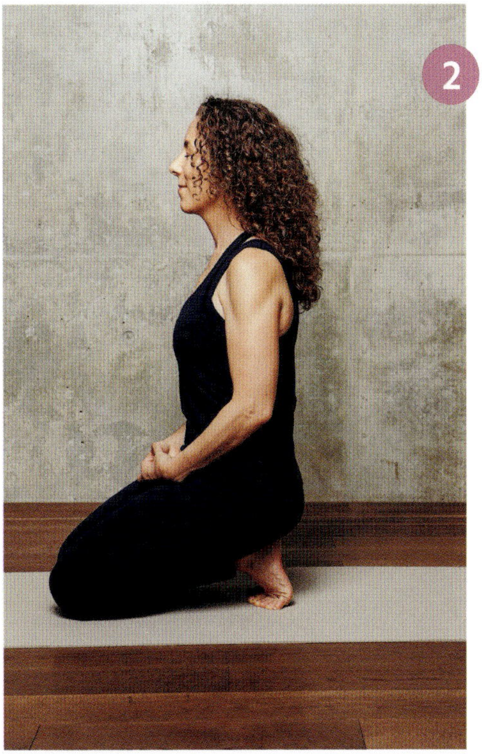

Kindshaltung

Wirkung: Die Kindshaltung gilt als Ruheposition, die dir gleichzeitig Raum für Rückzug schenkt. Sie dehnt sanft die Wirbelsäule und damit den Blasenmeridian. Sie dehnt zudem die Fußrücken und Fußgelenke, entspannt die Schultern und massiert leicht die Bauchorgane.

ÜBUNGSPRAXIS

1 – 2 Setze dich auf deine Fersen. Die Beine können geöffnet oder geschlossen sein, je nachdem, ob du den Brust- und Bauchraum in der Übung lieber frei haben (dann öffnen) oder eine angenehme Kompression der Bauchorgane (dann schließen) haben möchtest. Lasse den Oberkörper nach vorn sinken, sodass deine Stirn entweder auf dem Boden oder auf einem kleinen Kissen ruht. Die Arme kannst du seitlich neben deinem Oberkörper ablegen (Bild 1), die Fäuste unter deiner Stirn positionieren oder aber die Arme nach vorn neben deinen Kopf nehmen (Bild 2), wenn du etwas Dehnung in deine Schultern bringen möchtest.

3 Noch entspannender wird die Position, wenn du dir eine Yogarolle zwischen deine Beine nimmst und den Oberkörper auf der Rolle ablegst, was man (mit etwas Abstand zum Bolster) auch gut als Alternative für Schwangere nutzen kann. Du kannst hier so lange verweilen, wie es dir guttut. Rolle dich dann langsam wieder auf.

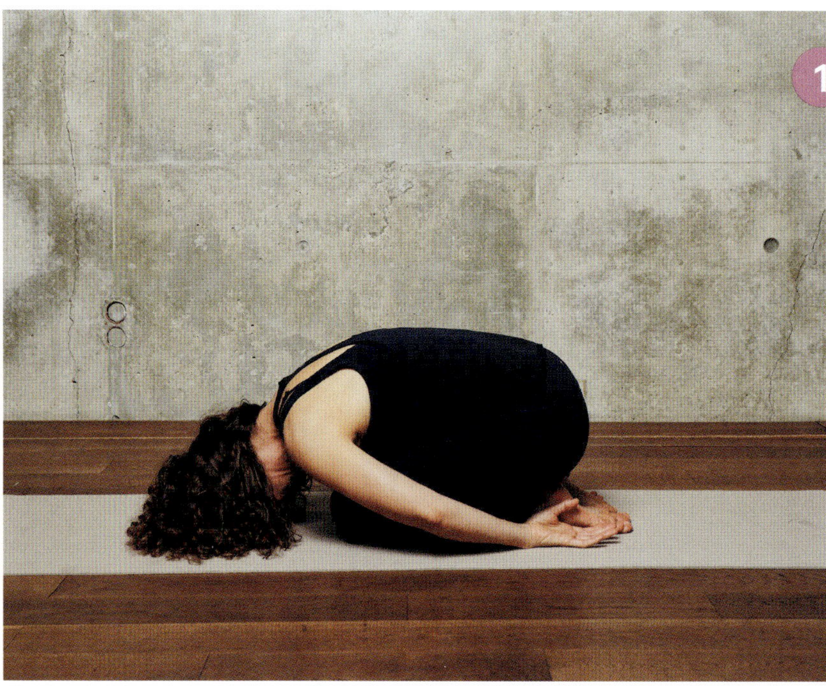
1

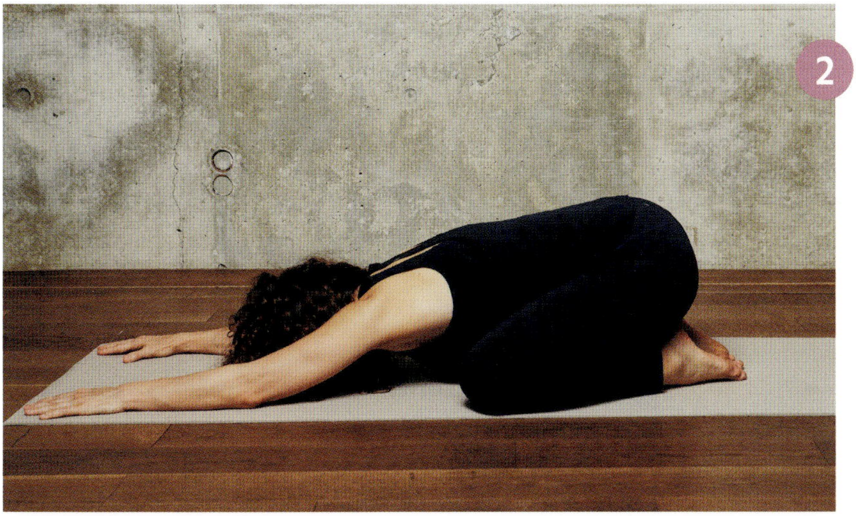
2

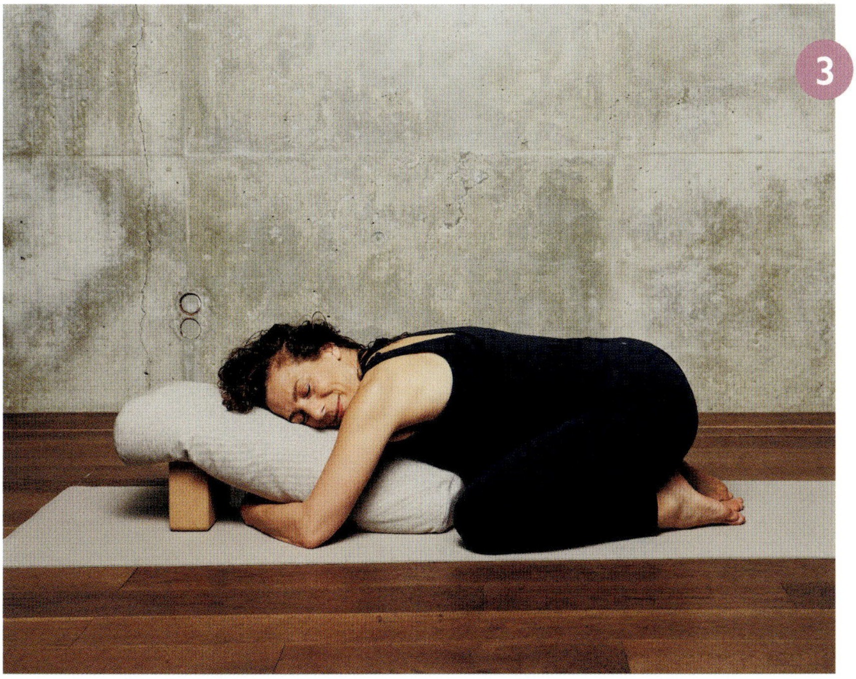
3

Päckchen

Wirkung: Das Päckchen ist vergleichbar mit der Kindshaltung, nur dass die Position in Rückenlage ausgeführt wird. Daher ist sie eine gute Alternative, wenn dir die Kindshaltung keine Entspannung schenkt. Viele mögen es, diese Position nach einer Rückbeuge einzunehmen, um die Wirbelsäule danach wieder zu neutralisieren, bevor sie sich flach ablegen. Wenn man sich vor und zurück oder hin und her schaukelt, massiert man zudem noch zusätzlich die Wirbelsäule und die Faszien im Rücken. Du erreichst hier eine sanfte Dehnung des Blasenmeridians.

ÜBUNGSPRAXIS

1 – 2 Komme in die Rückenlage und ziehe deine Beine zur Brust heran. Lege deine Arme um deine Beine, die geöffnet oder geschlossen sein können. Du kannst deinen Kopf zu den Knien führen für etwas mehr Dehnung (Bild 2) oder entspannt auf dem Boden ruhen lassen (Bild 1). Bleibe so lange, wie du möchtest, in der Position und nimm dann wieder ein Bein nach dem anderen zurück zum Boden oder schaukele dich wieder nach oben zum Sitzen.

3 Besonders angenehm ist die Position, wenn du dein Gesäß auf einer Yogarolle platzierst und die Beine zur Brust ziehst, da du dann wie von selbst gehalten wirst. Wenn du dich dabei etwas hin und her schaukelst, schenkst du deinem unteren Rücken auch eine schöne Massage.

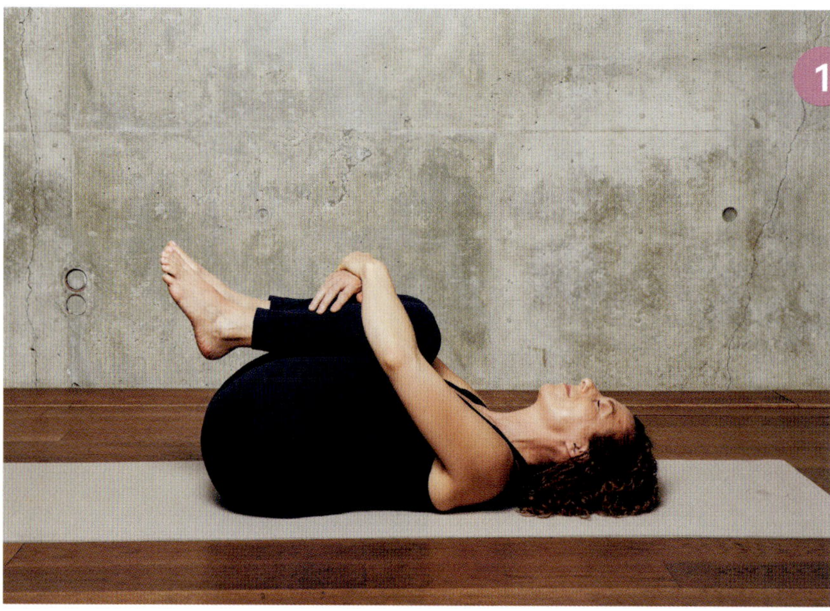

1

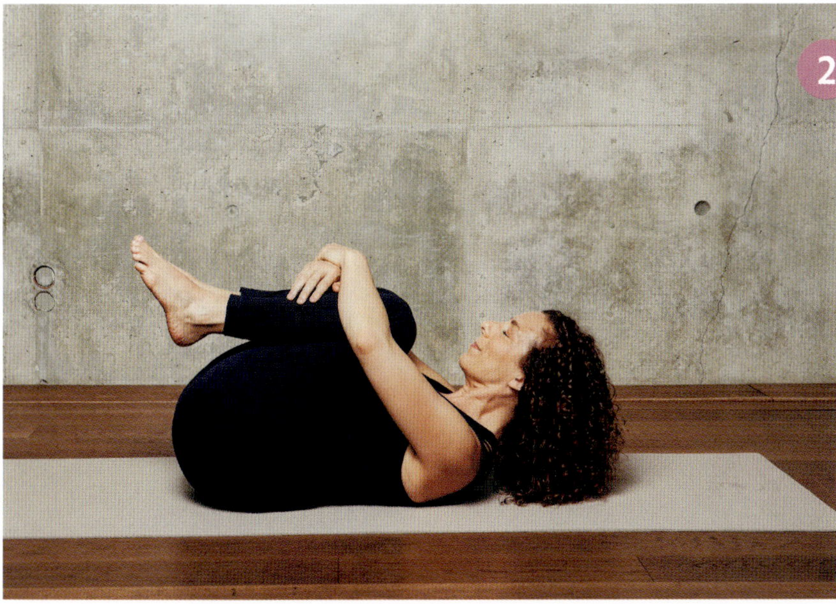
2

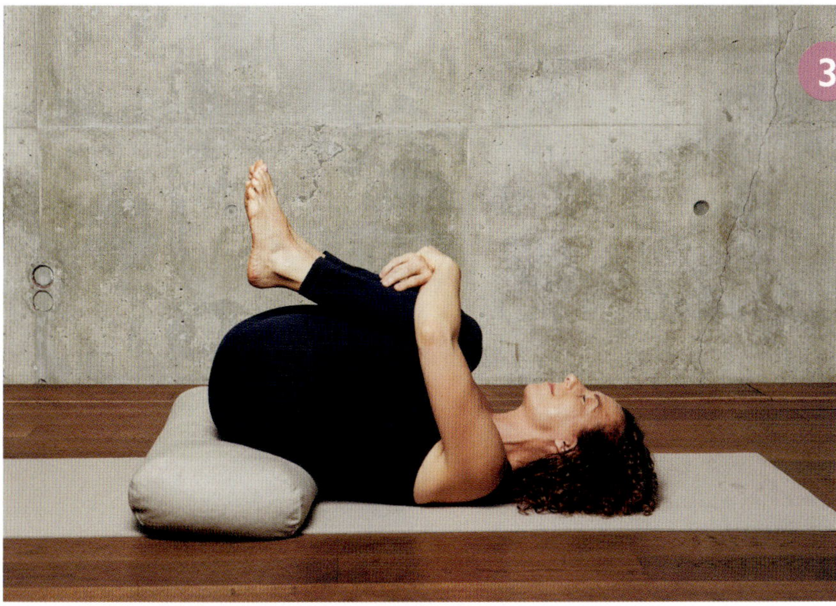
3

Schneidersitz mit Bewegungsflow

Wirkung: Der Schneidersitz ist eine ganz natürliche Sitzposition, die sich viele Menschen aufgrund von Stühlen und Sofas abgewöhnt haben. Im Schneidersitz werden die Hüftgelenke sanft geöffnet, die Knie leicht gedehnt und ein kleiner Teil des Gallenblasenmeridians wird angesprochen. Sie ist eine klassische Sitzhaltung in der Meditation. Ich empfehle dir, jeden Tag ein paar Minuten im Schneidersitz auf dem Boden zu sitzen, da die Position auch sehr erdend ist.

ÜBUNGSPRAXIS

1 Kreuze ein Bein vor das andere. Wenn dir die Position unbequem erscheint, lege dir gern ein Kissen unter dein Gesäß oder unterlagere deine Knie mit Blöcken oder Decken. Lege deine Hände entspannt mit den Handflächen nach oben oder unten geöffnet auf deinen Beinen ab. Du kannst alternativ auch ein Mudra als Fingerhaltung einnehmen.

2 – 5 Der Schneidersitz bietet sich auch als kleiner Bewegungsflow zu Beginn deiner Praxis an, um deine Wirbelsäule in alle Richtungen zu mobilisieren. Beuge dich dazu zu beiden Seiten und nimm je einen Arm über den Kopf (Bild 2), komme in eine gedrehte Haltung (Bild 3), beuge dich nach vorn und kreuze dazu auch deine Arme, wobei du die Handrücken auf den Beinen ablegen kannst (Bild 4). Abschließend setze die Hände hinter dir ab für eine kleine Rückbeuge (Bild 5). Wiederhole dies einige Male und kreuze die Beine dann andersherum für den Seitenwechsel.

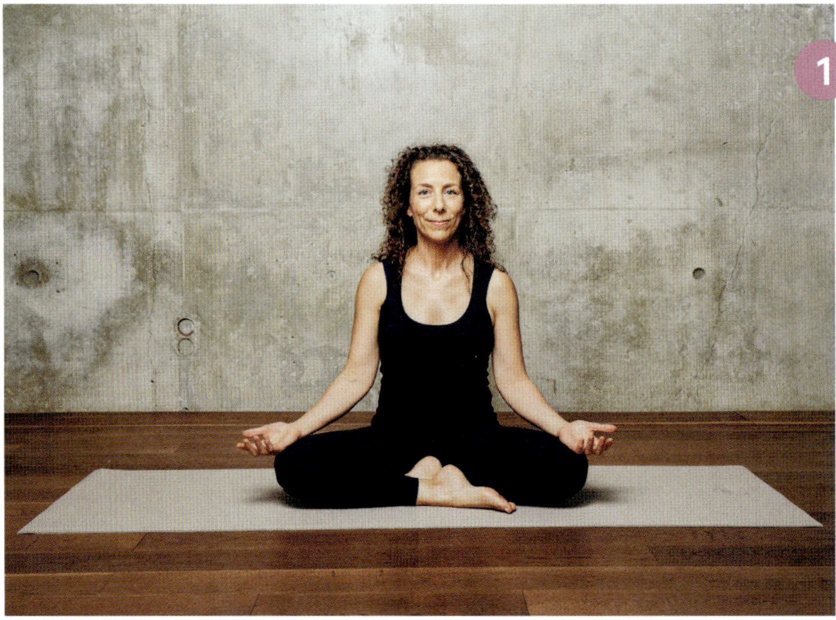

1

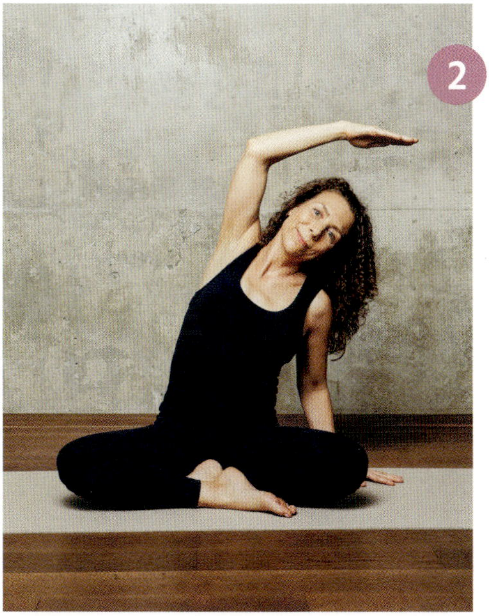
2

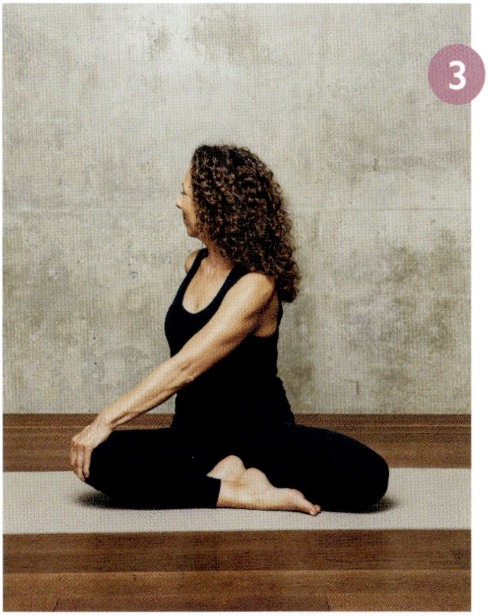
3

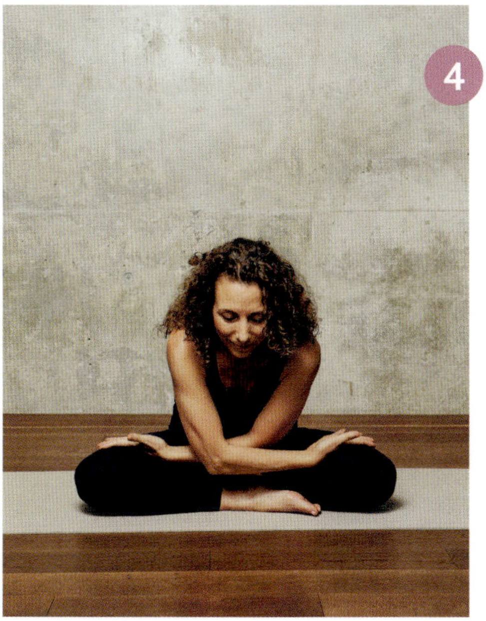
4

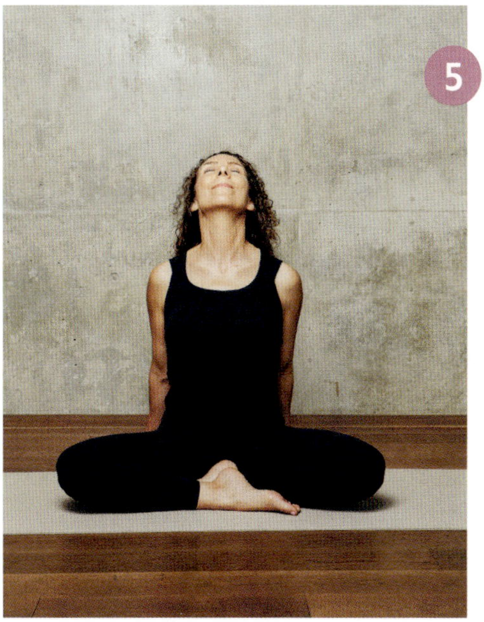
5

Entspannte Sitzposition

Wirkung: Du kannst die schräge sitzende Haltung nutzen, wenn du nicht ganz aufrecht sitzen, dich aber auch nicht hinlegen möchtest. Sie dehnt sanft die Schultern, hat eine erdende Wirkung und lässt dich dem Effekt der vorangegangenen Übung nachspüren.

ÜBUNGSPRAXIS

Setze dich auf den Boden. Strecke die Beine locker aus und setze deine Hände in einem angenehmen Abstand hinter dir ab, sodass du dich im Rücken etwas nach hinten lehnen kannst. Halte den Nacken dabei ganz entspannt, ohne Anstrengung.

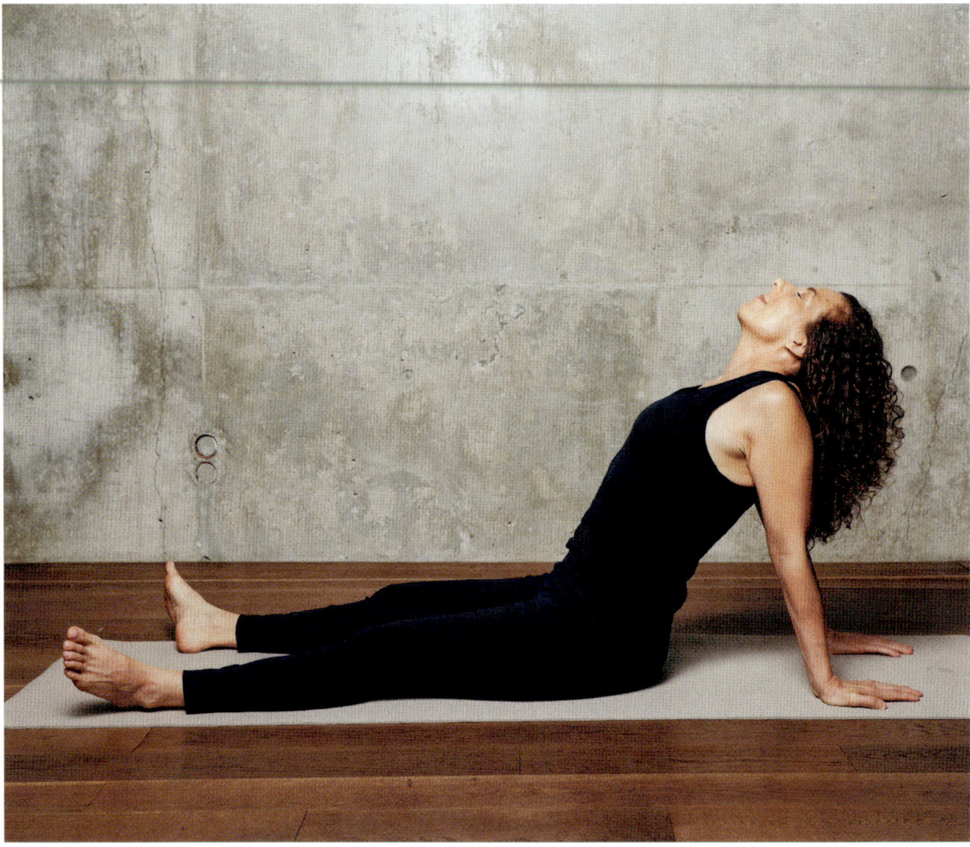

ASANAS – Arme

Hier findest du viele Möglichkeiten, deine Arme in deine Positionen mit einzubauen. In den Armen fließen die Yin-Meridiane von Lunge, Herzbeutel und Herz entlang der Innenseiten und die Yang-Meridiane von Dickdarm, Dreifacher Erwärmer und Dünndarm entlang der Außenseiten.

Adlerarme

Wirkung: Die Adlerarmhaltung kannst du in verschiedene Positionen integrieren (siehe Punkte 2 bis 12), um zusätzlich einen Fokus auf die Außenseiten der Arme, die Schultern und den oberen Rücken zu geben. Oder du nutzt sie, um verschiedene Positionen abzuwandeln oder auch gleichzeitig einen Fokus auf Ober- und Unterkörper zu legen. Du sprichst hierbei besonders die Meridiane von Dickdarm, Dreifacher Erwärmer und Dünndarm an.

ÜBUNGSPRAXIS

1 Du nimmst deine Arme nach vorn vor deinen Oberkörper und legst einen Ellenbogen in die gegenüberliegende Ellenbeuge (oder so weit, wie du kommst). Kreuze deine Unterarme, sodass deine Handinnenflächen sich berühren (Bild 1). Du kannst alternativ auch einen Gurt zwischen deine Hände nehmen, um den Radius etwas zu vergrößern, wenn nötig. Eine sanfte Variante wäre es, in eine liebevolle Selbstumarmung zu kommen. Dabei greifst du einmal um dich und bringst deine Hände etwa in Richtung Schulterblätter. Beuge dich in dieser Haltung vor. Achte darauf, dass deine Hände oder Finger nicht einschlafen. Sollte das der Fall sein, versuche einen anderen Winkel oder löse die Position vorzeitig auf. Zum Herauskommen löst du die Arme wieder voneinander und spürst einen Moment nach, bevor du zum Seitenwechsel kommst.

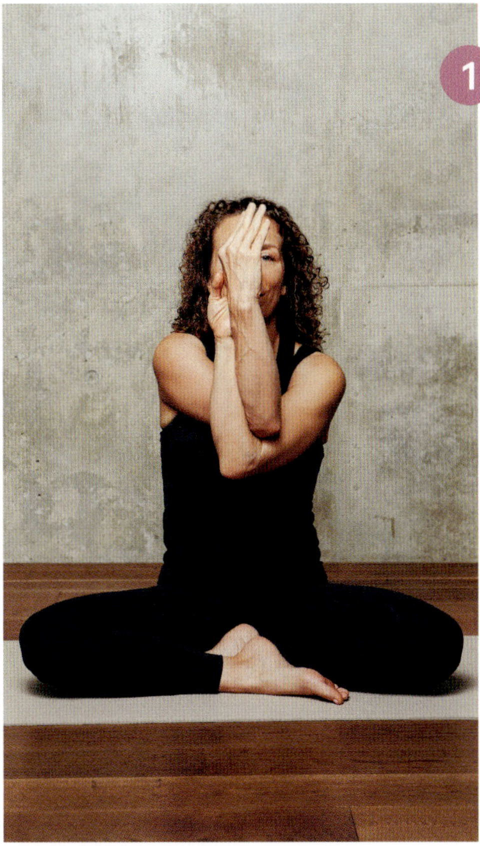
1

2 – 12 Der Fokus liegt bei den Adlerarmen auf dem Oberkörper, aber du kannst auch gleichzeitig im Unterkörper eine Position einnehmen, zum Beispiel den Fersen- (Bild 2) oder Ballensitz, den Schneidersitz (Bild 1), die Stehende Vorbeuge (Bild 3), Raupe (Bild 4), Sphinx (Bild 5), aber auch Schmetterling in der Vor- und Rückbeuge (Bild 6 und Bild 7), Libelle (Bild 8), Hocke (Bild 9), Schnürsenkel (Bild 10) oder Quadrat (Bild 11) wären gut möglich, ebenso die entspannte Rückenlage (Bild 12). Durch die vorgebeugte Haltung wird sich die Dehnung jeweils noch etwas verstärken. Wenn das zu viel ist, kannst du im Oberkörper auch aufgerichtet bleiben, bis du merkst, dass du mit der Zeit mehr an Flexibilität hinzugewinnst. Natürlich gibt es anatomische Grenzen, aber viele Menschen sind im Schulterbereich aufgrund von Fehlhaltungen im Alltag verkürzt. Wenn das auch bei dir der Fall ist, kannst du mit den Arm- und Schulterdehnungen einen Ausgleich schaffen.

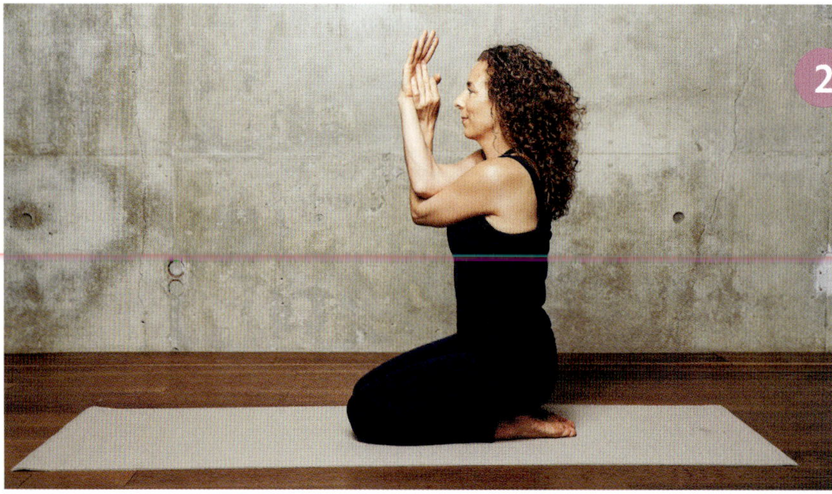
2

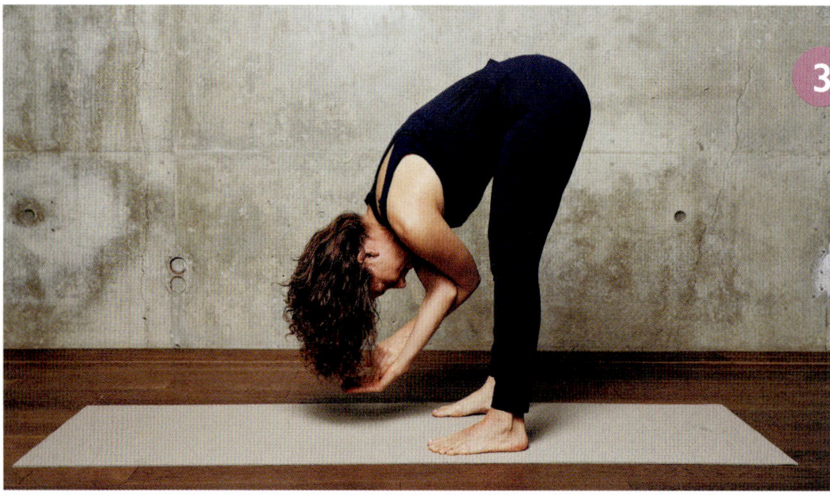
3

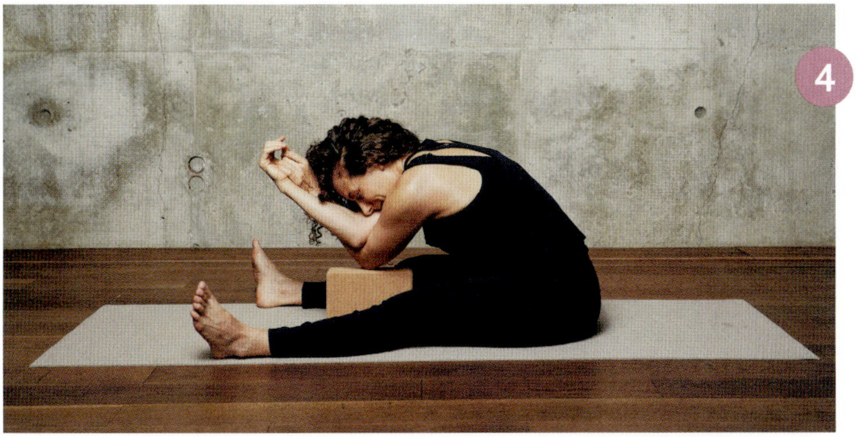
4

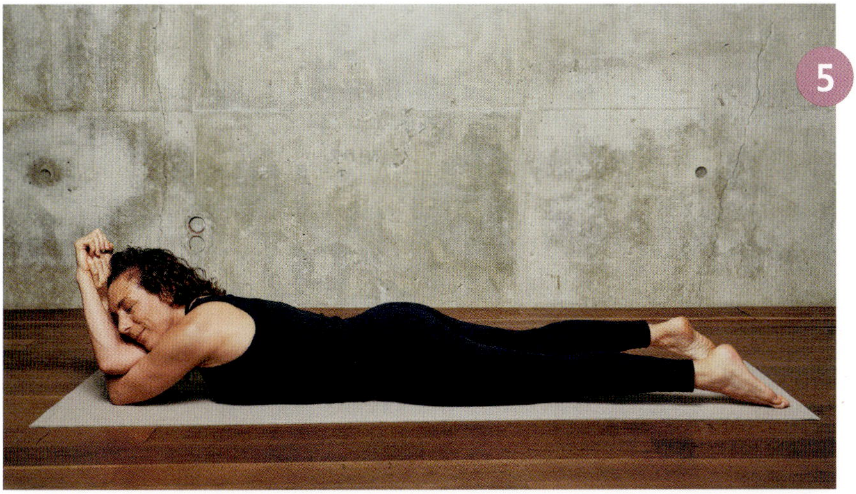
5

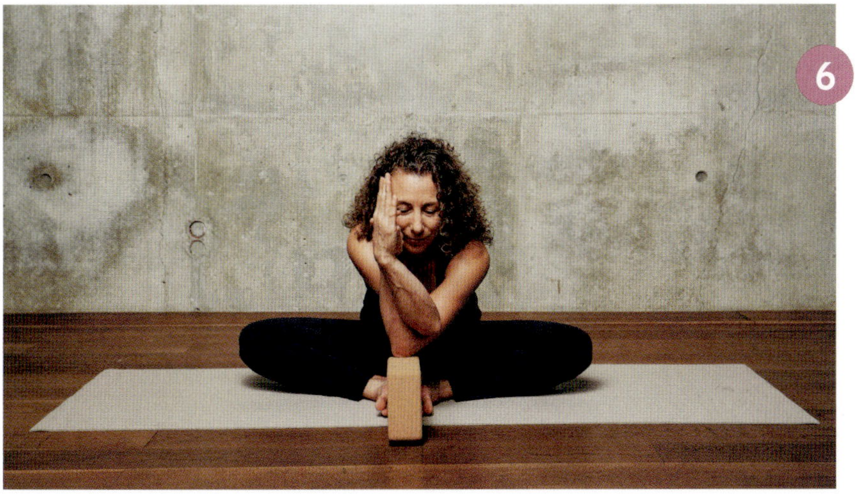
6

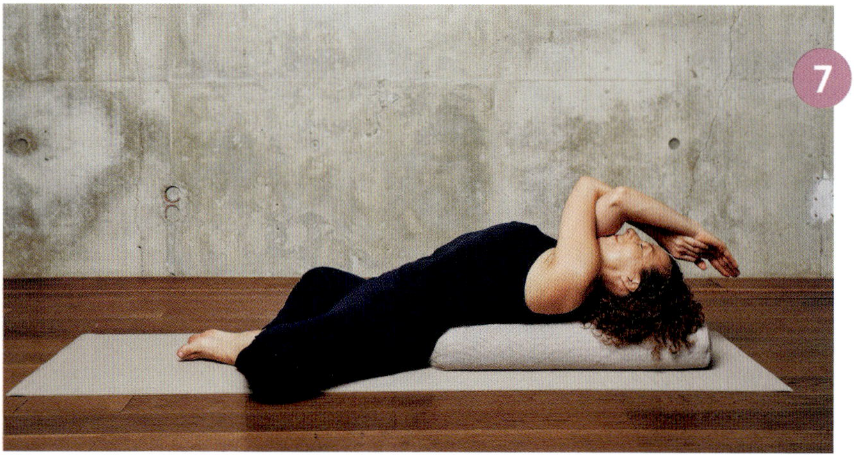
7

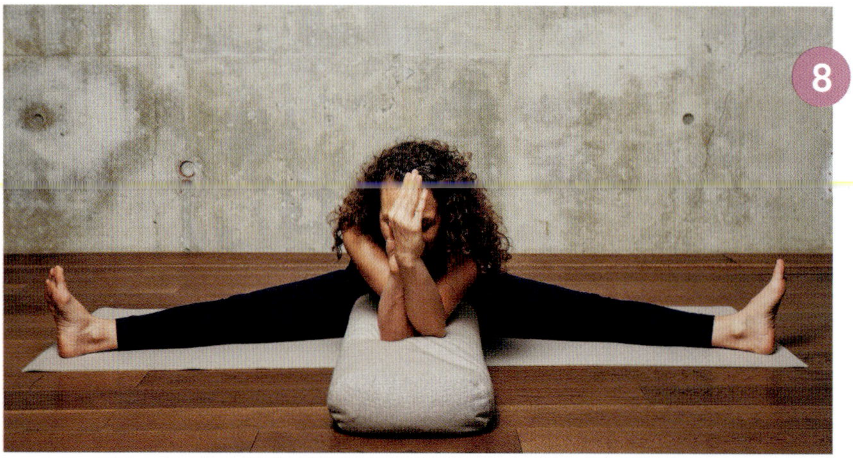
8

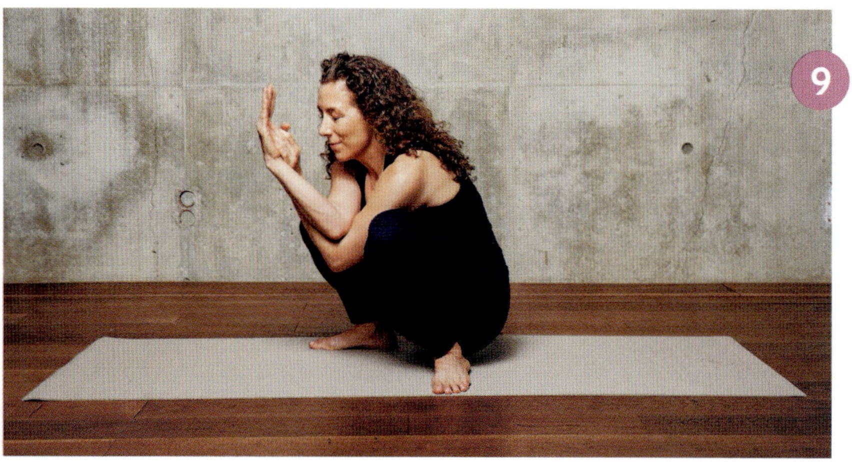
9

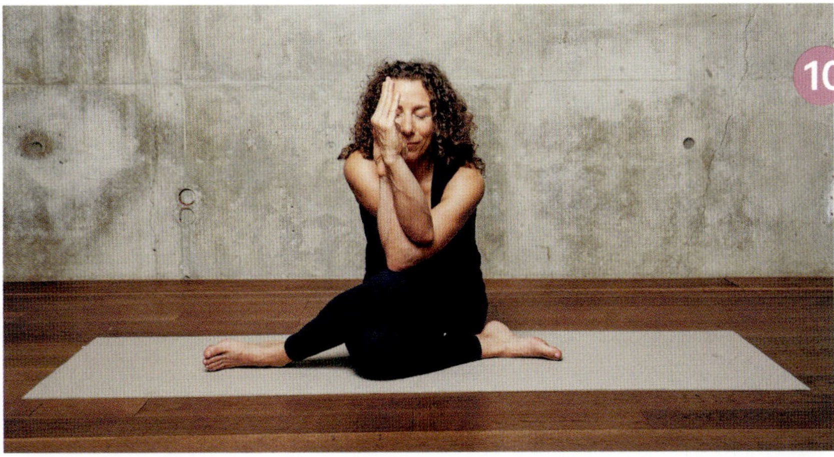
10

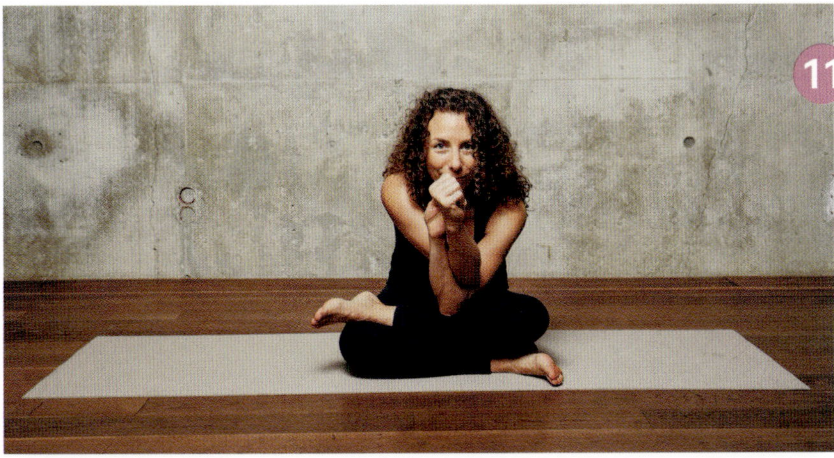
11

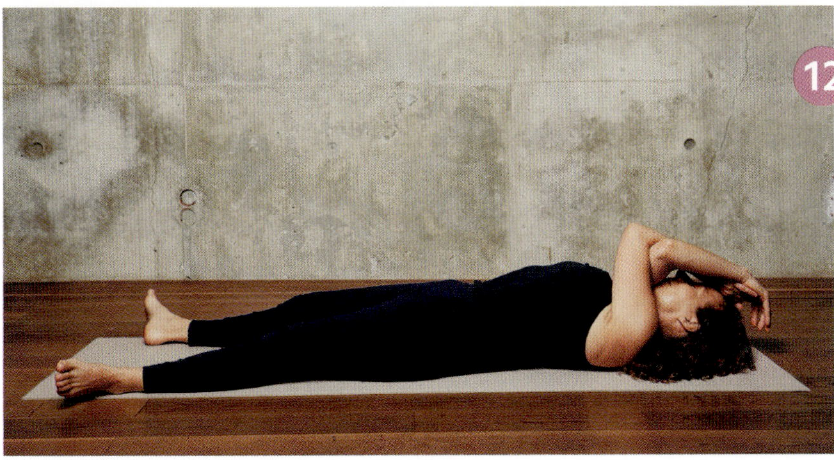
12

Kuhmaularme

Wirkung: Die Kuhmaularme können ähnlich wie die Adlerarme in verschiedene andere Positionen integriert werden, um zusätzlich einen Fokus auf die Außenseiten der Arme, die Schultern und die Öffnung des oberen Brustkorbs zu geben. Du sprichst hierbei besonders die Meridiane von Dickdarm, Dreifacher Erwärmer und Dünndarm an.

ÜBUNGSPRAXIS

1 – 2 Du nimmst eine Hand von unten hinter deinen Rücken, sodass die Finger nach oben zeigen. Dann nimmst du die andere Hand von oben hinter den Rücken und fasst nach der unteren Hand (Bild 1). Falls sich deine Finger nicht berühren, nutze einen Gurt, den du mit beiden Händen greifen kannst (Bild 2). Löse die Hände wieder und spüre einen Moment nach, bevor du zum Seitenwechsel kommst. Die Position kann dir helfen, dich im Alltag wieder mehr aufzurichten, besonders dann, wenn du zu einem Rundrücken und vorgewölbten Schultern neigst. Du kannst die Adlerarmhaltung gut mit der Kuhmaulhaltung kombinieren.
3 Als sanftere Variante kannst du deine Unterarme beide hinter den Rücken nehmen und versuchen, den gegenüberliegenden Ellenbogen mit der Hand zu greifen und die Schultern zurückzunehmen.
4 Du kannst als sanftere Form auch nur einen Arm in der Rückenlage hinter den Rücken nehmen.
5 Als weitere Variante kannst du in der Rückenlage die Beine zusammennehmen und die Knie wie im Korkenzieher zur Seite sinken lassen.

Der Fokus liegt bei dieser Übung auf dem Oberkörper, aber du kannst auch gleichzeitig im Unterkörper eine Position einnehmen, zum Beispiel Fersen- oder Ballensitz, Schneidersitz, Stehende Vorbeuge oder Raupe. Aber auch Schmetterling, Schnürsenkel, Quadrat oder einfach die entspannte Rückenlage wären gut denkbar. Denke auch jeweils an den Seitenwechsel.

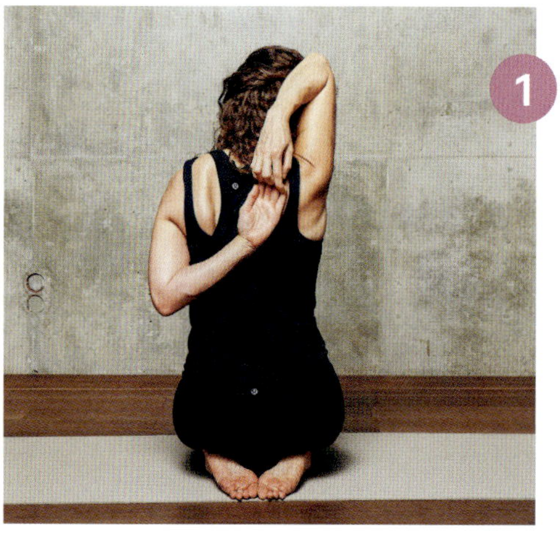

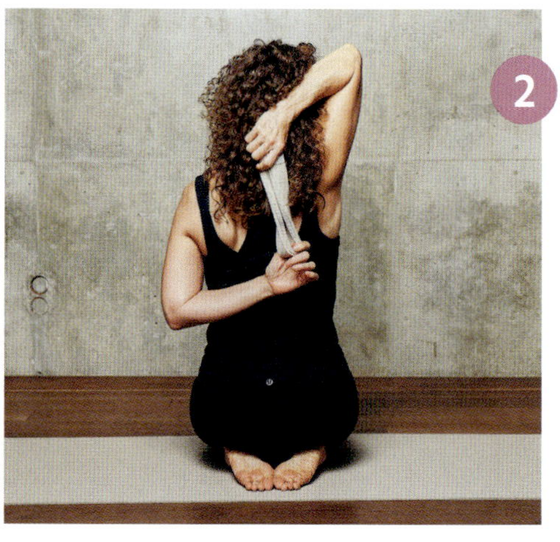

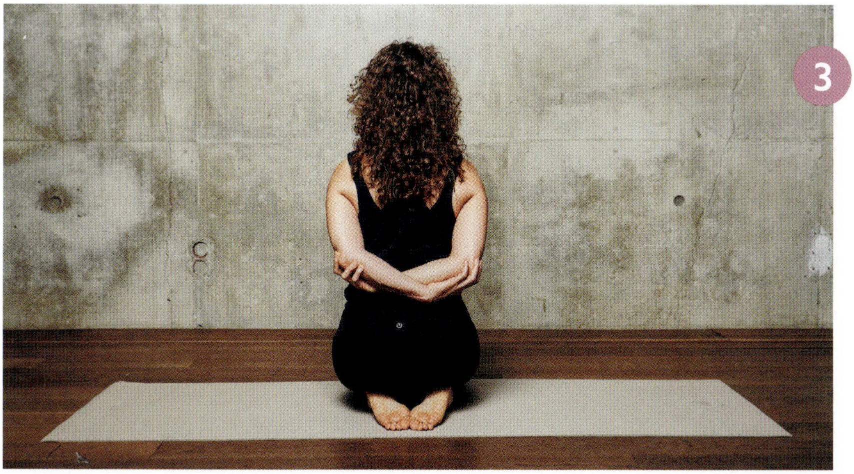
3

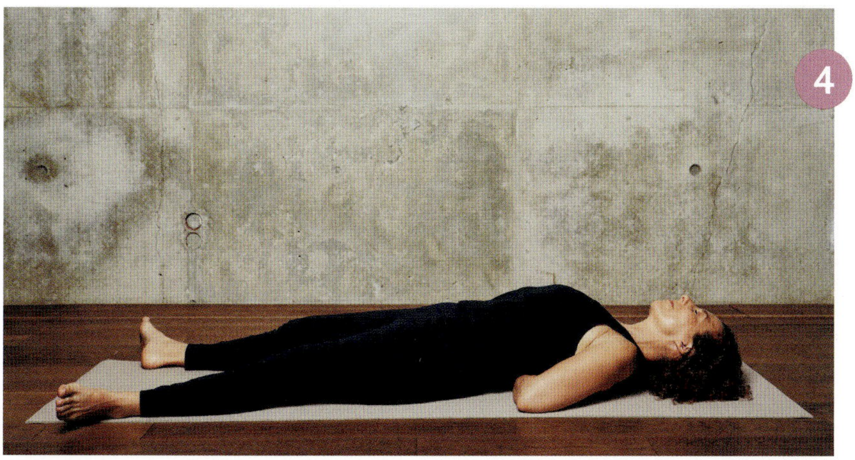
4

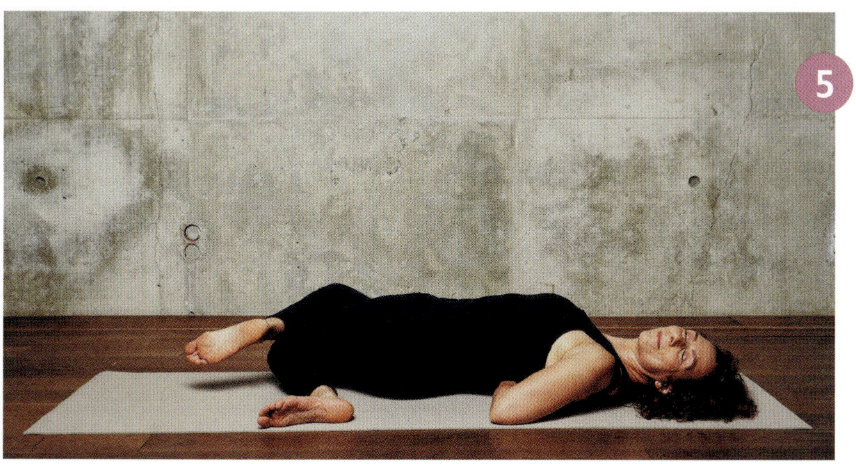
5

Öffnende Herzstellung

Wirkung: Hierbei werden die Vorderseite des Oberkörpers, die Arminnenseiten, die Lungenflügel sowie die Bauchorgane gedehnt. Der Fokus liegt auf den Meridianen von Lunge, Herzbeutel und Herz, teils aber auch von Magen, Milz, Nieren und Leber. Wenn die Dehnung auch im Rücken zu spüren ist, wird teilweise auch der Blasenmeridian angesprochen. Und wenn du zusätzlich die gedrehte Variante ausführst, dann erreichst du dadurch noch die Außenseiten der Arme und somit die Meridiane von Dickdarm, Dreifacher Erwärmer und Dünndarm. Mehr Dehnungen für die Arminnenseiten findest du auch in den anderen Kategorien.

ÜBUNGSPRAXIS

1 Komme in einen Vierfüßlerstand. Bei empfindlichen Knien kannst du dir eine Decke unter deine Knie legen. Wandere dann mit deinen Händen weiter nach vorn und lege deine Stirn auf deiner Matte, einem kleinen Kissen oder einer gefalteten Decke ab. Du kannst die Hände und Arme mehr oder weniger weit öffnen. Probiere aus, welcher Winkel dir eine angenehme Dehnung schenkt. Dann lasse mögliche Anspannungen in der Wirbelsäule gehen und lasse dein Brustbein Richtung Matte schmelzen.

2 Wenn du auch die gedrehte Variante (Twist) einnehmen möchtest, dann lasse einen Arm lang, führe den anderen Arm unter dem langen hindurch und lege den Kopf dazu seitlich ab. Denke dann auch an den Seitenwechsel.

3 – 4 Alternativ kannst du dir für eine stärkere Dehnung auch Blöcke oder ein Bolster unter deine Hände legen oder deine Arme anbeugen und die Handflächen in Anjali Mudra (Bild 3) aneinanderlegen, sodass die Fingerspitzen nach oben zeigen. Eine weitere Option wäre es, dich auf ein Bolster zu knien, damit die Rückbeuge etwas stärker wird (Bild 4).

5 Du kannst die Position auch an der Wand ausführen. Positioniere dich dazu im Fersen-, Ballen- oder Schneidersitz vor der Wand und führe deine Arme lang nach oben, sodass deine Hände die Wand berühren. Entspanne deinen Oberkörper und lasse dich sanft nach vorn sinken.

Eine schöne Ausgleichshaltung nach dieser Position ist die Kindshaltung. Bringe dazu dein Gesäß Richtung Fersen und nimm die Arme wieder entspannt neben deinen Körper zum Nachspüren (siehe Seite 60).

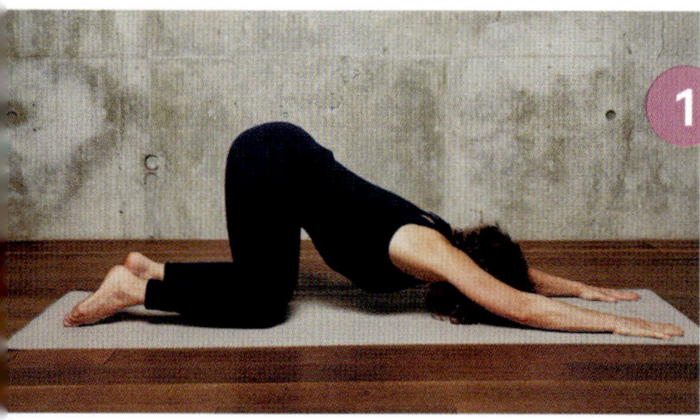

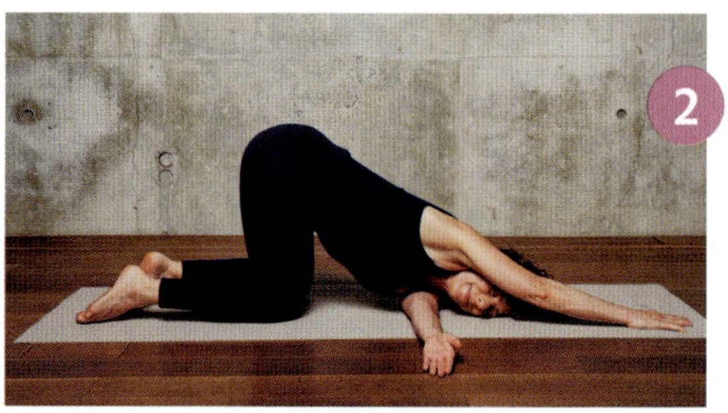

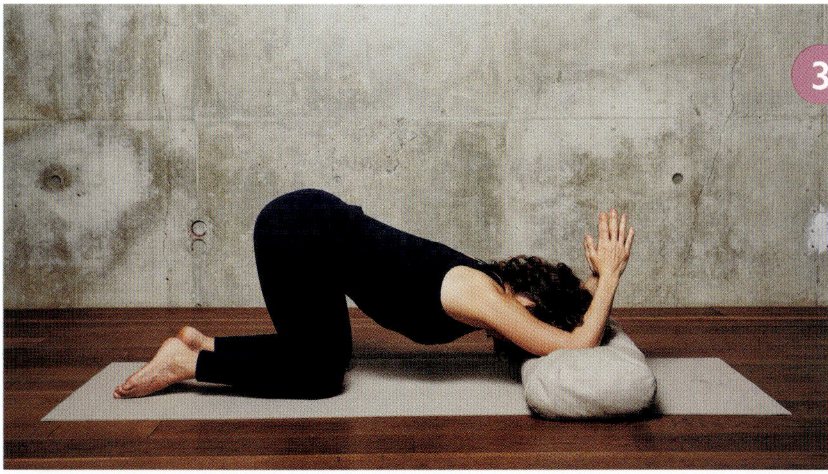
3

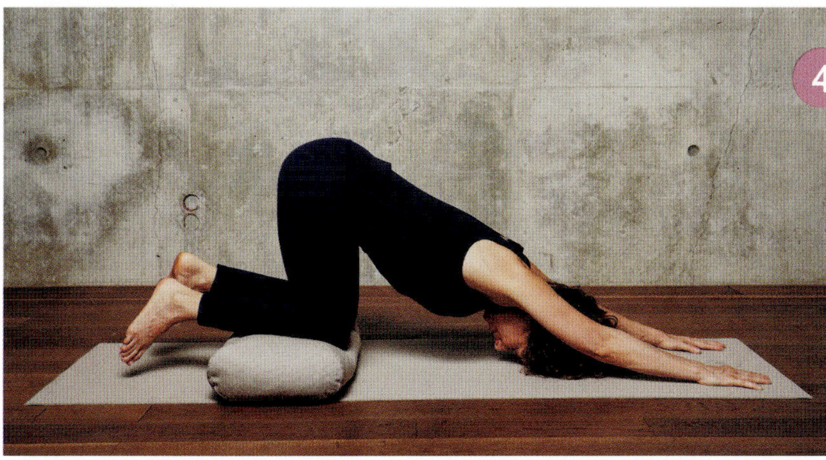
4

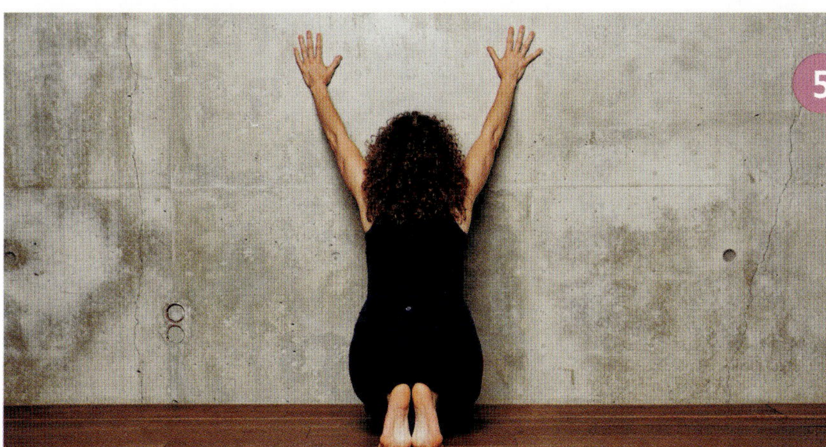
5

Offene Flügel

Wirkung: Diese Position bietet sich an, um Schultern, Brust und Arminnenseiten zu dehnen. Das gilt besonders nach Fehlhaltungen im Alltag wie zum Beispiel stundenlangem vornübergebeugtem Arbeiten. Der Fokus liegt auf den Meridianen von Lunge, Herzbeutel und Herz.

ÜBUNGSPRAXIS

1 – 2 Komme in die Bauchlage und nimm einen Arm zur Seite. Er muss nicht gerade sein, du kannst den Arm auch etwas anbeugen und einen Winkel finden, der für dich angenehm ist und in dem dir nicht deine Finger einschlafen. Die Handfläche kann nach unten oder oben zeigen, das verändert die Dehnung etwas. Lege dir gern eine kleine Erhöhung unter deinen Kopf, damit deine Halswirbelsäule nicht so sehr abknickt. Rolle dich dann auf die Seite, sodass du die Dehnung im Brust- und Schulterbereich spüren kannst. Du kannst dich mit der anderen Hand vorn abstützen (Bild 1) oder auch den zweiten Arm hinter den Rücken nehmen (Bild 2), um die Dehnung nochmals zu verstärken. Die Beine können gebeugt vorn am Boden ruhen. Für mehr Dehnung kannst du auch den oberen Fuß aufsetzen, sodass deine Wirbelsäule in eine leichte Drehung übergeht. Für einen sanfteren Effekt verlagere dich im Oberkörper mehr nach vorn. Du kannst dich in der Bauchlage neutralisieren und kurz nachspüren, bevor du die Seite wechselst.

3 Als Alternative, wenn dir zum Beispiel in der Position die Finger einschlafen, kannst du die Übung auch an der Wand ausüben. Komme dazu in den Fersen-, Ballen- oder Schneidersitz seitlich vor die Wand, nimm deinen Arm nach hinten und lege ihn mit der Innenseite an der Wand ab. Rotiere im Oberkörper zur Seite, sodass du eine angenehme Dehnung spürst. Wechsle auch hier die Seite.

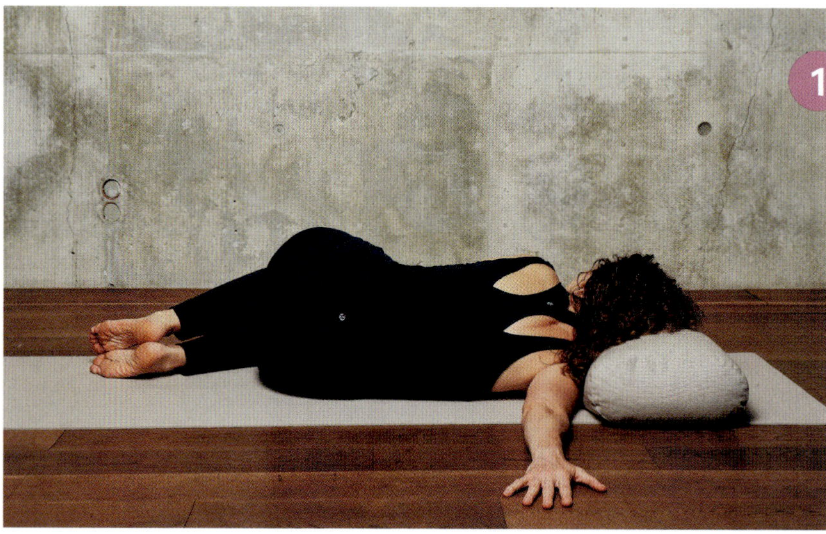
1

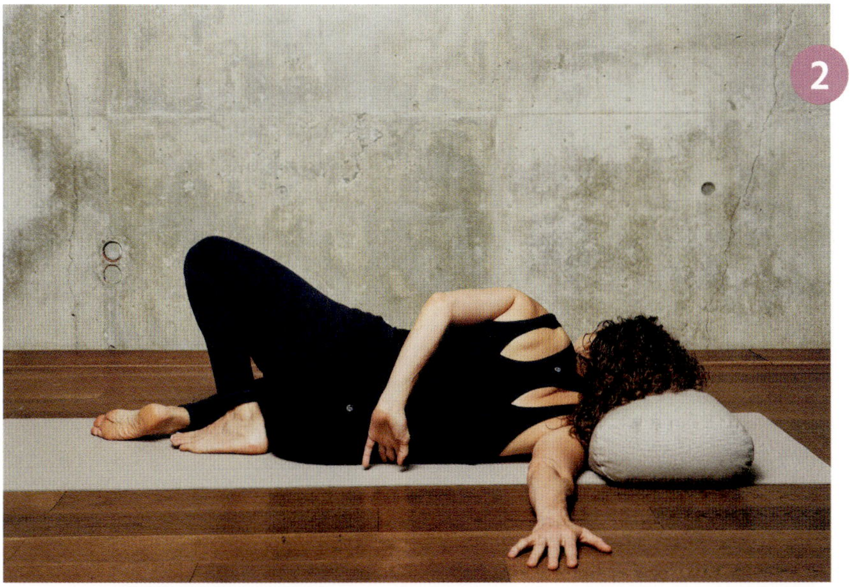
2

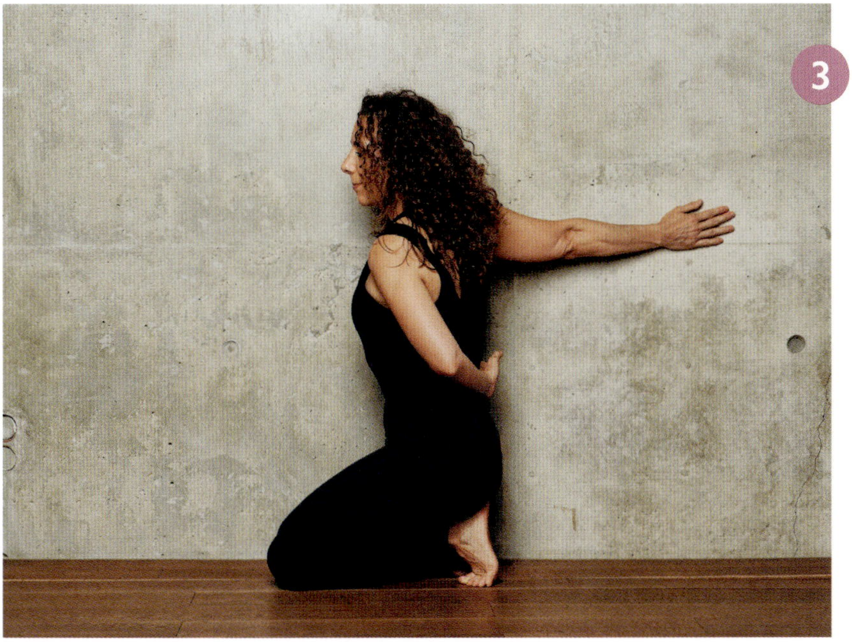
3

Rolling Panda

Wirkung: Diese Position setzt den Fokus auf die Dehnung zwischen den Schulterblättern, den Schultern, der Außenseiten der Arme und der Halswirbelsäule. Du sprichst hierbei besonders die Meridiane von Dickdarm, Dreifacher Erwärmer und Dünndarm an. Wenn du die Dehnung auch an der Innenseite der Beine spürst, dann kommen der Nieren- und der Lebermeridian hinzu.

ÜBUNGSPRAXIS

Komme in den Vierfüßlerstand, bringe eine Schulter zum Boden und lege den Arm auf der Außenseite am Boden ab, sodass die Handinnenfläche nach oben zeigt. Du kannst dein Kinn etwas mehr zur Brust führen, um die Dehnung in der Halswirbelsäule zu verstärken. Der andere Arm kann als Stütze am Boden bleiben oder du nimmst ihn hinter deinen Rücken, wenn du den Stretch verstärken möchtest. Du kannst das gegenüberliegende Bein auch zur gleichen Seite ausrichten, wenn du zusätzlich die Beininnenseite ansprechen möchtest (wenn du den linken Arm am Boden hast, dann strecke dein rechtes Bein aus und umgekehrt). Dies kann dir zudem als stabiler Ausgleich dienen, wenn du noch etwas mehr in die Dehnung hinein twisten möchtest. Komme danach zur anderen Seite.

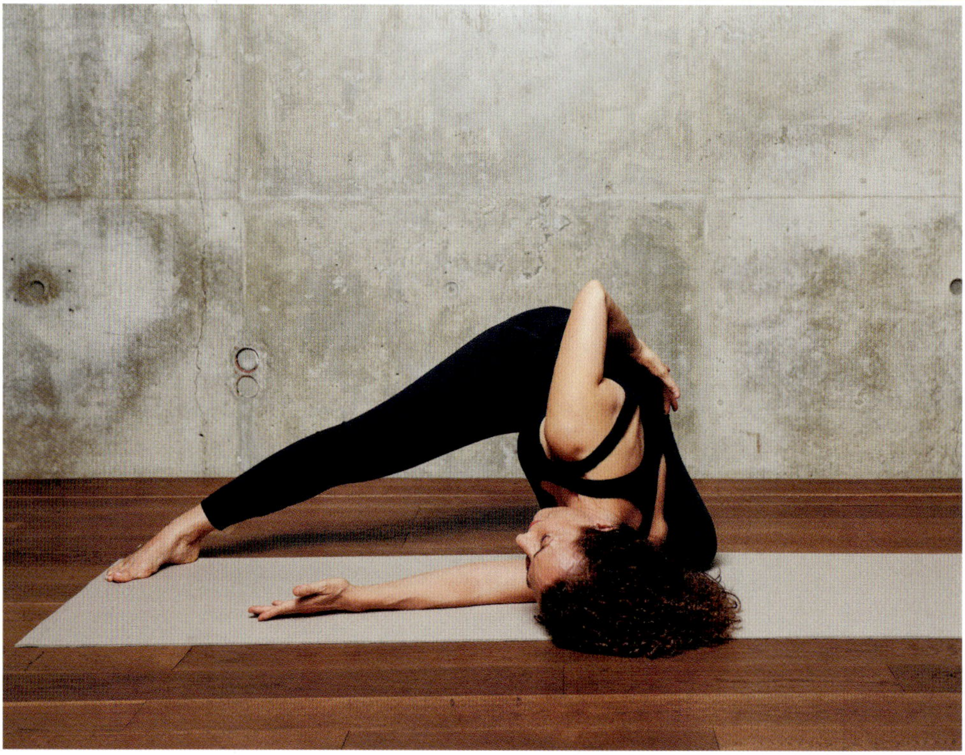

Stehende Vorbeuge (mit Armen)

Wirkung: In der stehenden Vorbeuge dehnst du deine gesamte Körperrückseite und somit sehr flächig deinen Blasenmeridian. Die Position kann sich sehr wohltuend auf den Nacken auswirken, da er ganz entspannt aushängen kann. Wenn du die Arme dazu nimmst, bringst du zusätzlich eine Öffnung in den Schulterbereich und dehnst damit die Außenseiten der Arme. Der Fokus liegt dann zusätzlich auf den Meridianen von Dickdarm, Dreifacher Erwärmer und Dünndarm.

Wenn dir diese Position zu anspruchsvoll ist, kannst du alternativ die sitzende Vorbeuge (die Raupe, siehe Seite 146f.) einnehmen und die Arme in die Selbstumarmung oder Adlerarmhaltung bringen. Falls dein Blutdruck erhöht sein sollte, dann überprüfe, ob dir diese halbe Umkehrhaltung guttut, und achte besonders auf eine ruhige Atmung während des Haltens. Alternativ könntest du die Armdehnungen auch weglassen und stattdessen einfach nur die Arme entspannt nach unten in Richtung Boden nehmen. Das wäre die klassische Variante der Stehenden Vorbeuge.

ÜBUNGSPRAXIS

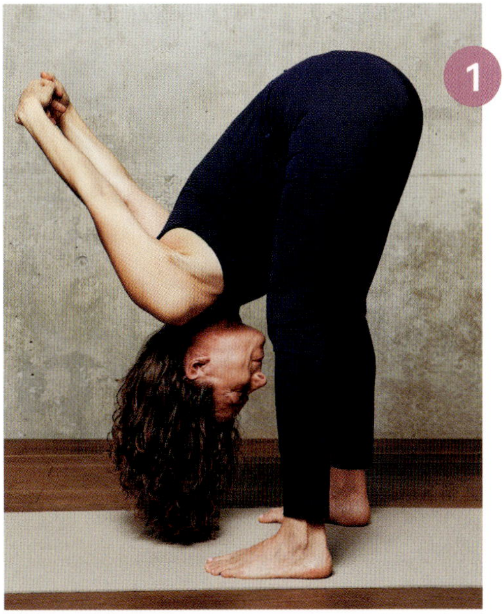

1 Stelle dich mit angenehm weit auseinandergestellten Füßen hin und lasse dich aus dem Stand sanft nach vorn sinken. Hab Geduld mit dir selbst und dehne nicht nach, sondern lasse dich so einsinken, wie dein Körper es dir gerade erlaubt. Wenn deine Faszien beginnen nachzugeben, wirst du spüren, wie du wie von selbst tiefer in die Position sinken wirst. Du kannst auch gern deine Beine mehr beugen, wenn es dir schwerfällt, in die Position hineinzukommen. Dein Nacken bleibt ganz entspannt und du vermeidest es, nach vorn zu schauen. Für die Armdehnung falte deine Hände und lasse sie so weit Richtung Kopf sinken, wie es dir ohne ein Nachziehen möglich ist. Zum Auflösen empfehle ich dir, zuerst die Arme zurückzunehmen und die Beine dann so weit zu beugen, dass du über die Hocke zum Sitzen kommst: Manchen Menschen wird schwindelig, wenn sie nach mehreren Minuten wieder aus der Position aufrollen, besonders bei zu niedrigem Blutdruck. Bei erhöhtem Augeninnendruck oder Bluthochdruck sprich dich bitte vorab mit deinem behandelnden Arzt oder Therapeuten ab.

2 Ich persönlich liebe diese Übung mit einer Yogarolle, die ich zwischen Ober- und Unterkörper positioniere, da sie den Bauchraum so schön massiert und den unteren Rücken noch besser aufdehnt. Wähle die Armposition so, wie sie dir hier entgegenkommt.

3 Du kannst dazu auch eine Wand zu Hilfe nehmen und dein Gesäß gegen die Wand bringen, sodass du stabil stehen und dich dadurch noch besser in die Position hinein entspannen kannst. Wähle selbst, welche Armposition du hierbei einnehmen möchtest.

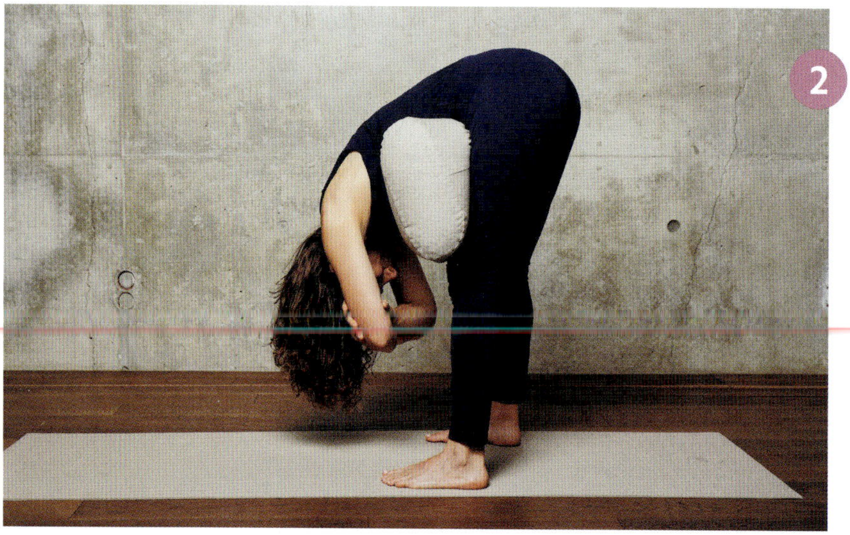

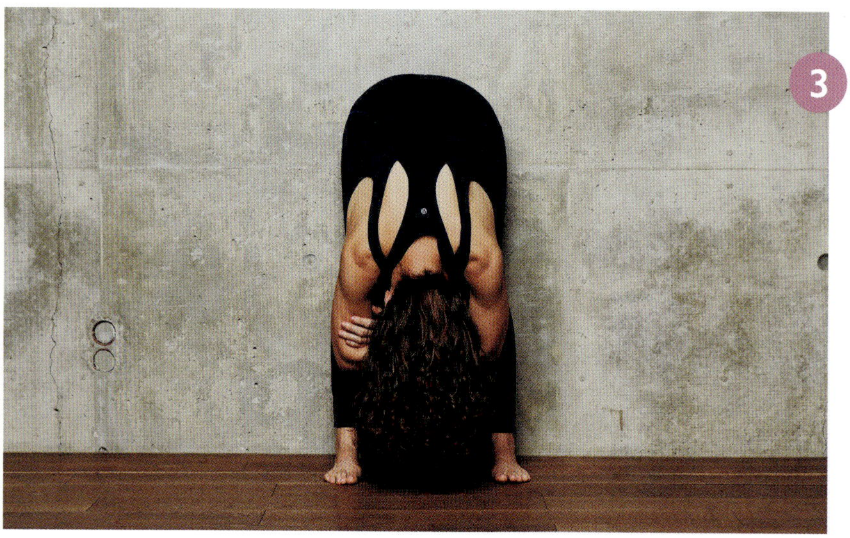

4 – 5 Alternativ kannst du in der stehenden Vorbeuge aber auch einfach deine Arme vor dir verschränken und die Ellenbogen greifen (Bild 4), in eine Selbstumarmung oder in die Adlerarmhaltung (Bild 5, siehe Seite 67 ff.) kommen, bei der du den Ellenbogen in die Ellenbeuge des gegenüberliegenden Arms legst. Denke bei der Adlerarmhaltung auch an den Seitenwechsel, sodass beide Arme gleichmäßig gedehnt werden. Oder du verzichtest auf die Dehnung der Arme und lässt die Hände locker in Richtung Boden gehen.

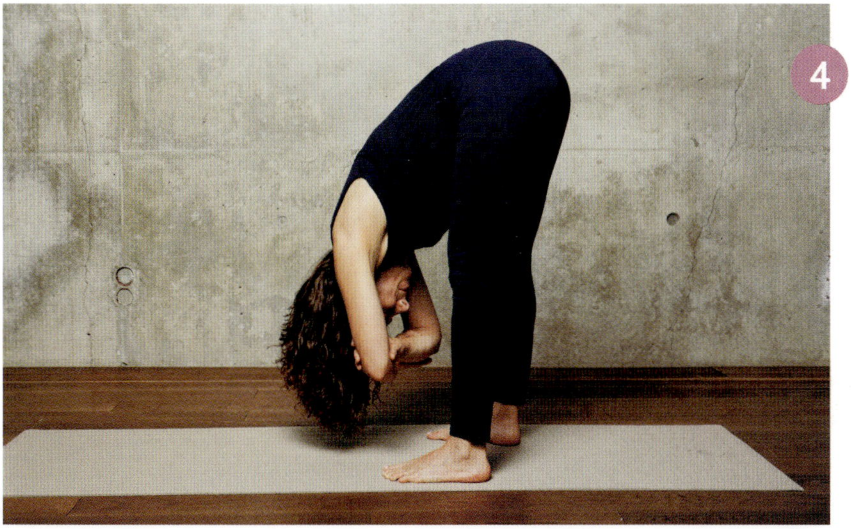

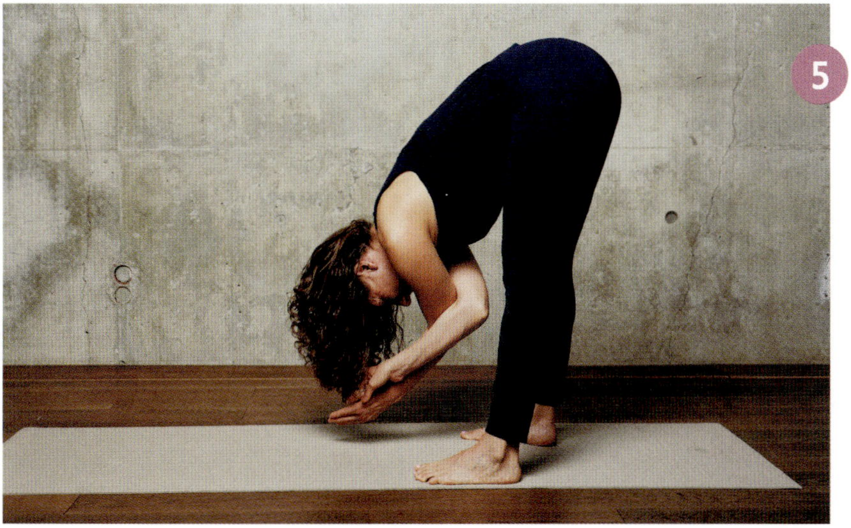

Umarmende Flügel

Wirkung: Diese Position dehnt die Außenseiten der Arme und die Rückseiten der Schultern. Sie kann dadurch auch einen entspannenden Effekt auf die Halswirbelsäule haben. Du sprichst hierbei besonders die Meridiane von Dickdarm, Dreifacher Erwärmer und Dünndarm an.

ÜBUNGSPRAXIS

Komme in die Bauchlage und nimm deinen Kopf etwas höher, indem du dir etwas unterlegst. Wenn du eine große Brust hast, kannst du dir zusätzlich auch noch eine Rolle quer unter deine Rippenbögen legen, um dir etwas mehr Platz zu verschaffen. Dann kreuze deine Arme etwa in Schulterhöhe unter deinem Oberkörper, sodass ein Arm über dem anderen liegt. Dadurch, dass dein Körpergewicht auf den Armen ruht, wird die Dehnung intensiver. Spüre in der neutralen Bauchlage kurz nach, bevor du den anderen Arm nach oben nimmst.

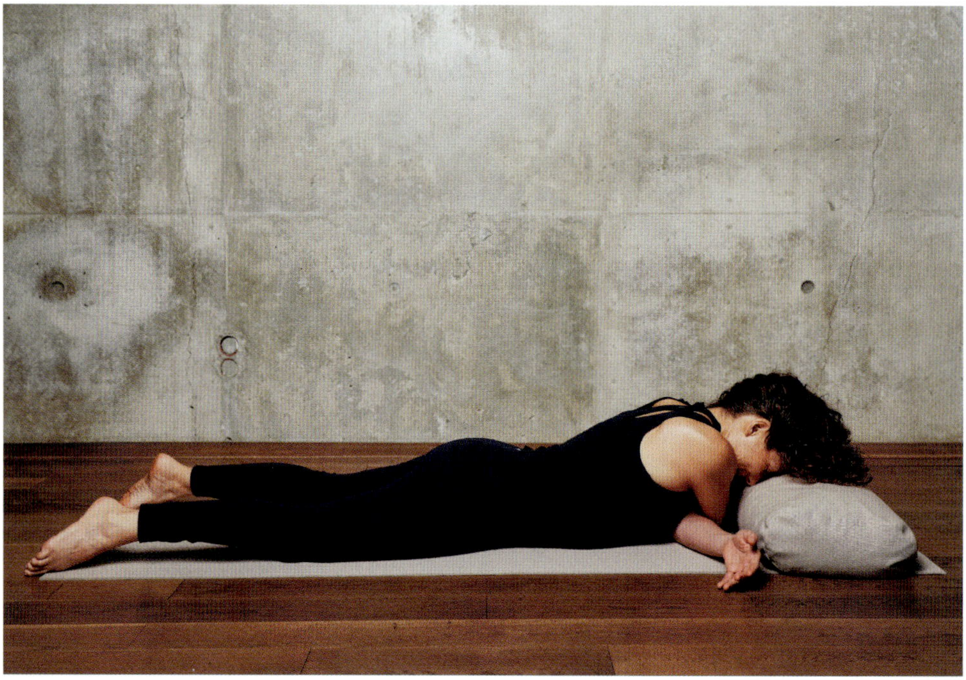

Würdevoller Bogen

Wirkung: Diese Übung ist eine meiner Lieblingsübungen für den Schulter-, Arm- und Nackenbereich, da sie nach wenigen Minuten schon eine deutliche Verbesserung bei Verspannungen in den genannten Bereichen bringen kann. Hierbei stehen besonders die Meridiane von Dickdarm, Dreifacher Erwärmer und Dünndarm im Fokus.

ÜBUNGSPRAXIS

Komme in einen Fersen- oder Ballensitz. Alternativ ist auch der Schneidersitz möglich. Nimm deinen rechten Arm hinter deinen Rücken. Wenn du kannst, zeigen deine Fingerspitzen nach oben Richtung Schulterblätter und du greifst mit der linken Hand den rechten Ellenbogen. Alternativ legst du den Arm bequem hinter deinem Rücken ab oder greifst deine Unterarme. Lege dann deinen Kopf sanft zur linken Seite, sodass du die Dehnung in der rechten Außenseite deines Nackens spürst. Du arbeitest nur mit der Schwerkraft und dehnst nicht nach. Wenn du möchtest, kannst du auch etwas mit dem Winkel spielen, sodass du zum Beispiel nach je 1 Minute die Kopfposition leicht veränderst. 3 Minuten Haltezeit sind hier meist vollkommen ausreichend. Nimm dann deine linke Hand an die Außenseite der linken Kopfhälfte und schiebe deinen Kopf vorsichtig wieder zurück in die Mitte. Spüre in der Mitte aufmerksam nach, bevor du die Seite wechselst. Es ist nicht ungewöhnlich, dass die beiden Seiten des Nackens und der Schultern unterschiedlich stark verspannt sind.

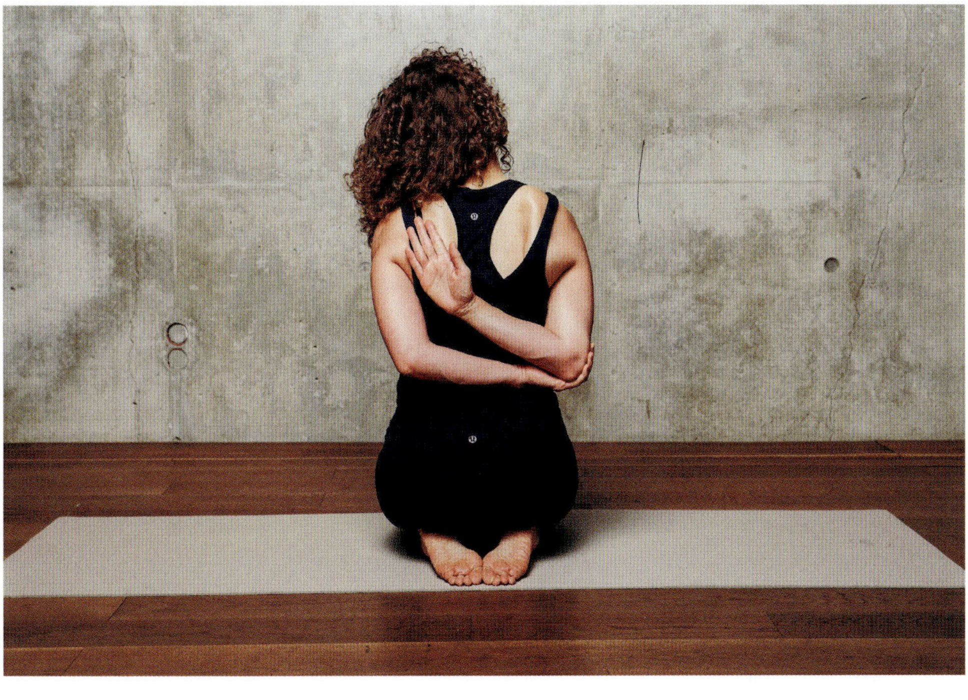

ASANAS – Hände

Für die meisten Menschen sind die Hände und all das, was sie uns ermöglichen, eine Selbstverständlichkeit. Mit den nächsten Übungen kannst du ihnen ganz gezielt liebevoll begegnen und den Energiefluss in deinen Händen stärken.

Handrücken- und Fingermassage

Wirkung: Unsere Hände leisten jeden Tag so viel, bekommen aber leider meist nur wenig zurück. In dieser Übung schenkst du ihnen die Aufmerksamkeit, die sie verdienen, und erreichst dadurch alle Meridiane in den Fingern und Händen, also Lunge, Dickdarm, Herzbeutel, Dreifacher Erwärmer, Herz und Dünndarm.

ÜBUNGSPRAXIS

1 – 2 Nimm deinen rechten Daumen an den linken Handrücken (die anderen Finger liegen für mehr Stabilität an der Handinnenfläche) und bewege ihn sanft so, dass du siehst, wie die Haut eine Falte bildet, die du nun wie eine kleine Bugwelle in Richtung Finger vor dir herschiebst (Bild 1). Führe diese Bewegung in Höhe jedes Fingers und ebenso auf der Innenseite der Hand aus (Bild 2).

3 Dann lege deine ganze Hand um einen Finger, beginnend mit dem Daumen bis hin zum kleinen Finger, und ziehe die Hand nach oben, eventuell auch mit einer kleinen Drehung, so als ob du den Finger auswringen möchtest. Das kannst du einige Male wiederholen. Genieße das Fließen der Energie in deinen Händen und Fingern und spüre nach. Führe die Übung dann mit der anderen Hand durch.

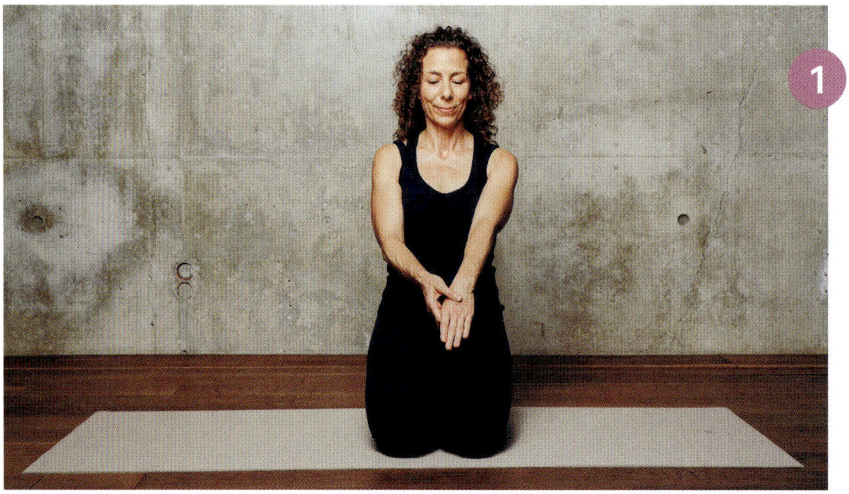

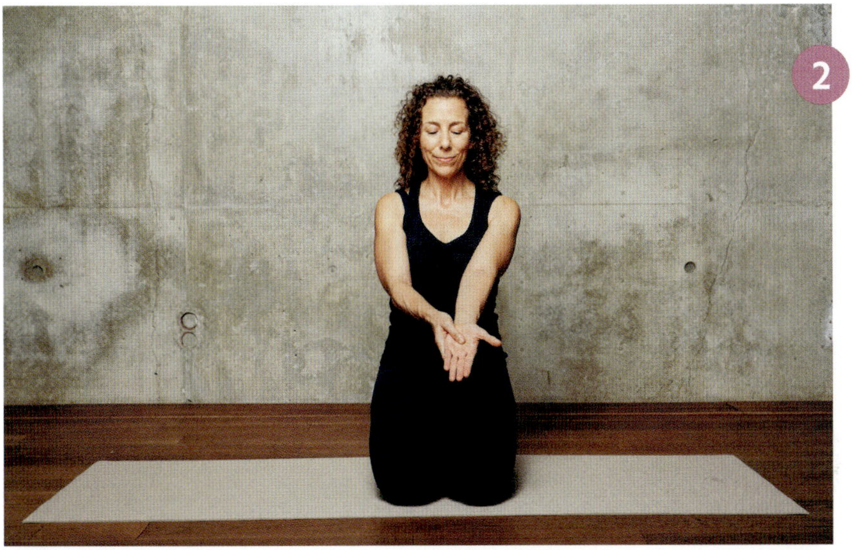

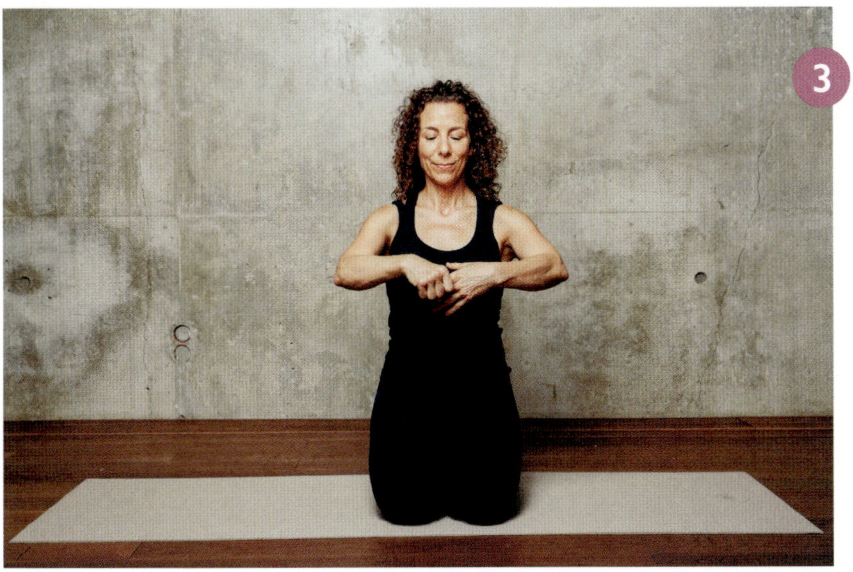

Anjali Mudra hinter dem Rücken

Wirkung: Unsere Hände werden jeden Tag viel beansprucht und je nachdem, welcher Tätigkeit wir nachgehen, sind sie oft lange in der gleichen Position. Diese Position dehnt den inneren Bereich deiner Hände und die Handgelenke, aber auch die Außenseiten der Arme. Dadurch werden die Meridiane von Lunge, Herzbeutel und Herz, aber auch von Dickdarm, Dreifacher Erwärmer und Dünndarm angesprochen.

ÜBUNGSPRAXIS

Nimm deine Hände hinter deinen Rücken. Wenn du kannst, legst du die Handinnenflächen aneinander. Die Fingerspitzen zeigen nach oben. Wenn dir dazu die Flexibilität fehlt, dann lasse die Handballen geöffnet. Schiebe die Hände behutsam so weit nach oben in Richtung Schulterblätter, wie es dir gut möglich ist. Deine Schultern ziehst du dabei sanft zurück. Zum Lösen führe die Hände langsam wieder nach unten und nimm sie auseinander. Lasse die Handgelenke ein paar Male in beide Richtungen kreisen. Du kannst die Übung auch gut mit den nachfolgenden Übungen kombinieren, um deinen Händen und Handgelenken etwas Gutes zu gönnen.

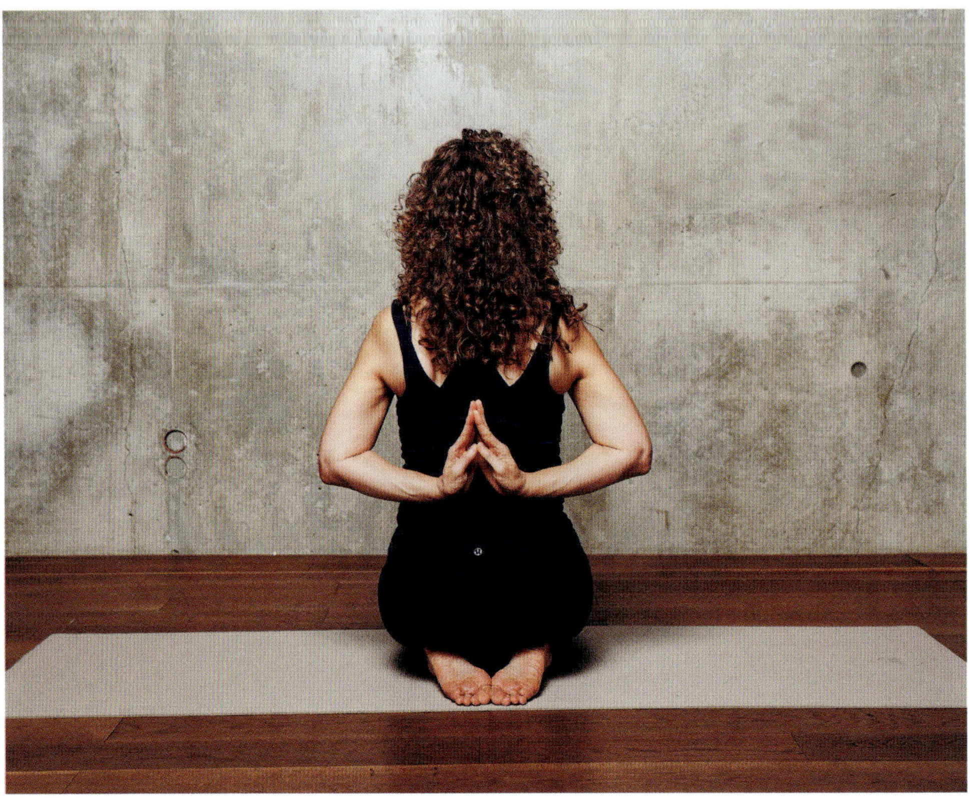

Fingerdehnung für alle Meridiane

Wirkung: In jedem unserer Finger beginnt oder endet ein Meridian. Durch die Fingerdehnung sprichst du sie sanft an und gibst deinen Fingern eine wohltuende Dehnung, die sie im Alltag meistens gar nicht bekommen. Du erreichst dadurch im Daumen den Lungenmeridian, im Zeigefinger den Dickdarmmeridian, im Mittelfinger den Herzbeutelmeridian, im Ringfinger den Dreifacher-Erwärmer-Meridian und im kleinen Finger die Meridiane von Herz und Dünndarm.

ÜBUNGSPRAXIS

Strecke einen Arm nach vorn aus und nimm die eine Hand zur anderen, sodass du jeden Finger einzeln für ein paar Atemzüge sanft in Richtung Handgelenk zurückziehen kannst. Visualisiere, wie das Chi durch deine Finger fließt. Komme dann auch zur anderen Hand. Wenn du möchtest, kannst du mehrere Durchgänge machen. Lasse danach deine Handgelenke ein paar Male in beide Richtungen kreisen.

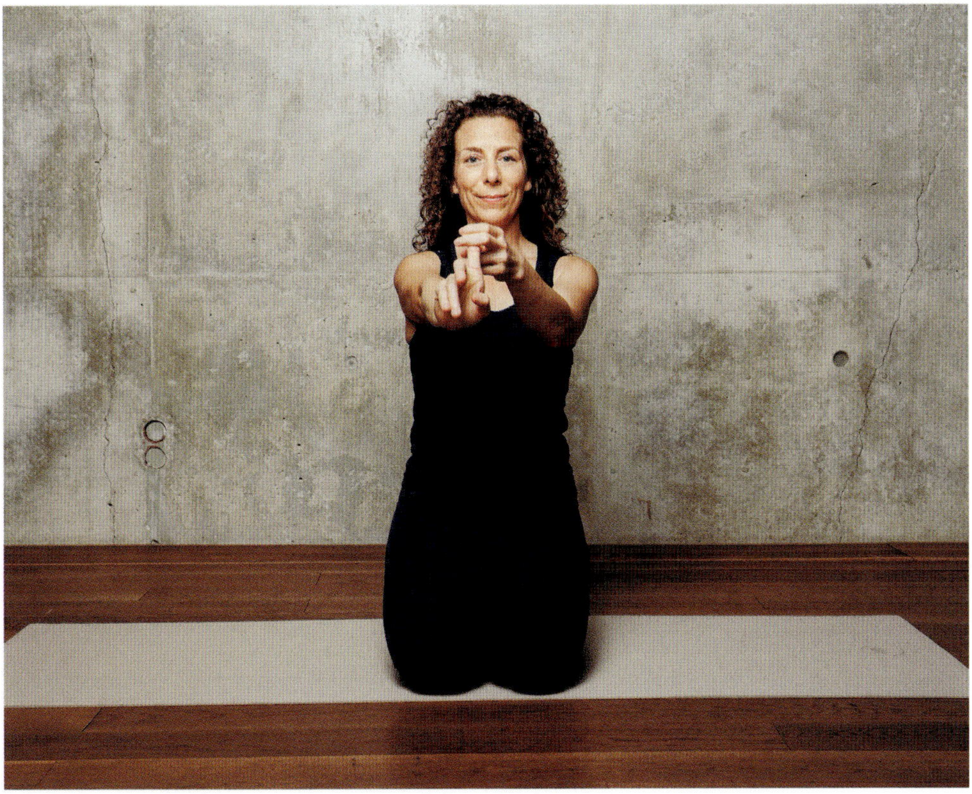

Handrückendehnung

Wirkung: Die meisten Menschen verbringen jeden Tag viel Zeit an ihren elektrischen Geräten und haben dabei eine einseitige Haltung in den Händen und Handgelenken. Diese Position dehnt die Rückseite des Handrückens, um wieder für einen Ausgleich zu sorgen. Dabei werden die Meridiane von Dickdarm, Dreifacher Erwärmer und Dünndarm angesprochen.

ÜBUNGSPRAXIS

Komme in einen Fersen- oder Ballensitz, alternativ in einen Schneidersitz. Nimm nun deine Handrücken zum Boden, sodass die Fingerspitzen nach hinten in Richtung der Füße zeigen. Verlagere dich dabei so weit nach vorn oder gib so viel Gewicht auf die Hände, wie du es gut aushalten kannst. Nach dem Auflösen schüttele deine Hände aus oder lasse deine Handgelenke kreisen.

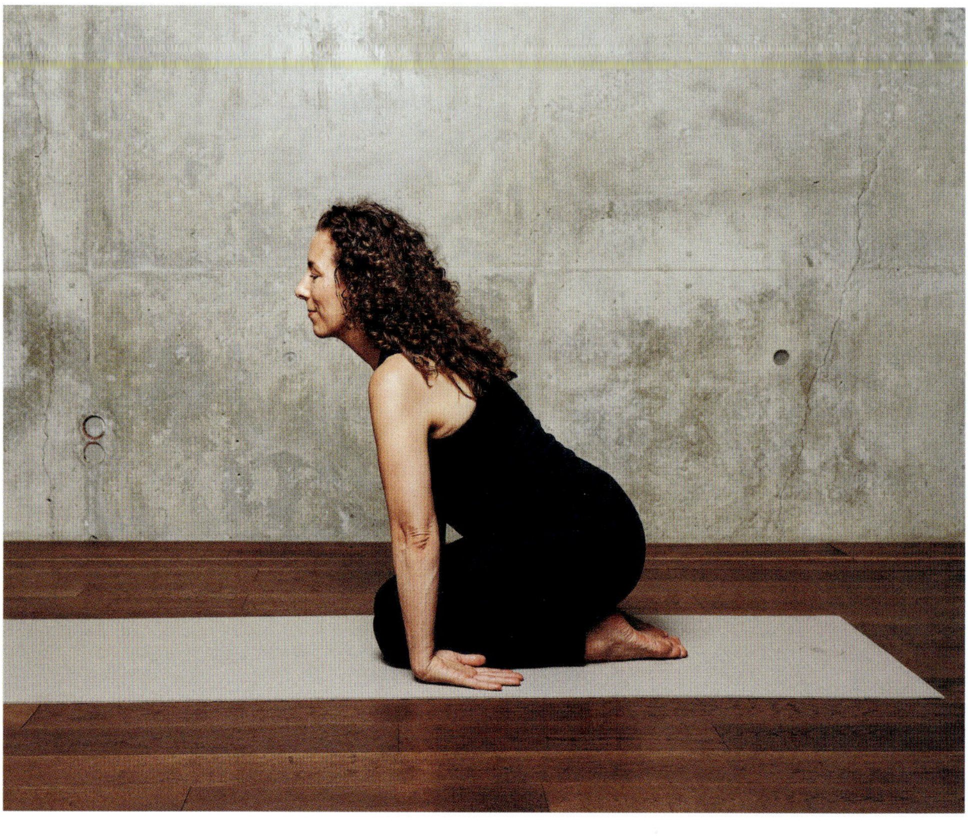

ASANAS – Füße

Auch unsere Füße tun jeden Tag so viel für uns und bekommen im Gegenzug dafür recht wenig Beachtung. Oft werden sie sogar in Schuhwerk gesteckt, das die Füße einengt und so für Fehlstellungen sorgen kann. Schaue, dass du so oft wie möglich ohne Schuhe laufen kannst, um deinen Füßen und Zehen Raum zu geben und den Kontakt zur Erde herzustellen, der dadurch ermöglicht wird. Schenke ihnen auch gern deine Aufmerksamkeit durch die nachfolgenden Übungen.

Reißverschluss mit Händen und Füßen

Wirkung: Diese Übung bringt deinen Zehen eine intensive Dehnung. Du wirst danach einen intensiveren Stand wahrnehmen können.

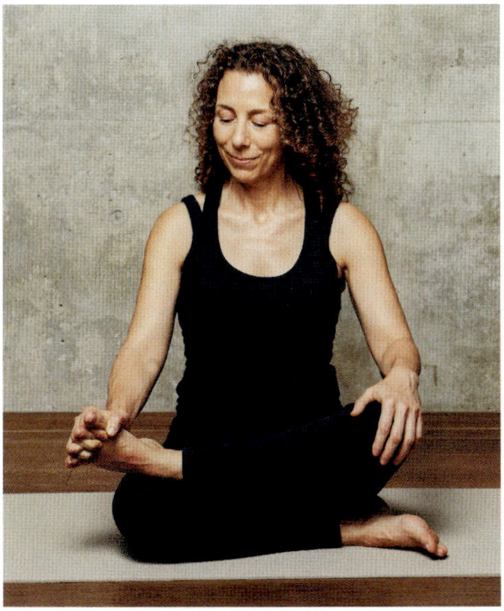

ÜBUNGSPRAXIS

Setze dich ohne Socken auf den Boden, ein Bein lang ausgestreckt oder angebeugt, sodass du das andere Bein darüber kreuzen kannst. Nun greifst du mit der gegenüberliegenden Hand den Fuß des überkreuzten Beins und bildest zwischen den einzelnen Zehen und Fingern einen Reißverschluss. Verweile so einen Moment, damit die Zehen sich allmählich öffnen können. Du kannst auch eine kreisende Bewegung entstehen lassen. Dann kannst du mit den Zehen kräftig gegen die Finger drücken, was den Effekt noch verstärken wird. Komme dann auch zur anderen Seite und spüre dem wohltuenden Effekt nach. Wahrscheinlich ist diese Übung am Anfang etwas schmerzhaft. Das wird sich aber in der Regel legen, wenn du die Übung regelmäßig praktizierst.

Gern kannst du dir auch für deine Füße eine Massage gönnen, wie ich sie schon für die Hände beschrieben habe (siehe Seite 84f.).

Fersensitz und Ballensitz

Wirkung: Wie die Hände und Finger sind natürlich auch unsere Füße und Zehen immens wichtig für unseren Energiefluss, da hier ebenso Meridiane beginnen oder enden. Wenn wir in den Füßen Verspannungen haben, wirkt sich das oft auf den ganzen Körper aus. Fersen- und Ballensitz öffnen sowohl die Vorder- wie auch die Rückseite des Fußes.

ÜBUNGSPRAXIS

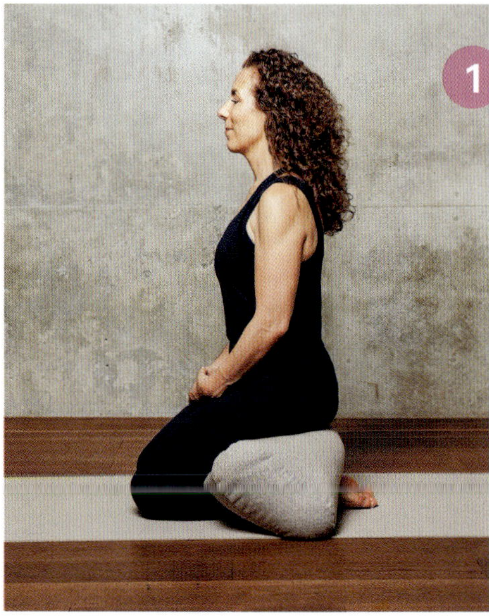

1

1 – 2 Für den Fersensitz setze dich mit deinem Gesäß auf den Fersen ab. Die Knie können geschlossen oder etwas geöffnet sein. Wenn du deine Hände nach vorn bringst, hast du weniger Gewicht auf deinen Füßen, falls dir die Dehnung unangenehm sein sollte. Man kann die Haltung auch abmildern, in dem man eine Decke unter die Fußrücken oder kleine eingerollte Handtuchrollen unter die Fußgelenke legt. Alternativ kannst du auch deine Knie auf einer Rolle ablegen beziehungsweise eine Rolle zwischen Ober- und Unterschenkeln platzieren (Bild 1). Verweile in der Position, solange du sie gut aushältst, und gehe dann über in den Ballensitz (mit oder ohne Kissen), indem du die Fußballen und die einzelnen Zehen aufstellst (Bild 2). Nach dem Auflösen strecke die Beine nach vorn aus und lasse die Fußgelenke in beide Richtungen kreisen.

3 Für eine intensivere Variante des Fersensitzes setze dich so ab, dass du einen Fußrücken in die gegenüberliegende Fußsohle legst und so die Plantarfaszie mit dem Akupunkturpunkt Niere 1 tief massierst. Wechsle dann auch zur anderen Seite.

4 Alternativ kannst du dich im Fersensitz auch weiter nach hinten lehnen und mit den Fingern hinter dir abstützen, sodass du deine Knie anheben kannst. Du kannst die Beine aber auch einzeln anheben, dabei aufgerichtet bleiben, statt dich zurückzulehnen, und beide Hände um je ein Knie nehmen, um die Knie sanft anzuheben. Wiederhole dies für beide Seiten.

5 Eine sehr wohltuende Variante kann es sein, im Fersensitz mit aufgerichteter Wirbelsäule eine Hand an deine Stirn und eine Hand an den unteren Hinterkopf abzulegen und einen ganz sanften Druck auszuüben. Denke an den Seitenwechsel.

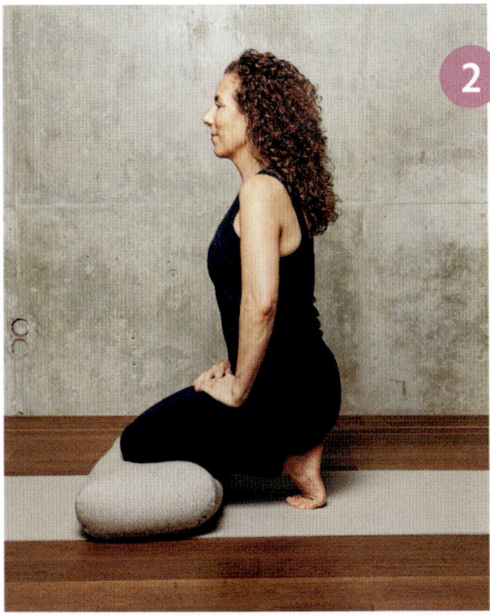
2

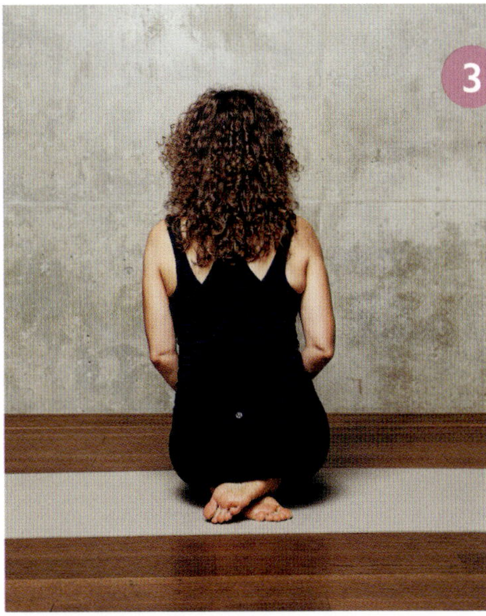
3

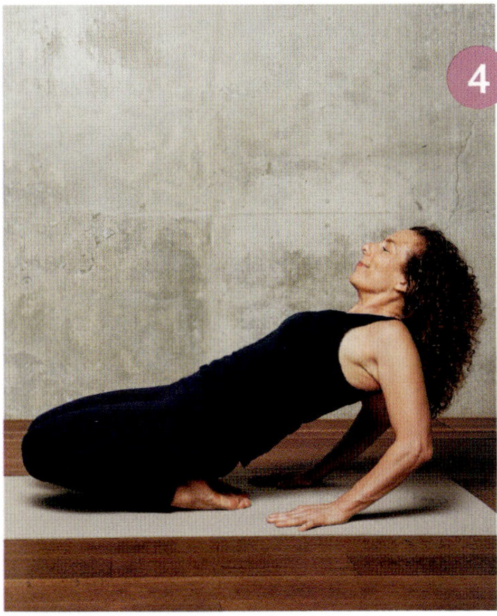
4

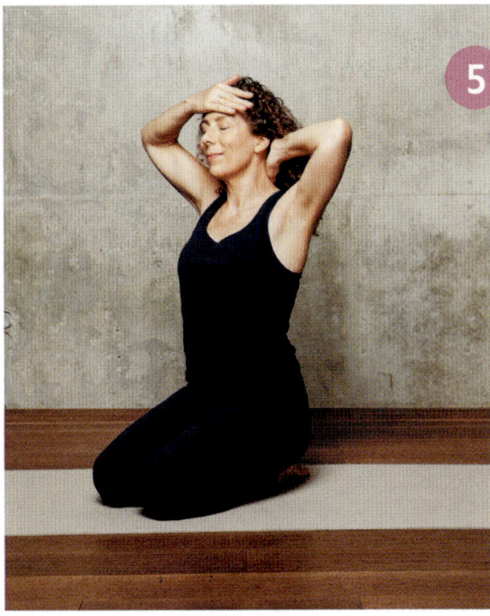
5

ASANAS – Becken- und Hüftöffner

Die Beckenöffnungen spielen eine große Rolle im Yin Yoga und sind auch energetisch sehr wichtig. Im Beckenraum beziehungsweise Unterbauch befindet sich unser unteres Dantian, das eines unserer wichtigsten Kraftzentren im Körper ist. Auch ist es wichtig, die Hüftgelenke in alle Richtungen zu bewegen, da wir durch viele Stunden tägliches Sitzen unsere Beweglichkeit verlieren können, was später im Leben zu Einschränkungen führen kann.

Drache

Wirkung: Für den Drachen gibt es zahlreiche Varianten, von daher ist auch die Wirkung beziehungsweise der Fokus etwas unterschiedlich. Er öffnet den vorderen Leisten- und Hüftbereich sowie die Vorderseite des Oberschenkels. Man kann ihn gut als Vorbereitung für den Sattel (siehe Seite 136ff.) nutzen. Die Meridiane von Magen und Milz werden besonders angesprochen, in der gedrehten und zur Seite geneigten Variante auch der Gallenblasenmeridian und in der Position des Geckos auch der Leber- und Nierenmeridian.

ÜBUNGSPRAXIS

1 Komme in einen Vierfüßlerstand. Wenn deine Knie druckempfindlich sind, dann lege dir gern eine Decke oder ein Kissen unter das Knie, das am Boden ruht. Bringe dein linkes Bein nach vorn und lasse das rechte Knie am Boden. Über die Position des Knies kannst du auch die Intensität der Position beeinflussen: Ziehst du es näher zum vorderen Bein heran, wird die Übung sanfter, schiebst du es weiter zurück, wird sie intensiver. Das vordere Bein kannst du so ausrichten, dass du keinen Schmerz im Knie spürst. Dann lasse dein Becken schwer Richtung Matte sinken. Denke bei jeder Übungsvariante an den Seitenwechsel.

2 Für eine einfachere Variante unterlagere dein Becken mit einem Kissen oder einer Yogarolle. Die Hände kannst du entweder auf dem Kissen links und rechts neben dem vorderen Fuß ruhen lassen oder auf Blöcken absetzen, wenn dein Oberkörper oder deine Arme eher kurz sind.

3 Du kannst aber auch beide Hände nach innen neben den aufgestellten Fuß nehmen, die Hände falten oder geöffnet lassen und die Unterarme auf dem Boden ablegen. Dadurch sinkt das vordere Bein weiter nach außen. Wenn du nicht so weit nach unten kommst, nutze gerne eine Erhöhung für deine Hände oder Arme, zum Beispiel ein Bolster. Diese Position nennt sich **Gecko**.

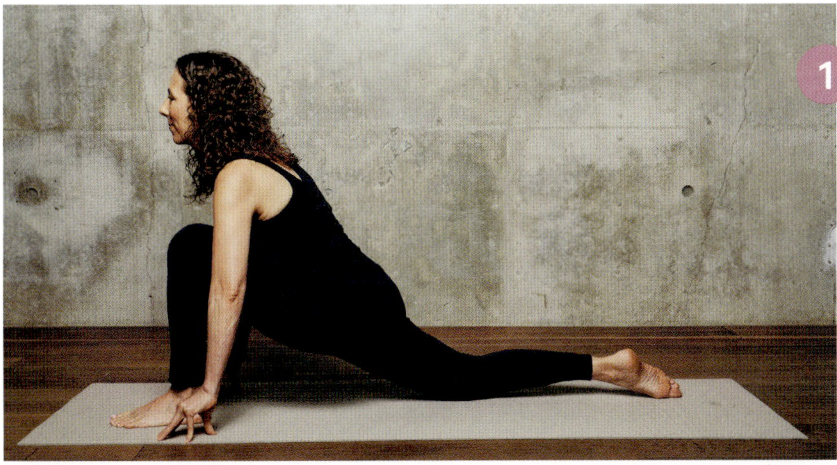
1

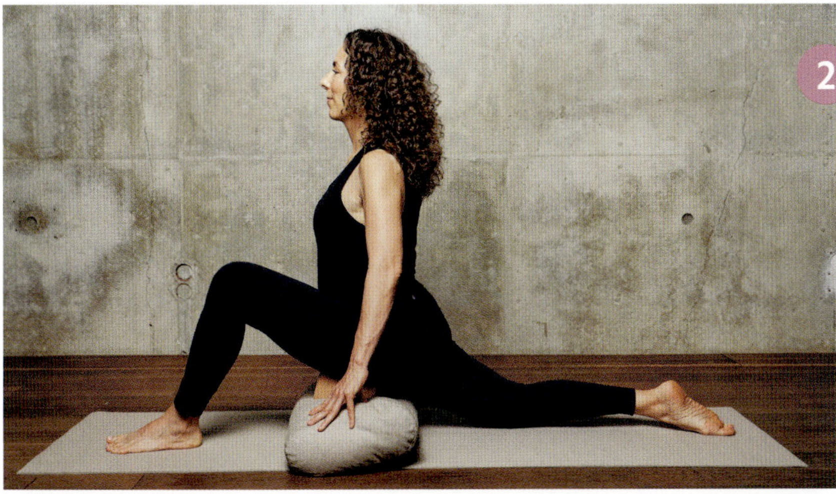
2

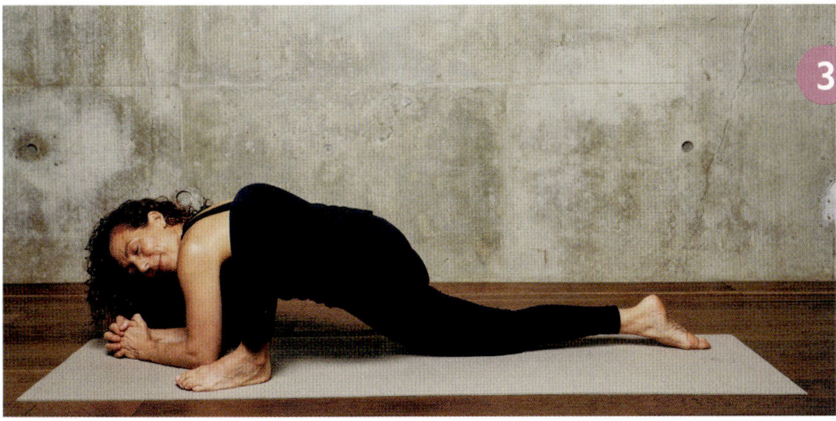
3

4 Für einen zusätzlichen Fokus auf den Oberkörper kannst du die Hände auch auf der Oberseite des Oberschenkels des vorderen Beins abstützen und dich stärker aufrichten.
5 Alternativ kannst du auch in eine gedrehte Variante (Twist) kommen, dabei die linke Hand zum linken Bein nehmen und dich aufdrehen. Eventuell wird sich dabei die Innenseite deines Fußes vom Boden abheben, was vollkommen okay ist. Denke auch an den Seitenwechsel.
6 Für eine Seitbeuge stütze eine Hand seitlich auf der Seite des langen Beins auf, eventuell auf einem Block, neige dich zu dieser Seite hinüber und nimm den anderen Arm entspannt über den Kopf.
7 Eine sehr intensive Variante für die Vorderseite des Oberschenkels kann auch **King Arthur** an der Wand sein. Dazu suchst du dir eine freie Wandfläche und nimmst dir eine Unterlage für dein Knie auf den Boden. Du bleibst mit dem Rücken unten, kniest dich hin, beugst ein Bein stark an und legst den Unterschenkel an der Wand ab, das Schienbein an der Wand, den Fuß langgestreckt. Das andere Bein kannst du vor dir absetzen, um dich darauf mit deinen Händen abzustützen. Entweder bleibst du mit dem Oberkörper unten oder richtest dich für eine stärkere Dehnung mehr auf.

Da der Drache zu den intensiveren Übungen im Yin Yoga gehört, könntest du die Variante auch jede Minute wechseln, um deine Toleranzgrenze zu erhöhen. 3 Minuten sind in der Regel vollkommen ausreichend. Wenn die Übung zu anstrengend ist, dann halte die Position entsprechend kürzer.

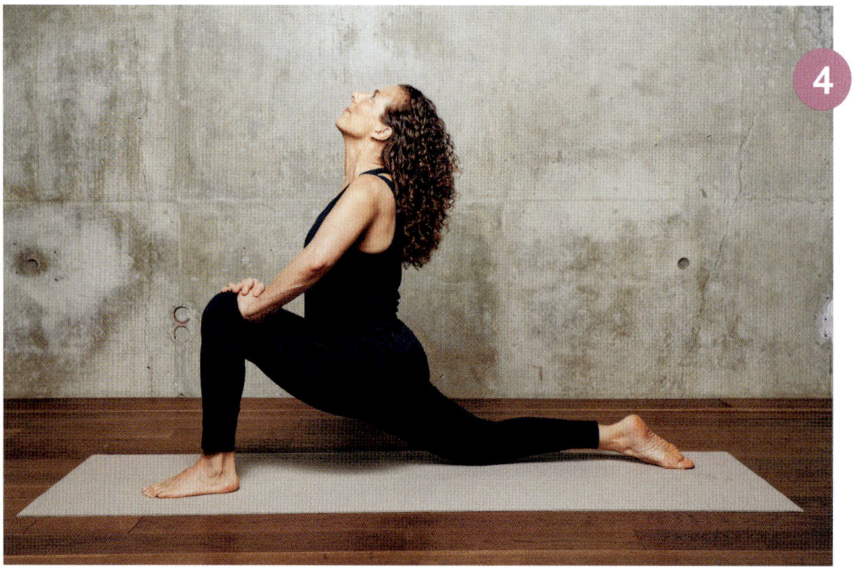

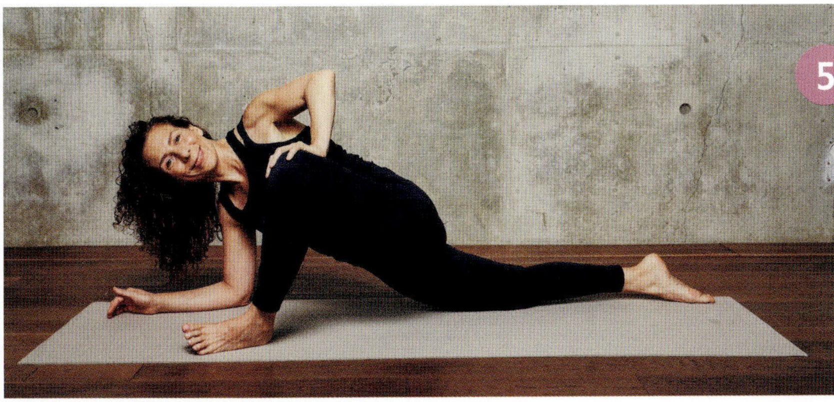
5

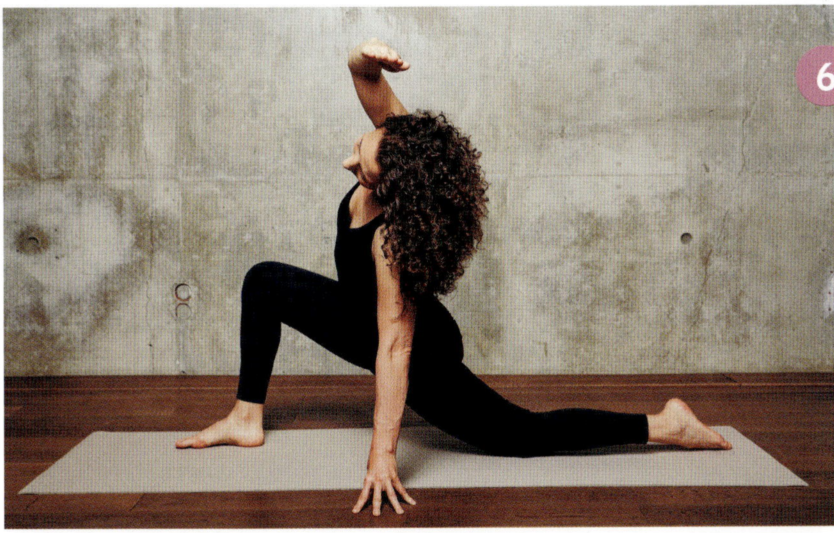
6

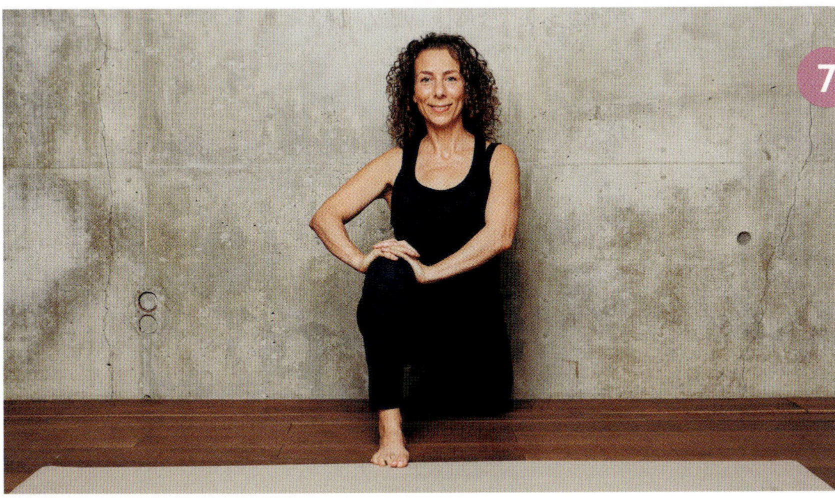
7

Frosch

Wirkung: Der Frosch hat einen öffnenden Effekt auf den Beckenraum, verschafft somit den Unterleibsorganen mehr Platz und wirkt besonders auf die Meridiane von Leber, Nieren und Milz. Er kann auch während der Menstruation sehr wohltuend sein. Im Twist erreichst du auch die Meridiane von Dickdarm, Dreifacher Erwärmer und Dünndarm.

ÜBUNGSPRAXIS

1 – 2 Komme längs auf deine Yogamatte und lege dir eventuell noch ein Bolster zwischen die Beine, falls die Hüftöffnung zu intensiv für dich ist. Falls du das Bolster nutzt, dann setze dich mit geöffneten Beinen darauf ab. Nimm die Beine so weit zu den Seiten, bis du eine angenehme Dehnung in den Innenseiten der Beine und den Leisten spürst. Die Unterarme liegen vor dir auf dem Boden, die Hände sind gefaltet oder geöffnet. Wenn die Dehnung zu stark ist, könntest du dir auch eine Erhöhung unter deinen Oberkörper nehmen, um dich abzustützen. Die meisten lassen ihre Füße zusammen, aber du kannst sie auch etwas weiter nehmen, wenn das für dich besser passt. Du kannst alternativ mit den Händen deine Stirn unterstützen oder die Arme lang nach vorn nehmen.

3 Als Variante kannst du hier auch in eine Drehung kommen. Dazu bleiben deine Beine in der Position, du lässt einen Arm lang vorn und fädelst den anderen Arm seitlich unter dem langen Arm hindurch, sodass die Außenseite deines Arms und dein Kopf seitlich den Boden berühren. Denke hierbei auch an den Seitenwechsel.

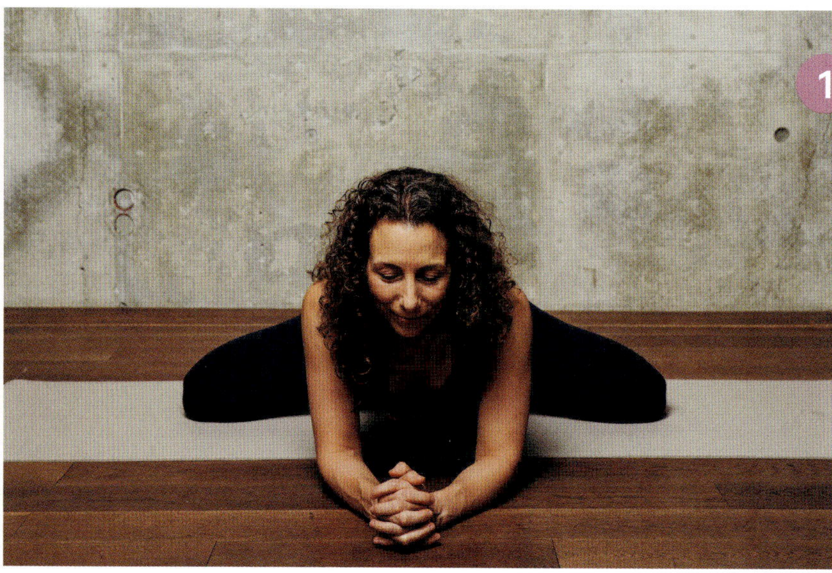

1

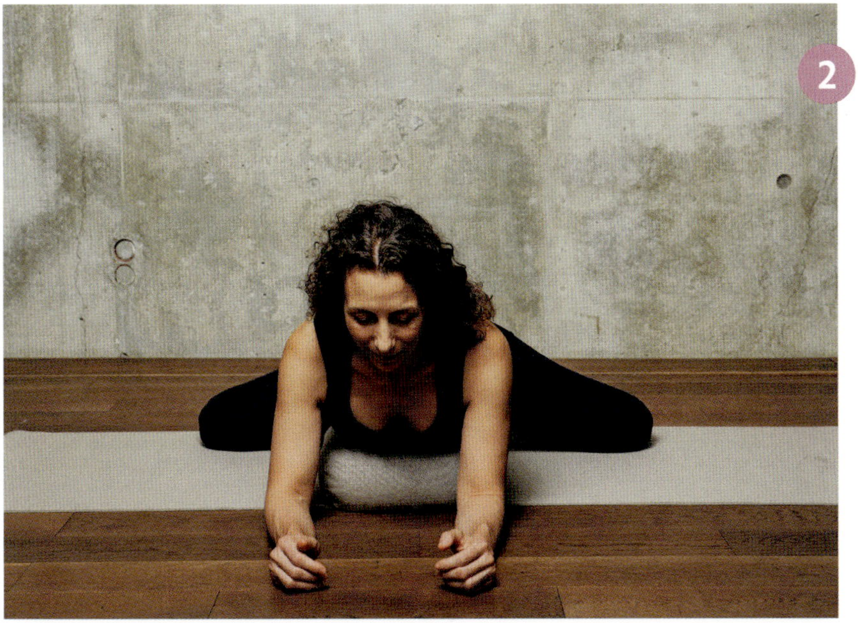
2

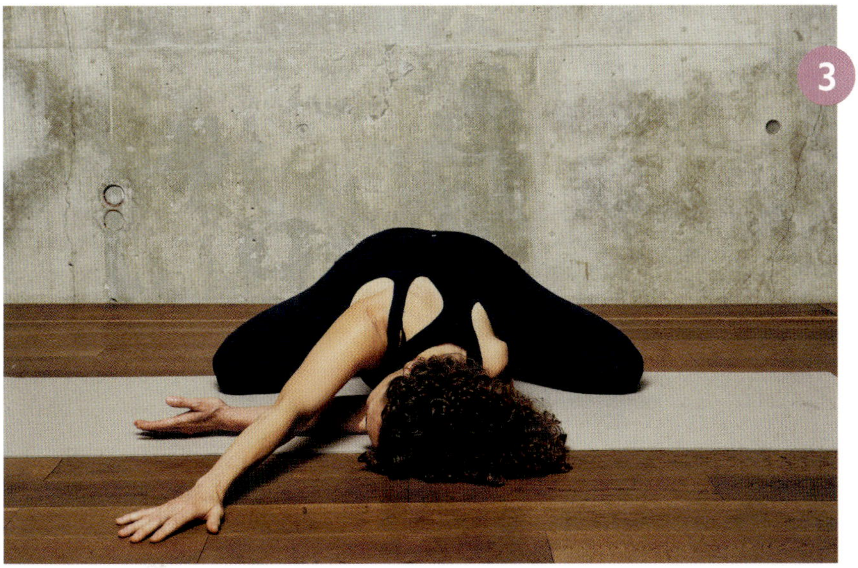
3

Halber Schmetterling

Wirkung: Der halbe Schmetterling öffnet den Beckenraum, dehnt die Innen- und Rückseiten der Beine und kann die äußeren Bauchorgane sanft massieren, wenn sie Kontakt zum Bein oder einem Hilfsmittel haben. Der Fokus liegt auf den Meridianen von Leber, Nieren und Blase, in der Seitbeuge und in der Drehung auch auf dem Gallenblasenmeridian.

ÜBUNGSPRAXIS

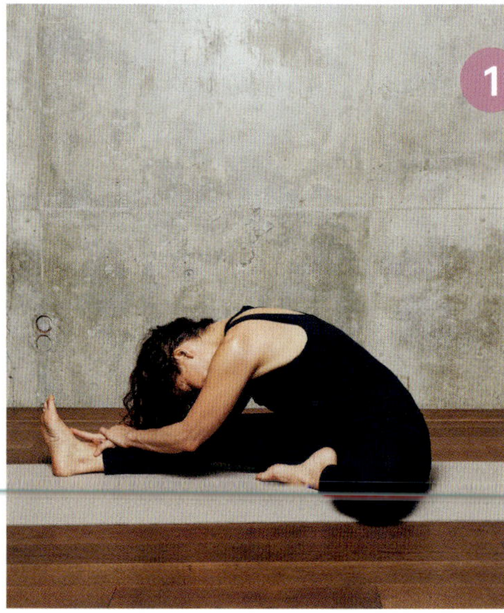

1

(1) Komme in den Sitz und lege ein Bein lang auf dem Boden vor dir ab. Das andere Bein kannst du innen (beziehungsweise vorne) oder außen (beziehungsweise hinten) anbeugen, so wie es für dich angenehmer ist. Dann neige den Oberkörper mit entspanntem Rücken nach vorn, entweder zum langen Bein hin, mehr in die Mitte oder vielleicht sogar zum gebeugten Bein. Probiere gern aus, welcher Winkel für dich die süßeste Dehnung bringt. Lasse die Arme sanft neben dir oder auf dem Bein ruhen und stütze eventuell auch deinen Kopf ab.

(2) Wenn du nicht so weit nach vorn kommst, dann lege dir gern Blöcke links und rechts neben dein Bein und positioniere ein Bolster quer darauf, um dich höher unterlagern zu können.

(3) – (4) Als Alternative kannst du vorher oder nachher auch in eine Seitbeuge oder in eine Drehung kommen oder alle drei Positionen für einen kleinen Flow miteinander kombinieren. Für die Seitbeuge richtest du dich wieder auf und neigst dich mit dem Oberkörper seitlich zum langen Bein hin, eventuell auch mit einem Bolster unter deinem Oberkörper, auf dem du deinen Ellenbogen ablegen kannst, um deinen Kopf mit der Hand zu stützen. Den anderen Arm lässt du entweder hinter deinem Rücken ruhen (Bild 4) oder nimmst ihn über deinen Kopf (Bild 3).

(5) Für die Drehung richtest du dich im Oberkörper wieder auf, nimmst die Arme nach oben, um dich in der Wirbelsäule zu strecken und drehst dich dann Richtung angebeugtes Bein, sodass du das Knie mit deiner Hand greifen kannst. Die andere Hand nimmst du zum Boden, um dich abzustützen.

Denke bei jeder Variante auch an den Seitenwechsel.

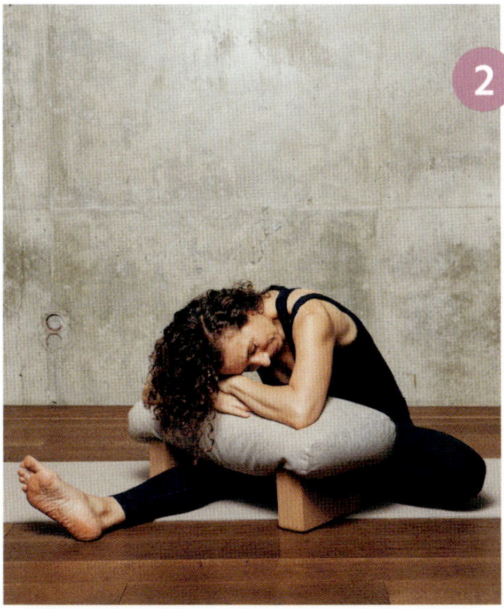
2

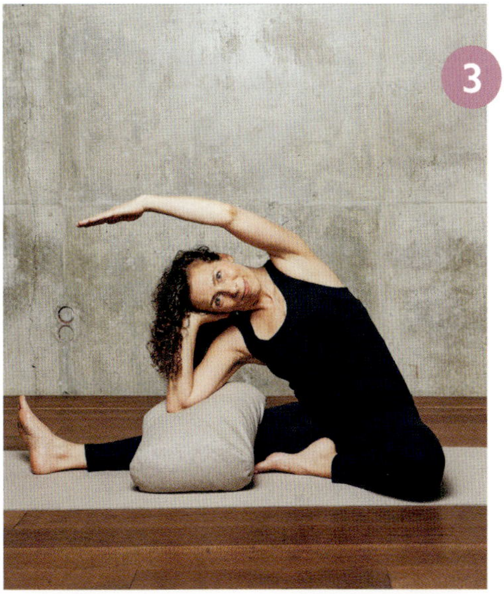
3

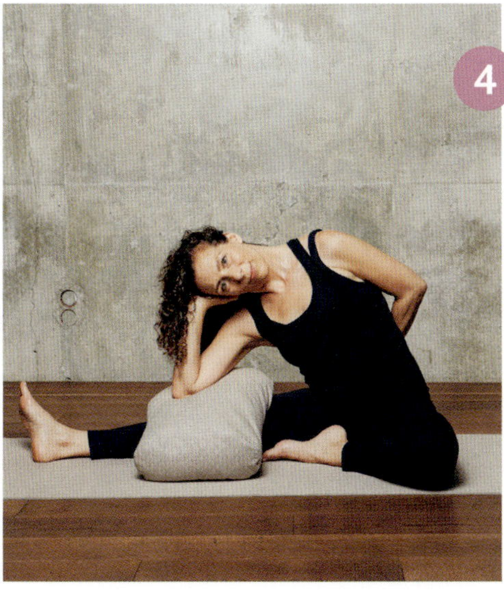
4

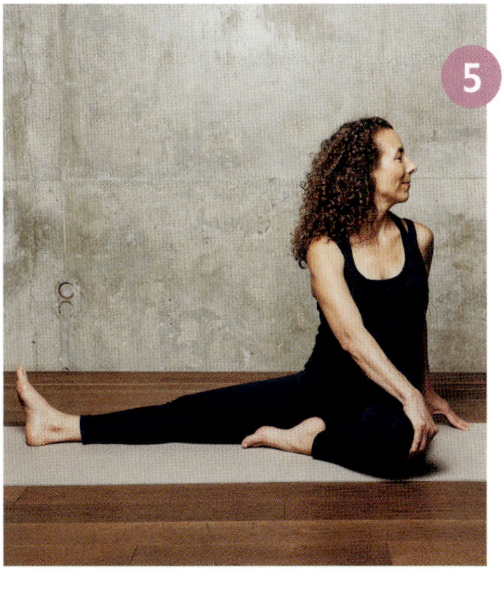
5

Halber liegender Lotus

Wirkung: Die Position öffnet den Beckenraum und spricht den Gallenblasenmeridian entlang des Hüftgelenks an. Durch die Rückbeuge im Oberkörper werden zusätzlich die Meridiane von Magen, Milz, Nieren und Leber stimuliert, bei langen Armen ebenso Lunge, Herzbeutel und Herz.

ÜBUNGSPRAXIS

1 Lege dir eine Rolle längs hinter dich, entweder so, dass deine Lendenwirbelsäule Kontakt zur Rolle oder etwas Abstand dazu hat. Beuge deine Beine an und lege je einen Fuß auf der Innenseite des anderen Oberschenkels ab. Deine Knie sollen dabei schmerzfrei bleiben. Wenn das nicht möglich ist, wandere mit dem Fuß weiter nach unten oder komme in einen Schneidersitz. Dann lege dich mit dem Oberkörper nach hinten auf der Rolle ab und führe deine Arme lang nach oben oder zu den Seiten, sodass die Dehnung auch im Brust- und Schulterbereich ankommt. Zum Hochkommen aktiviere kurz deinen Beckenboden und wechsle dann die Seite, sodass du den anderen Fuß nach oben auf den anderen Oberschenkel nimmst.

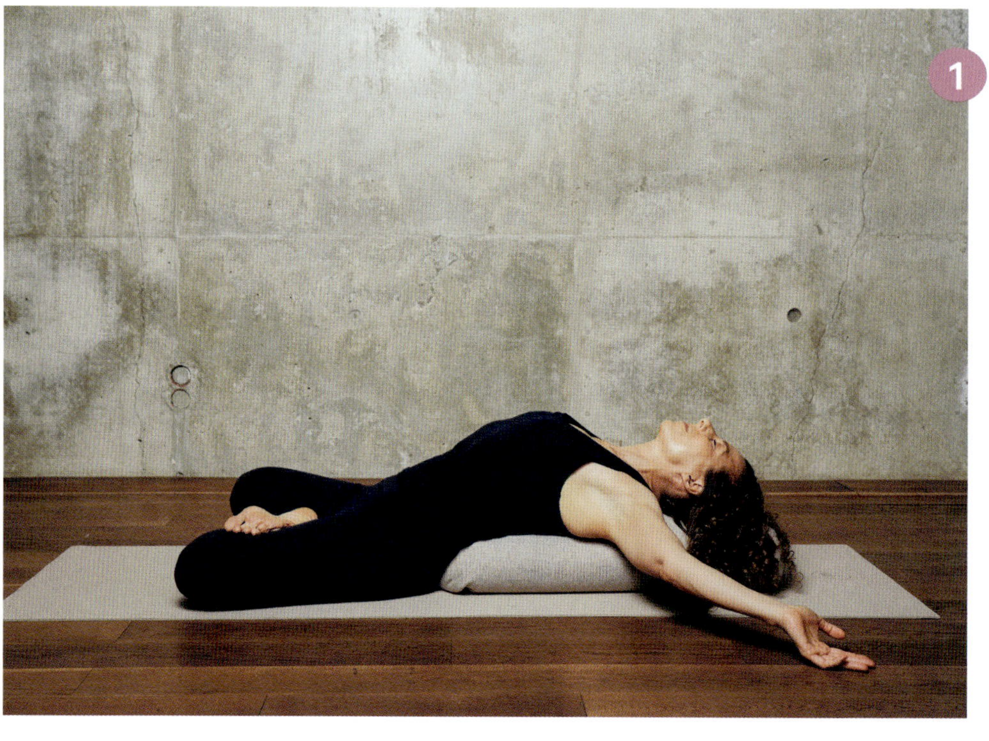

2 Eine sehr sanfte Variante ist der **Liegende Baum**. Dazu legst du dich flach auf die Matte, ein Bein bleibt lang und das andere Bein legst du an die Innenseite des langen Beins. Auch hier kannst du die Arme nach oben nehmen.

Denke bei beiden Varianten an den Seitenwechsel.

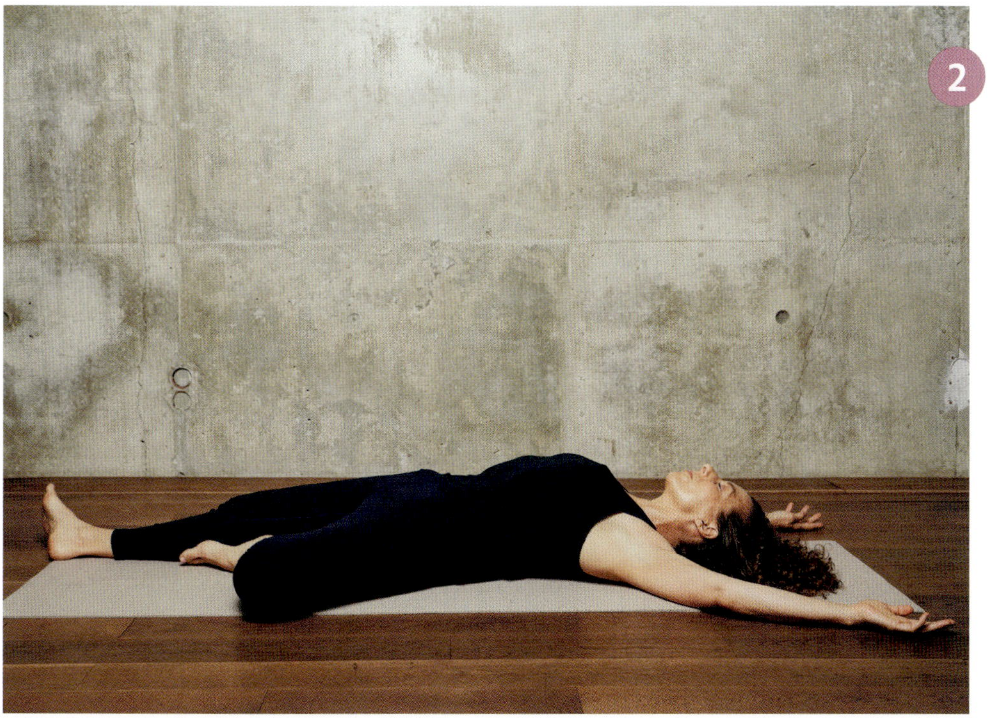

Happy Baby

Wirkung: Das Happy Baby ist für viele Yogapraktizierende ein beliebter Hüftöffner. Manche spüren es mehr im inneren Bereich der Beine und Hüften, andere mehr im äußeren Bereich. Dementsprechend liegt der Fokus mehr auf den Meridianen von Leber, Nieren und Milz (wenn die Dehnung eher entlang der Innenseiten der Beine spürbar ist) oder der Gallenblase (wenn man sie eher entlang der Außenseite der Beine wahrnimmt). Auch der Blasenmeridian im unteren Rücken wird sanft angesprochen. Ein sanftes Hin- und Herschaukeln kann einen beruhigenden Effekt haben und der Wirbelsäule eine angenehme Massage geben.

ÜBUNGSPRAXIS

1 Lege eine Yogarolle quer auf deine Matte und setze dich darauf. Von hier aus legst du dich mit dem Oberkörper rückwärts auf dem Boden ab, sodass dein Becken nun etwas erhöht ist. Dadurch lässt sich die Position mit recht wenig Anstrengung halten. Du kannst deine Hände an deine Füße oder an die Oberschenkelrückseiten führen und dadurch den Winkel der Öffnung variieren. Die Füße können zum Himmel oder mehr Richtung Kopf zeigen. Du kannst dich gern auf der Rolle hin und her schaukeln. Zum Auflösen ziehe deine Knie Richtung Brust heran, bevor du die Füße wieder aufsetzt, dein Becken anhebst und die Rolle zur Seite ziehst.

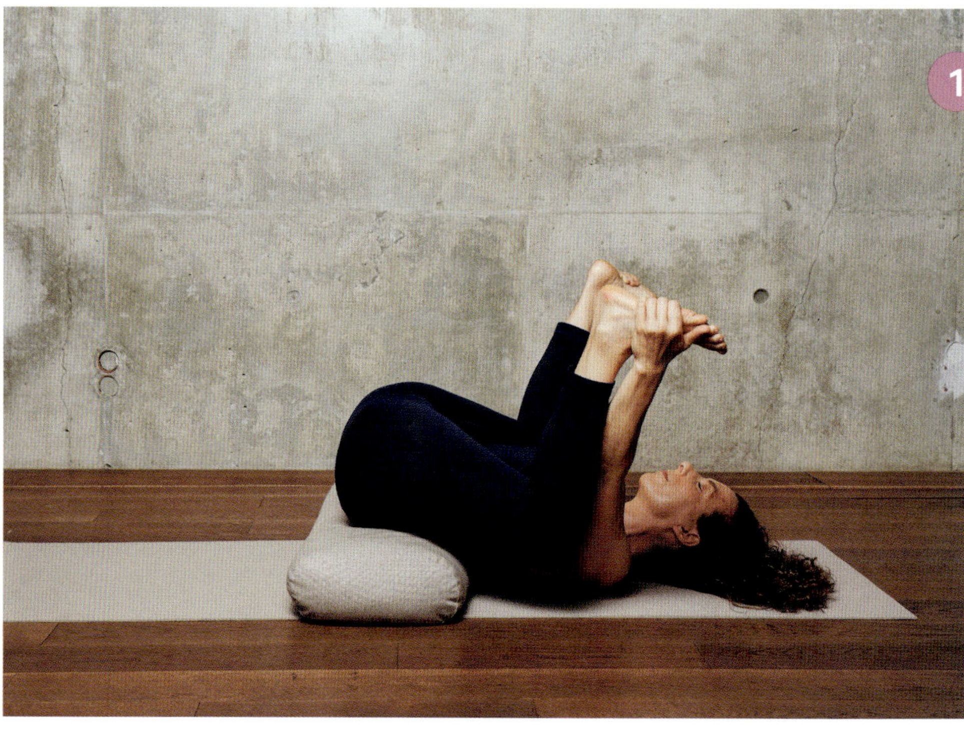

1

2 Eine mögliche Variante wäre das Halbe Happy Baby. Dazu beugst du nur ein Bein an und bleibst mit dem Becken auf dem Boden statt auf einer Rolle. Du greifst den Fuß von innen oder außen und spielst mit deinem Bewegungsradius im Hüftgelenk, sodass du eine angenehme Dehnung an der Innen- oder Außenseite des Beins spürst. Denke bei dieser Variante auch an den Seitenwechsel. Man kann die einseitige Variante auch als Vorbereitung vor dem ganzen Happy Baby praktizieren oder um den Bewegungsradius in den Hüftgelenken auszutesten, da er sich links und rechts unterscheiden kann.

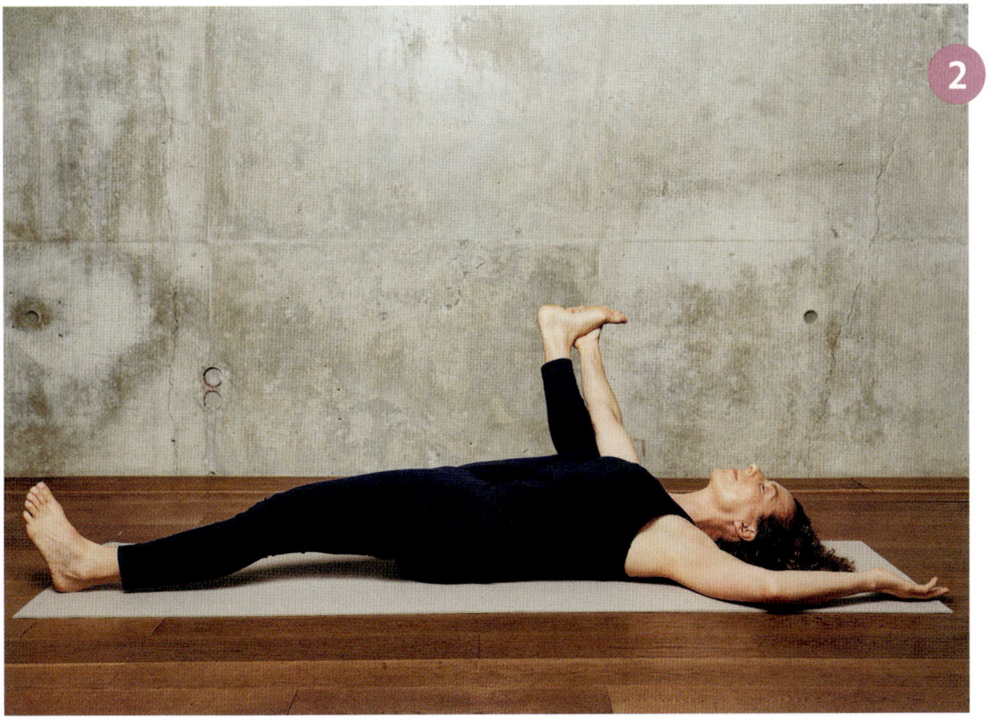

Hocke

Wirkung: In der Hocke wird nahezu der ganze Körper angesprochen, das Becken geöffnet, der Rücken gedehnt, die Bauchorgane stimuliert und die Verdauung angeregt. Es ist für viele Völker eine natürliche Sitzposition, die leider durch moderne Sitzgelegenheiten in Vergessenheit geraten ist.

ÜBUNGSPRAXIS

1 – 2 Öffne deine Beine angenehm weit in eine Hockstellung, die Füße sind eventuell etwas ausgedreht (Bild 1). Wenn es in den Knien schmerzt, dann unterlagere gern dein Becken mit einer Rolle oder einem Yogablock (Bild 2). Lasse den Oberkörper sanft nach vorn zwischen deine Beine sinken. Du kannst die Hände in die Gebetsposition Anjali Mudra nehmen, um über die Fingerspitzen deinen Kopf im Stirnbereich zu stützen. Das kann zudem einen sehr entspannenden Effekt haben. Wenn du möchtest, kannst du dich sanft vor und zurück schaukeln oder aber ganz still in der Position bleiben. Wenn die Fersen nicht den Boden berühren, dann lege dir etwas unter. Zum Auflösen kannst du wieder den Kontakt zur Matte suchen, um dich abzulegen, oder als Ausgleich in die stehende Vorbeuge kommen, um die Beine nach der starken Beugung wieder zu strecken.

3 Du kannst diese Position auch an einer Wand ausführen, wenn du zu viel Druck in den Knien spürst oder mit den Fersen nicht zum Boden kommst. Nimm dazu deine Füße in einer Hockposition an die Wand und lasse dich durch diesen Widerstand tragen. Die Arme kannst du entspannt ablegen.

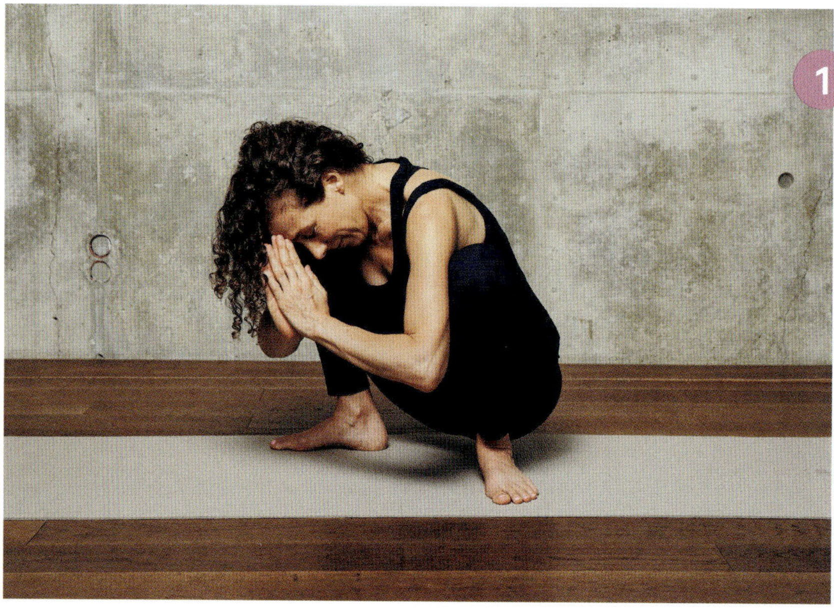

1

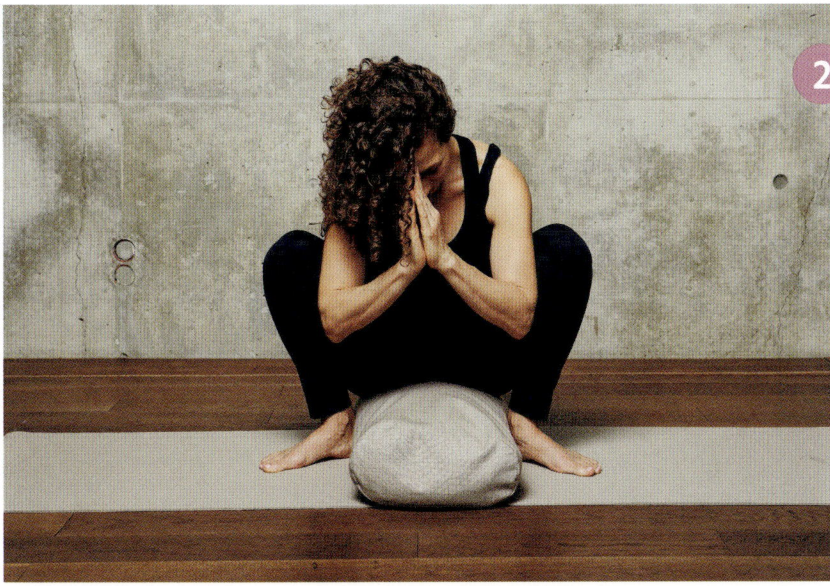
2

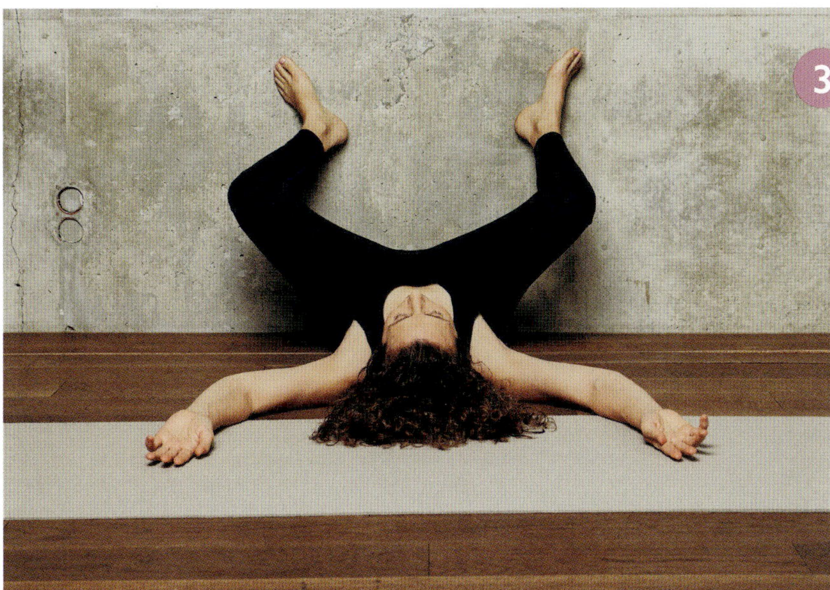
3

Kranich

Wirkung: Der Kranich öffnet den Beckenraum und dehnt die Innenseiten der Beine. Der Fokus liegt auf den Meridianen von Leber, Nieren und Milz, in der Seitbeuge und in der Drehung zusätzlich auf dem Gallenblasenmeridian.

ÜBUNGSPRAXIS

1 Setze dich auf eine Rolle, die du quer in die Mitte deiner Matte genommen hast. Setze dich auf die Rolle wie im Bild zu sehen. Nun streckst du ein Bein lang aus und das andere beugst du in der halben Hocke oder im halben Fersensitz an. Verlagere den Oberkörper nach vorn und stütze dich eventuell mit deinen Händen oder Armen auf einem Hilfsmittel ab.

2 Als Alternative kannst du auch in eine Seitbeuge kommen. Dazu richte den Oberkörper wieder auf und verlagere ihn zum langen Bein hin. Du kannst den Arm dazu hinter deinen Rücken oder über deinen Kopf nehmen.

3 Eine weitere Möglichkeit ist es, in der Position zu drehen (Twist). Dazu richtest du den Oberkörper wieder auf, streckst die Wirbelsäule nach oben und drehst dich zum langen Bein hin. Lasse eine Hand vorn an der Rolle und die andere auf dem Oberschenkel für eine sanfte Drehung. Für mehr Intensität nimm eine Hand auf den Oberschenkel und die andere hinter dir auf die Rolle, um dich zu stützen.

4 Eine Variante ohne Rolle wäre es, dich am Boden abzulegen und auch hier ein Bein lang zur Seite und das andere in den halben Frosch zu nehmen.

Denke bei jeder Variante an den Seitenwechsel.

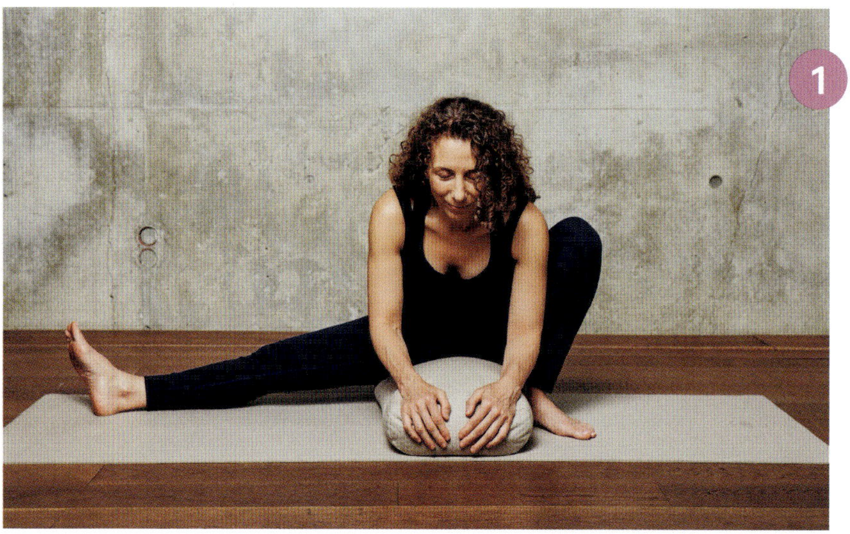

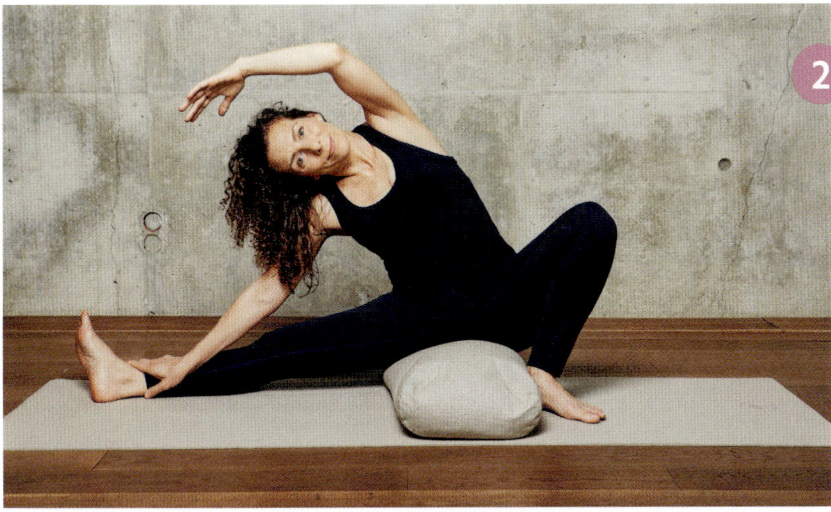
2

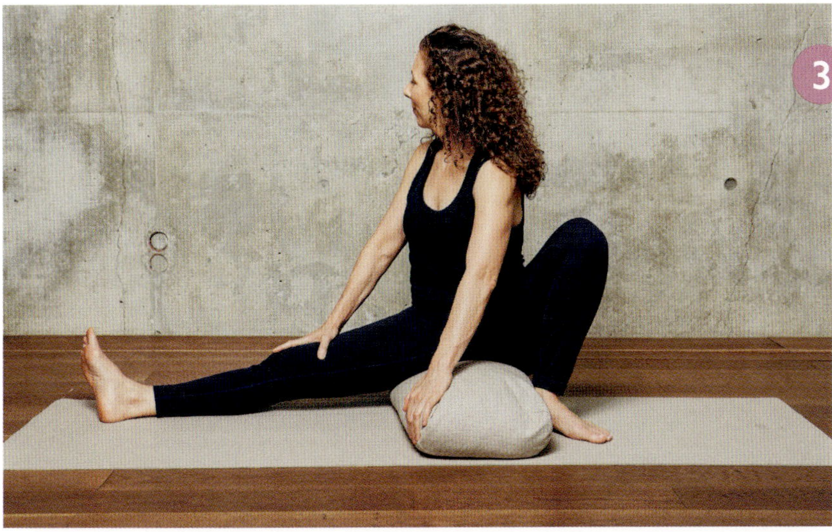
3

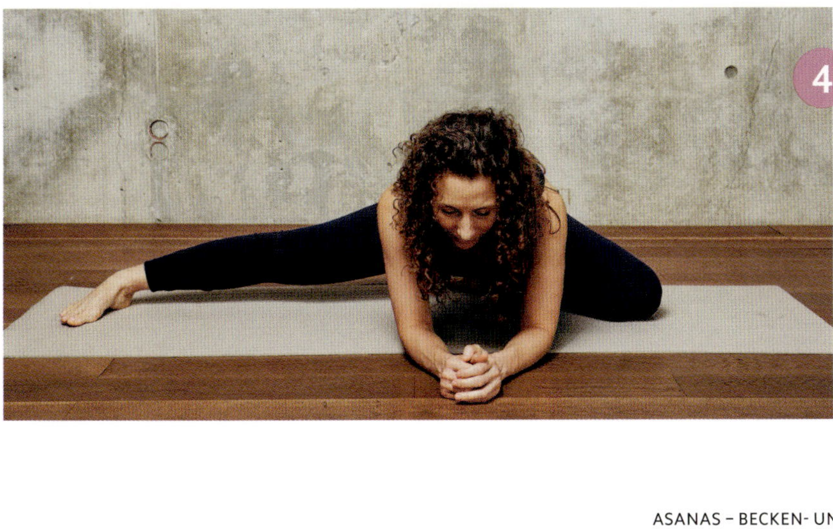
4

Libelle

Wirkung: Diese Position öffnet den Beckenraum sehr intensiv oder etwas sanfter (je nachdem, wie weit du den Winkel der geöffneten Beine wählst) und schafft Raum für die Unterleibsorgane. Zudem werden die Innenseiten der Beine und die Leisten gedehnt. Unterstützt durch ein Bolster unter dem Oberkörper, kann sie sehr beruhigend wirken. Die Übung bietet sich auch während der Menstruation an. Sie spricht besonders die Meridiane von Leber, Nieren und Milz an, in der Vorbeuge außerdem den Blasenmeridian und in der Seitbeuge und Drehung auch den Gallenblasenmeridian.

ÜBUNGSPRAXIS

1 Setze dich auf deine Matte, eventuell mit deinem Becken etwas erhöht auf einer Decke. Dann öffne deine Beine so weit zur Seite, wie es dir angenehm ist. Halte deine Füße entspannt und lasse sie in einer Position, die sich für dich natürlich anfühlt. Wenn die Dehnung in den Beinen sehr intensiv ist, dann kannst du dir auch kleine eingerollte Handtücher unter deine Kniekehlen legen. Nimm dir gerne eine Rolle mit hinzu, die du vor deinem Bauch platzierst: entweder nah am Bauchraum, um über die Auflagefläche und deine Atmung zusätzlich noch den Bauchraum sanft zu massieren, oder mit etwas Abstand, wenn du den Kontakt hier lieber nicht spüren möchtest. Lasse dich dann nach vorn sinken und baue dir vielleicht noch ein kleines Türmchen aus Blöcken oder Decken, falls du dein Bolster nicht erreichen kannst. Lege dich entspannt ab und genieße diese wohltuende Dehnung.

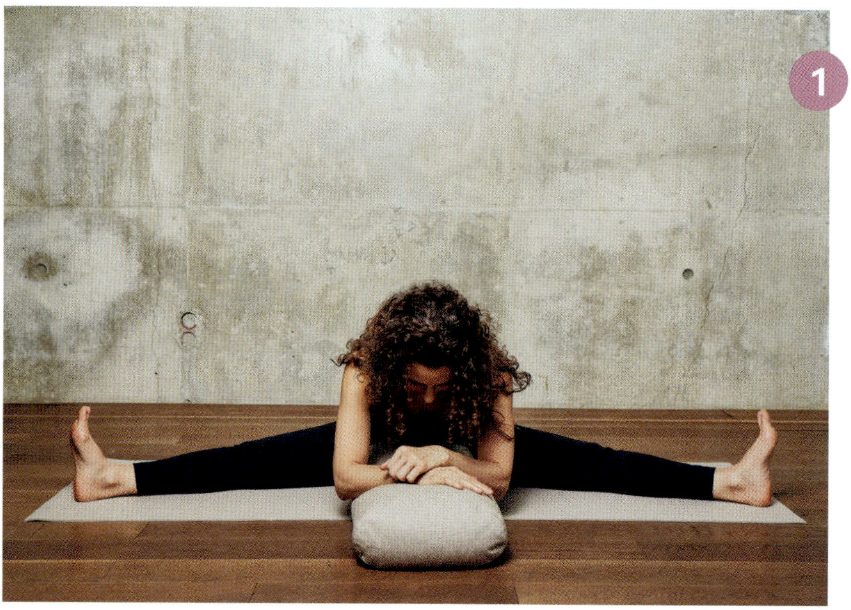

2 Als Variante kannst du auch deine Füße aufsetzen und die Beine mehr anbeugen und dich dann nach vorne sinken lassen. In diesem Fall kann man das Bolster oft weglassen.

3 Eine weitere Option ist die halbe Libelle, bei der du ein Bein mit entspanntem Fuß lang lässt und das andere Bein anbeugst, sodass der Fuß vor dem Becken liegt.

4 Du kannst auch in die liegende Variante kommen, indem du dein Gesäß auf einer Rolle ablegst, die Beine nach oben nimmst und sie weit öffnest. Diese Alternative kann sehr intensiv sein, da die Dehnung durch die Schwerkraft stärker wird. Du kannst diese Position auch an einer Wand ausführen und brauchst dann nicht unbedingt ein Bolster als Erhöhung. Das könntest du tun, wenn du gerade deine Menstruation hast und lieber auf diese sanfte Umkehrhaltung im Beckenraum verzichten möchtest. Die Wand wird dir dann den nötigen Halt geben.

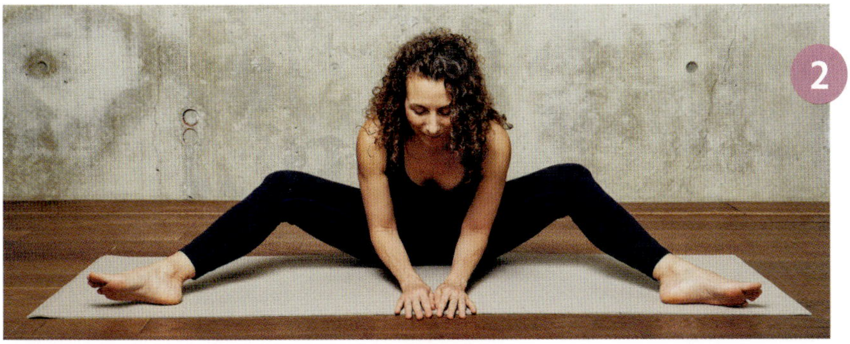

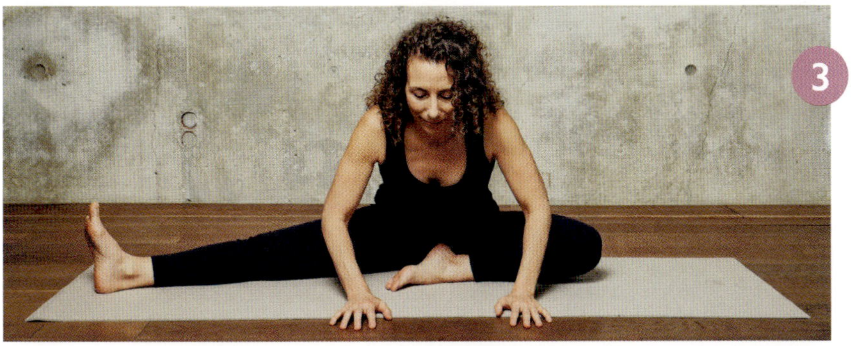

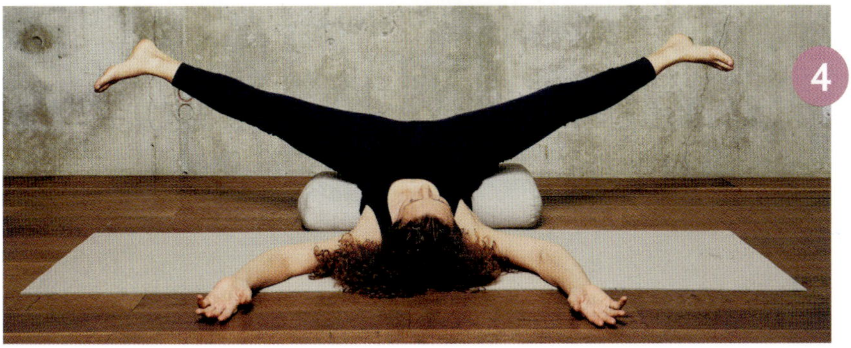

5 Eine Abwandlung an der Wand wäre die **Sternposition**. Dazu führst du ein Bein an der Wand gerade nach oben und lässt das andere zur Seite Richtung Boden sinken, je nach Flexibilität noch mal mit einem Bolster oder Block unter dem Bein, um es abzustützen. Dann führe die Arme lang nach hinten über den Kopf oder nimm sie in eine angewinkelte Form.

6 – 7 Als weitere Option kannst du in die Seitbeuge kommen. Für die Seitbeuge richte dich im Oberkörper wieder auf und verlagere ihn zu einer Seite. Du kannst den Arm dazu hinter deinen Rücken (Bild 7) oder über deinen Kopf führen (Bild 6). Nimm gern ein Bolster dazu, um dich bequemer abstützen zu können.

8 Eine weitere Möglichkeit ist es, in der Position zu drehen (Twist). Dazu richtest du dich im Oberkörper wieder auf, streckst die Wirbelsäule nach oben und drehst dich zu einer Seite. Lasse eine Hand am Bein und nimm die andere hinter dein Becken, um dich zu stützen. Zum Auflösen schließe sanft deine Beine, eventuell auch mithilfe deiner Hände.

Denke jeweils an den Seitenwechsel, wenn du eine asymmetrische Variante dieser Übung gewählt hast.

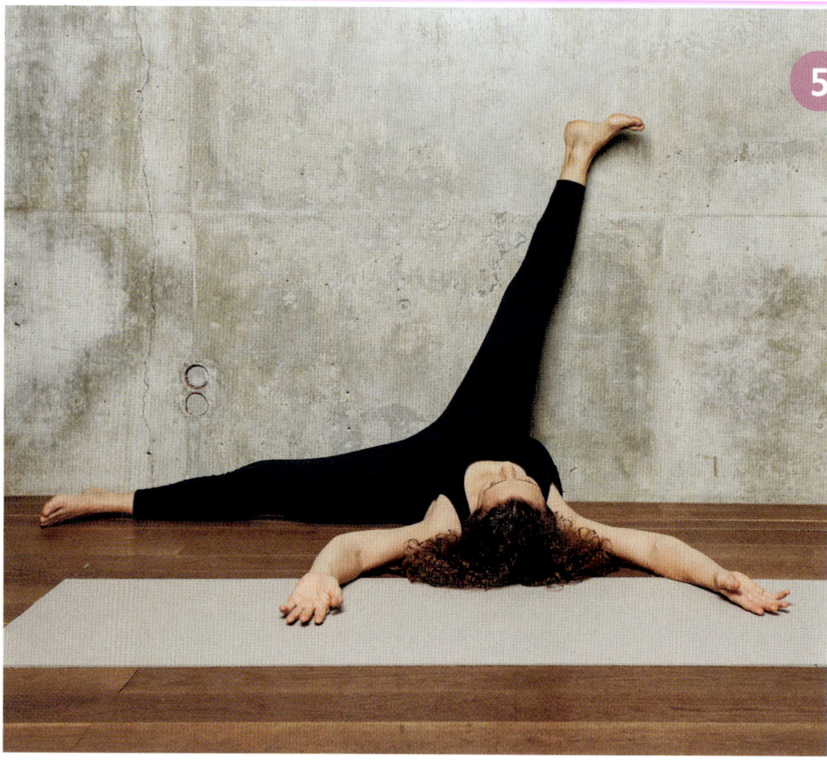

5

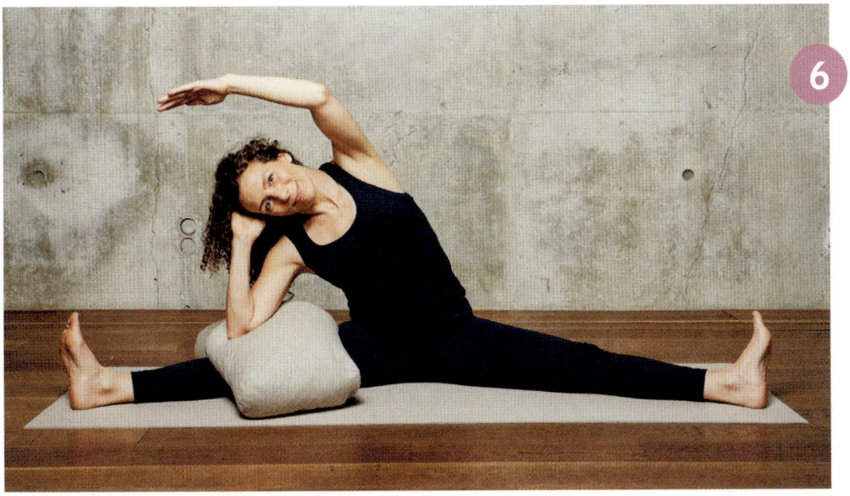
6

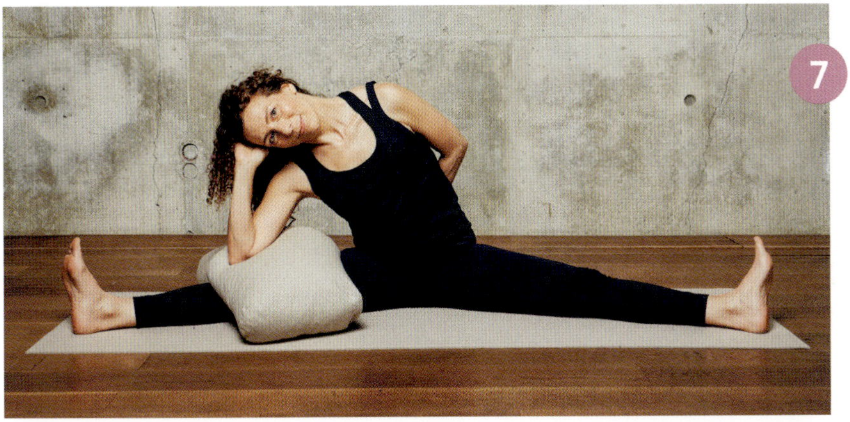
7

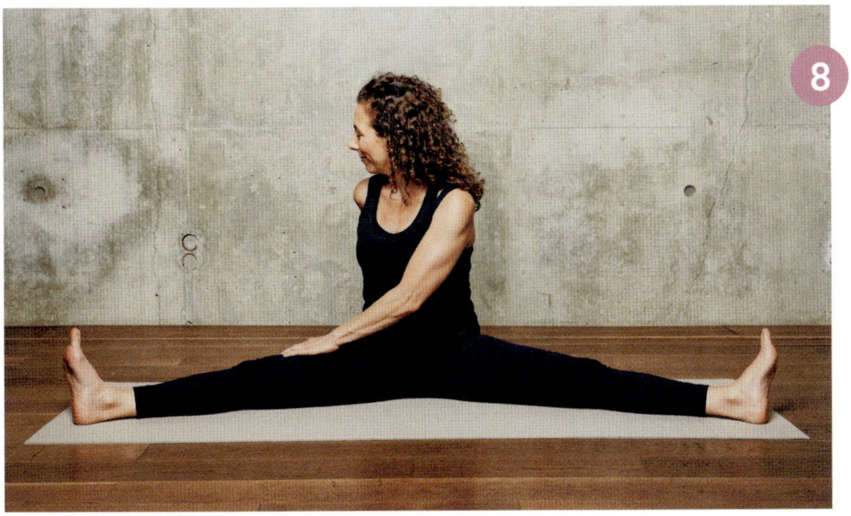
8

Nadelöhr

Wirkung: Das Nadelöhr gehört zu den sanfteren Hüftöffnern, ist für die meisten Menschen gut umsetzbar und wird häufig als sehr wohltuend empfunden. Es dehnt den äußeren Hüftbereich und spricht den Gallenblasen- und den Blasenmeridian an.

ÜBUNGSPRAXIS

1 – 2 Lege eine Rolle quer auf deine Matte, sodass du dein Gesäß damit erhöhen kannst. So kannst du die Position ganz mühelos halten und brauchst eventuell noch nicht einmal deine Hände, um die Beine zu halten. Beuge ein Bein an und kreuze das andere darüber (Bild 1). Du kannst das untere Bein angebeugt lassen oder ausstrecken (Bild 2). Ziehe abschließend noch mal deine Knie zur Brust und schaukele dich auf der Rolle sanft hin und her, bevor du die Seiten wechselst.

3 Du kannst diese Position alternativ auch an einer Wand ausführen und brauchst dann kein Bolster als Erhöhung, da du den Fuß des unteren Beins an die Wand stellst und dadurch gehalten wirst. Das könntest du tun, wenn du gerade deine Menstruation hast und lieber auf diese sanfte Umkehrhaltung im Beckenraum verzichten möchtest.

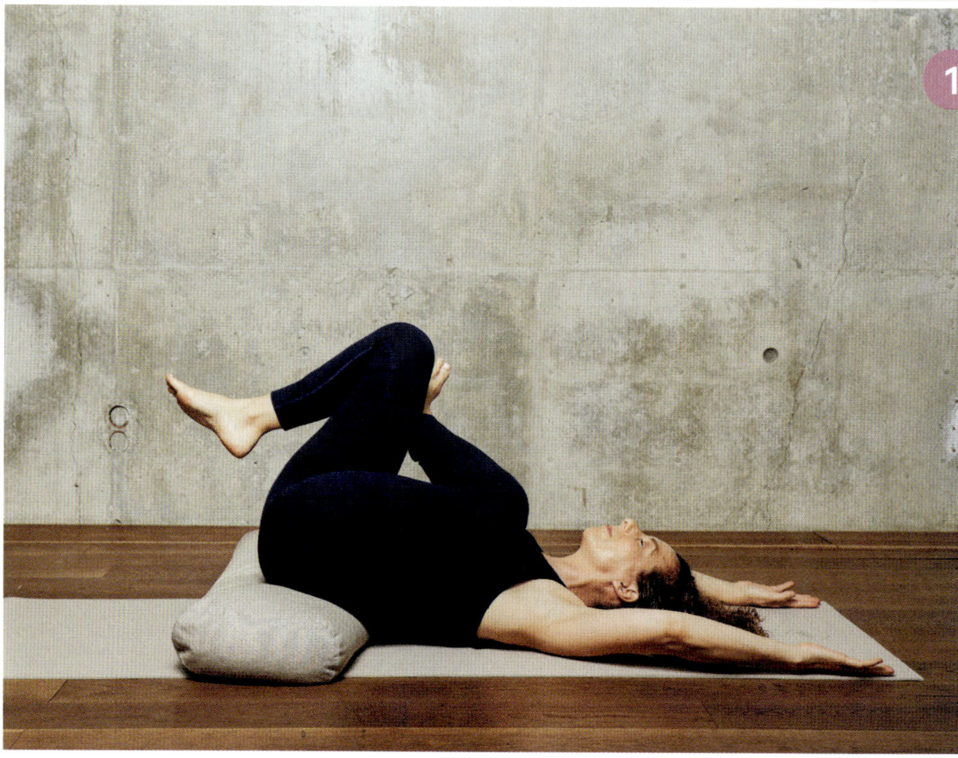

1

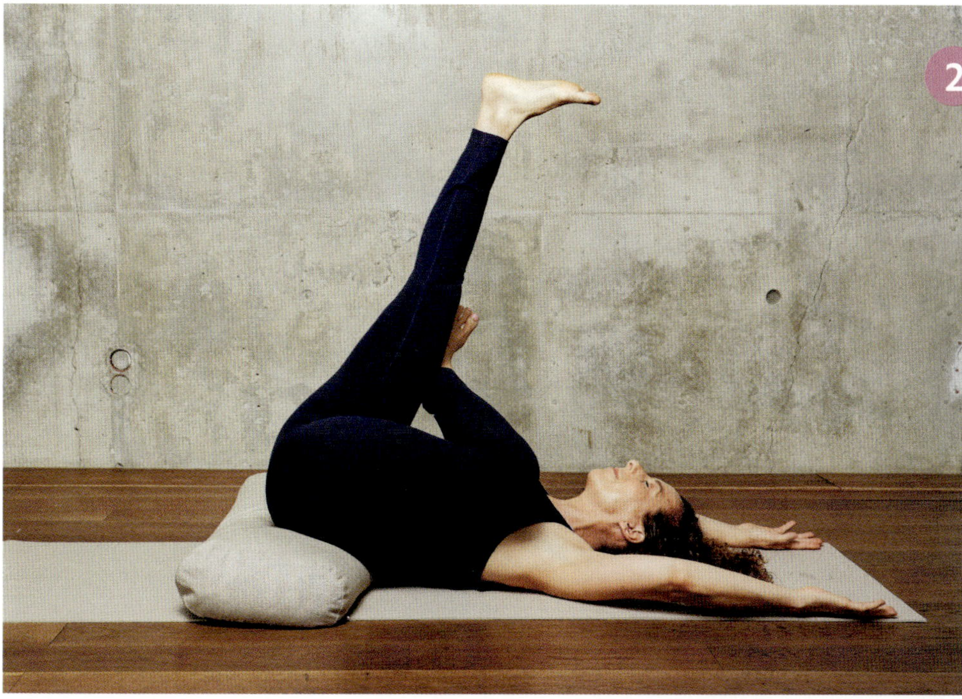
2

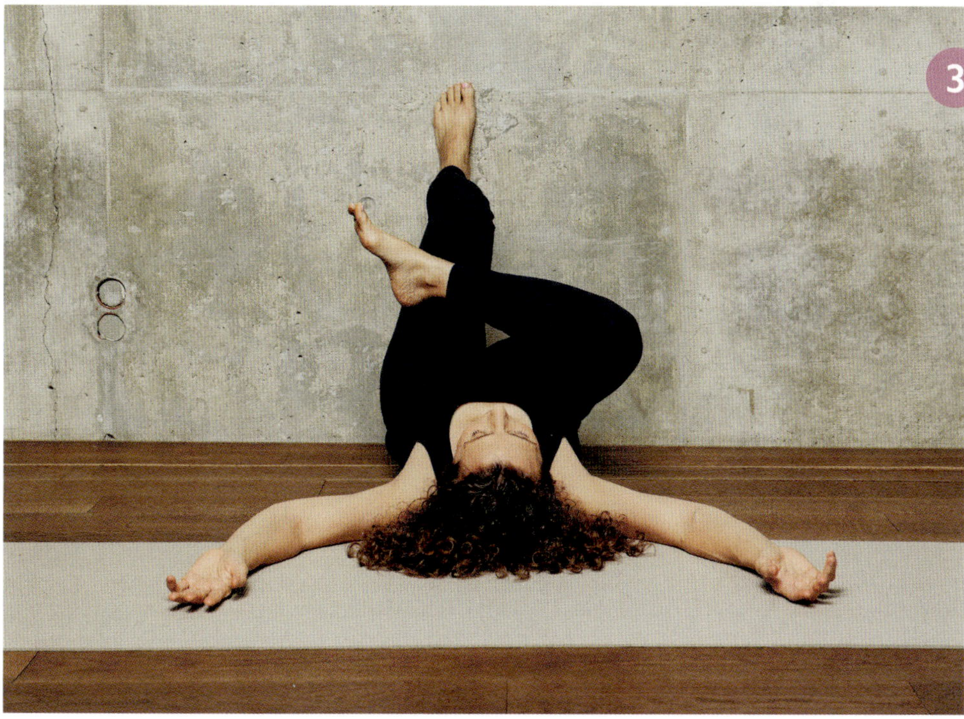
3

90-90-Position

Wirkung: In dieser Position erzielst du sowohl eine Innen- wie auch eine Außenrotation in den Hüftgelenken. Sie hat einen mobilisierenden Effekt auf deinen Beckenraum. Sie kann auch als Vorbereitung für den Schlafenden Schwan genutzt werden. Der Fokus liegt auf dem Gallenblasen- und Blasenmeridian, eventuell auch auf dem Nieren-, Leber- und Milzmeridian.

ÜBUNGSPRAXIS

1 Komme in eine sitzende Position und bringe deine Oberschenkel in einen rechten Winkel, ein Bein zeigt gerade nach vorn und das andere in etwa 90 Grad zur Seite. Die Unterschenkel kannst du ebenso in einem 90-Grad-Winkel zu den Oberschenkeln ablegen. Natürlich kannst du den Winkel hier auch verändern, falls deine Hüftgelenke es nicht erlauben oder du Schmerzen im Knie verspürst. Beuge deinen Oberkörper so weit vor, dass eine angenehme Dehnung spürbar ist. Nimm dir eventuell eine Erhöhung mit dazu, um deinen Oberkörper in der vorgebeugten Haltung darauf zu positionieren. Im besten Fall berührt die linke oder rechte Seite des Bauchraums das Bein, um auch den Bauchraum zu massieren.

2 Du kannst auch in eine gedrehte Variante kommen. Für die Drehung richtest du dich wieder auf, streckst dich noch mal in der Wirbelsäule, drehst dich zum seitlich gebeugten Bein und lässt den Oberkörper Richtung Boden absinken.

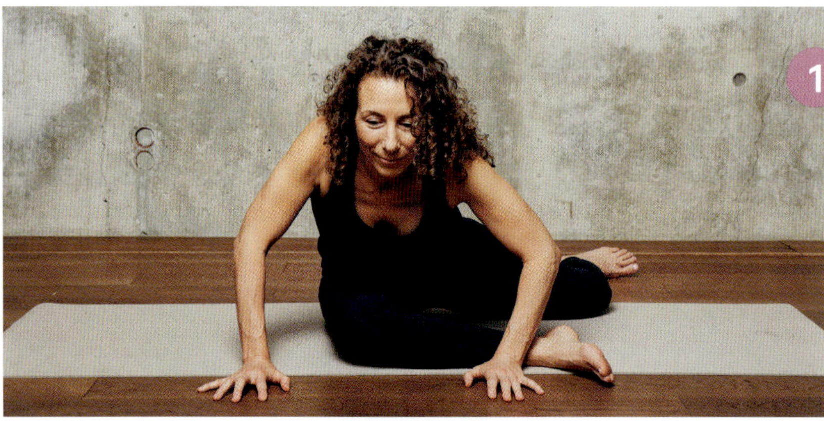

1

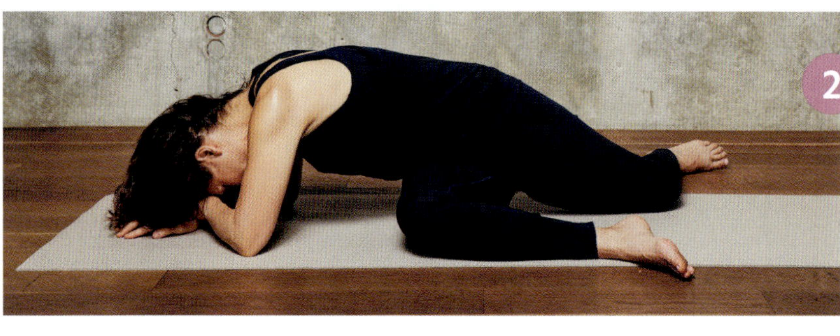

2

③ Du kannst dich in der Position auch zur Seite neigen. Wenn dein rechtes Bein nach vorn zeigt, dann nimm die rechte Hand zum Boden, um dich abzustützen. Den anderen Arm hebst du über deinen Kopf.
④ Eine einfachere Variante dazu wäre die **Meerjungfrau**, bei der du die Beugung der Beine verstärkst, also die Unterschenkel näher an den Oberschenkeln positionierst. Alle oben genannten Alternativen kannst du auch in dieser Position ausführen.

Vor dem Seitenwechsel kannst du eine kleine Scheibenwischerbewegung mit deinen Beinen ausführen.

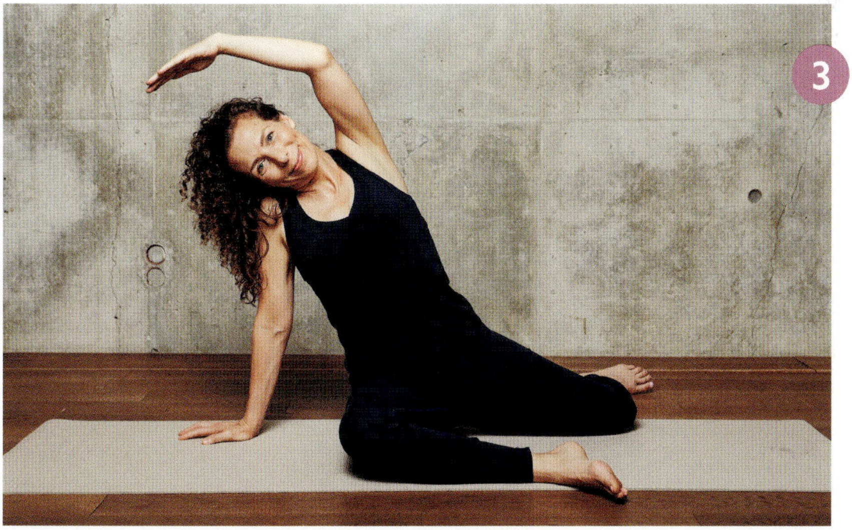

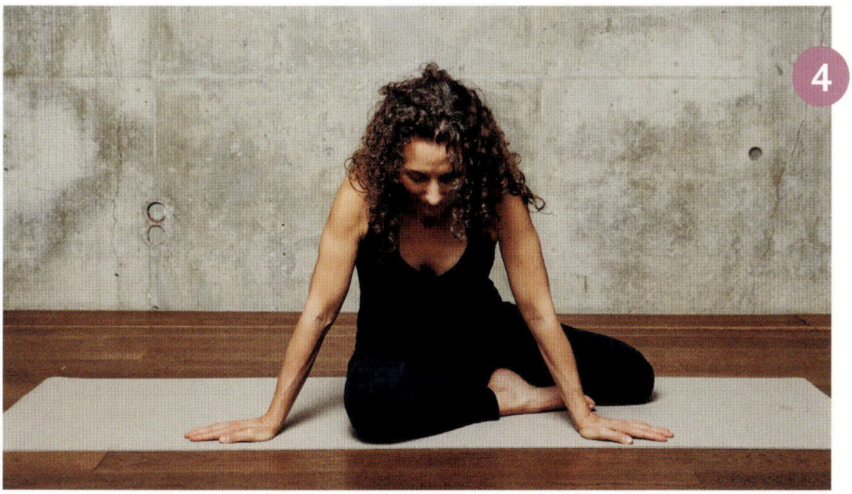

Quadrat

Wirkung: Das Quadrat ist ein etwas intensiverer Hüftöffner und spricht besonders die Außenseite des Oberschenkels mit dem Gallenblasenmeridian an, auch in der Seitbeuge und in der Drehung. In der Vorbeuge wird zusätzlich der Blasenmeridian angesprochen.

ÜBUNGSPRAXIS

1 – 2 Setze dich auf deine Matte in einen Schneidersitz, eventuell mit einer kleinen Erhöhung unter dem Gesäß. Dann versuche, einen Unterschenkel über den anderen zu legen (Bild 1). Wenn deine Hüftgelenke das nicht erlauben oder du einen Schmerz im Knie spürst, dann nimm den Fuß auf den Unterschenkel, unterlagere dir dein Knie mit einem Hilfsmittel (Bild 2) oder bleibe alternativ im Schneidersitz. Komme dann in eine vorgebeugte Haltung mit entspanntem Rücken, gern abgestützt auf einem Hilfsmittel.

3 Als Variante kannst du auch hier in eine Seitbeuge kommen. Wenn dein rechtes Bein oben ist, dann lege die linke Hand seitlich auf den Boden und neige dich zur linken Seite. Lasse den rechten Arm entweder hinter deinem Rücken oder führe ihn über deinen Kopf.

4 Für eine gedrehte Position richte deine Wirbelsäule nochmals auf und wenn dein rechtes Bein oben ist, dann drehe dich zur rechten Seite. Nimm die linke Hand zum rechten Knie und die rechte Hand hinter dich, um dich zu stabilisieren.

Denke bei allen Varianten auch an den Seitenwechsel.

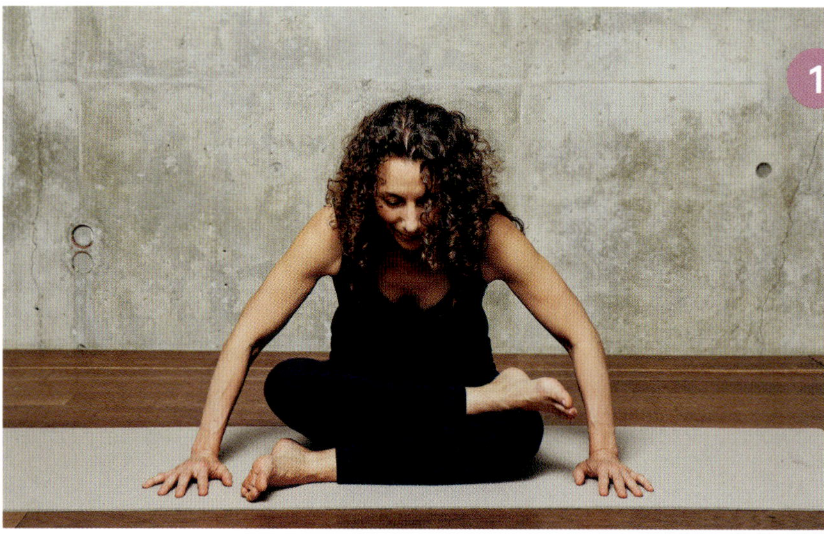

1

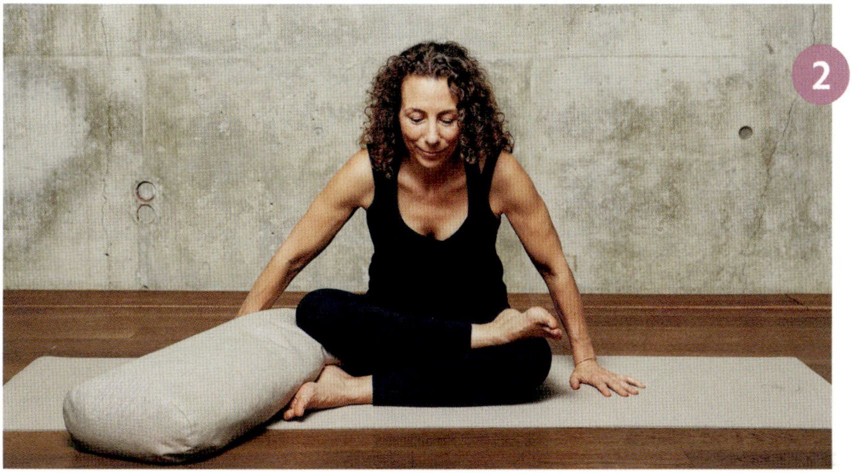
2

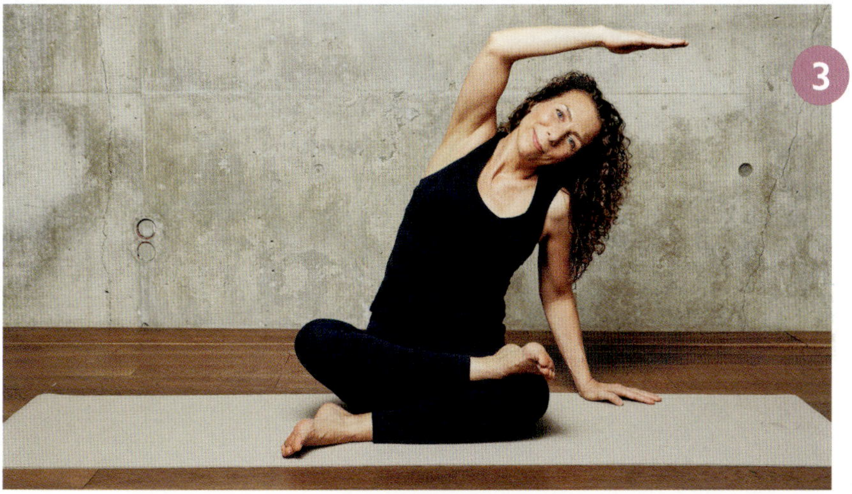
3

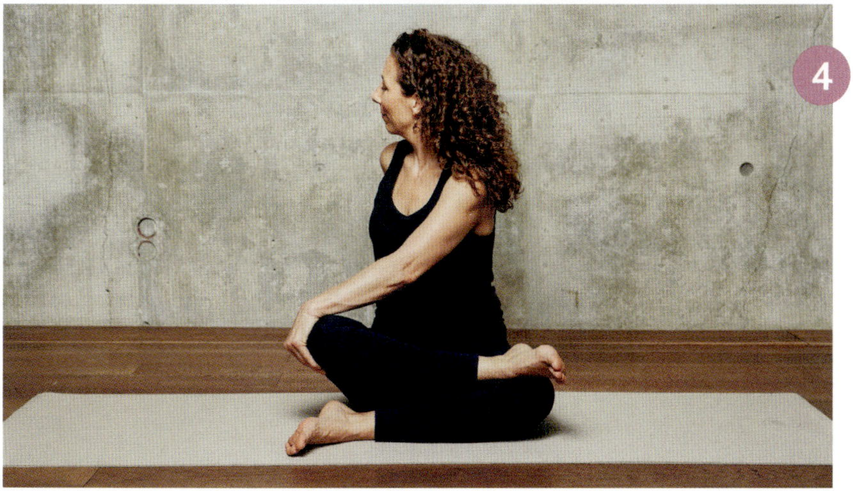
4

Schlafender Schwan

Wirkung: Die Position dehnt den äußeren Bereich der Hüftgelenke und des Oberschenkels. Sie schafft Platz im Beckenraum und entspannt den unteren Rücken. Sie spricht besonders den Gallenblasen- und den Blasenmeridian an.

ÜBUNGSPRAXIS

(1) Komme in einen Vierfüßlerstand und ziehe von hier aus dein rechtes Bein weiter nach vorn, sodass du es vor dir auf der Matte ablegen kannst. Den Winkel zwischen Unterschenkel und Oberschenkel kannst du so variieren, dass du die Dehnung im äußeren Bereich des Beins ohne einen Schmerz im Knie spürst. Das andere Bein kannst du entspannt lang nach hinten auf der Matte ablegen. Lege dann deinen Oberkörper über dem vorderen Bein ab.

(2) Wenn dir das schwerfällt, kannst du dein Becken auch mit einem Hilfsmittel unterlagern oder den Oberkörper höher positionieren. Oder du legst das vordere Bein längs auf einer Rolle ab, sodass es vom Gesäß bis zum Knie auf der Rolle liegt und der Unterschenkel in einem sanften Winkel zum Boden kommen kann. Für den Seitenwechsel kannst du dein Gesäß heben und dein vorderes Bein langsam wieder zurückziehen. Nimm dann das andere Bein nach vorne oder ruhe für ein paar Atemzüge in der Stellung des Kindes, bevor du zur anderen Seite kommst.

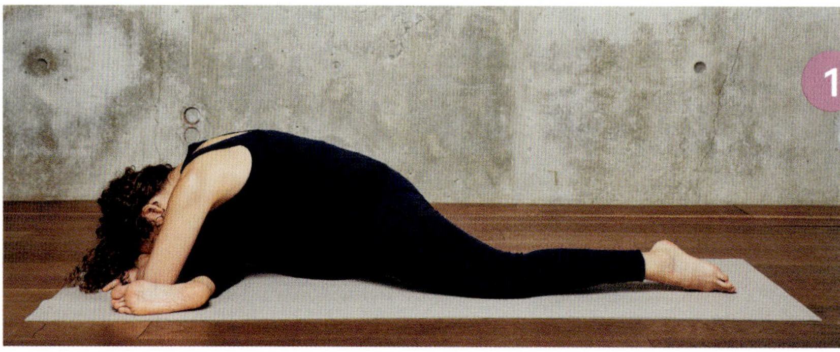

1

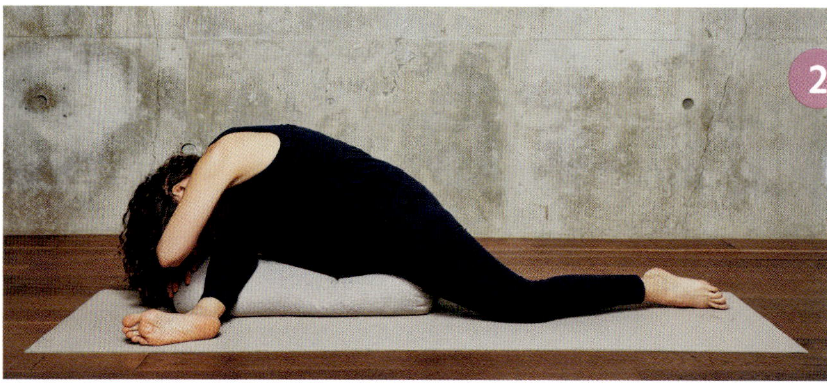

2

Schmetterling

Wirkung: Diese Position gehört wahrscheinlich mit zu den beliebtesten Übungen im Yin Yoga, da sie auf viele Menschen einen sehr entspannenden Effekt hat. Der Beckenraum wird geöffnet und schafft Platz für die Unterleibsorgane, die sich dadurch entspannen können. Die Innenseiten der Beine und Leisten werden gedehnt und je nach Ausführung wird zusätzlich der Rücken entspannt oder die Vorderseite des Körpers angesprochen. Der Fokus liegt auf den Meridianen von Leber, Nieren und Milz, in der Vorbeuge auch auf dem Blasenmeridian und in der Seitbeuge und Drehung zusätzlich auch auf dem Gallenblasenmeridian. Der Schmetterling kann auch eine sehr angenehme Position während der Menstruation sein.

ÜBUNGSPRAXIS

(1) Du kannst bei dieser Übung zwischen Vor- und Rückbeuge wählen. Zu Beginn einer Sequenz würde ich dir eher zur vorgebeugten Variante raten. Dazu kommst du in eine sitzende Position, wenn du möchtest mit einer kleinen Erhöhung unter dem Gesäß oder Blöcken unter deinen Knien. Du schließt deine Füße nahe am Becken und lässt den Oberkörper entspannt nach vorn sinken, den Kopf kannst du unterstützen. Die Arme ruhen entspannt neben dir oder du legst die Hände unter deiner Stirn oder an deinen Füßen ab.

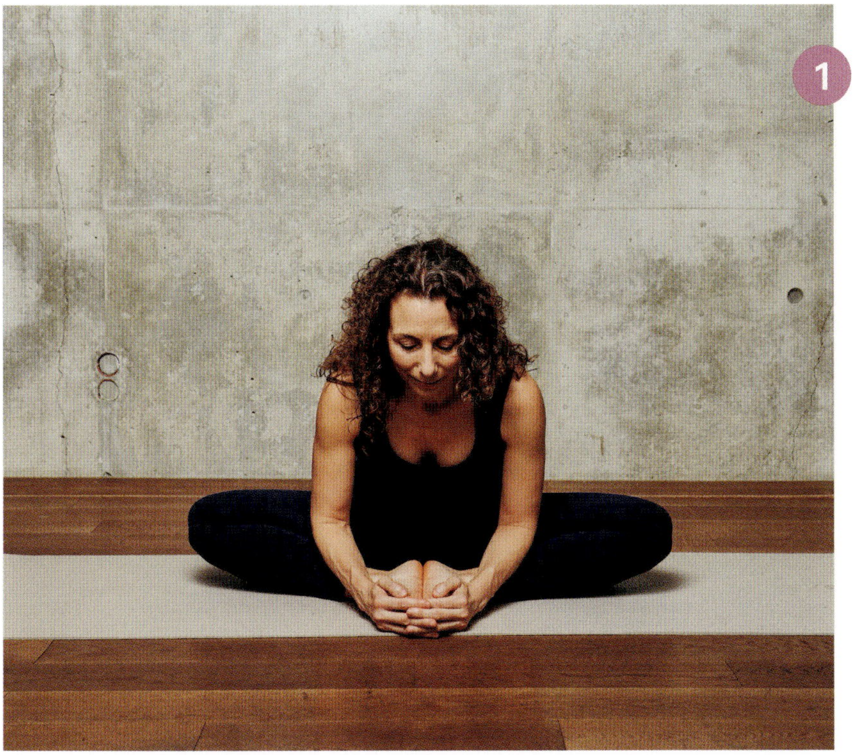

2 Du kannst auch in eine Seitbeuge kommen und stützt dich dabei mit der Hand oder mit dem Ellenbogen am Boden oder auf einem Bolster ab. Den anderen Arm führst du hinter deinen Rücken oder über deinen Kopf.

3 Für eine Drehung nimmst du eine Hand an den Oberschenkel oder an das Knie, die andere Hand führst du hinter dein Becken zum Boden. Bleibe dabei lang in der Wirbelsäule. Denke bei Seitbeuge und Drehung auch an den Seitenwechsel.

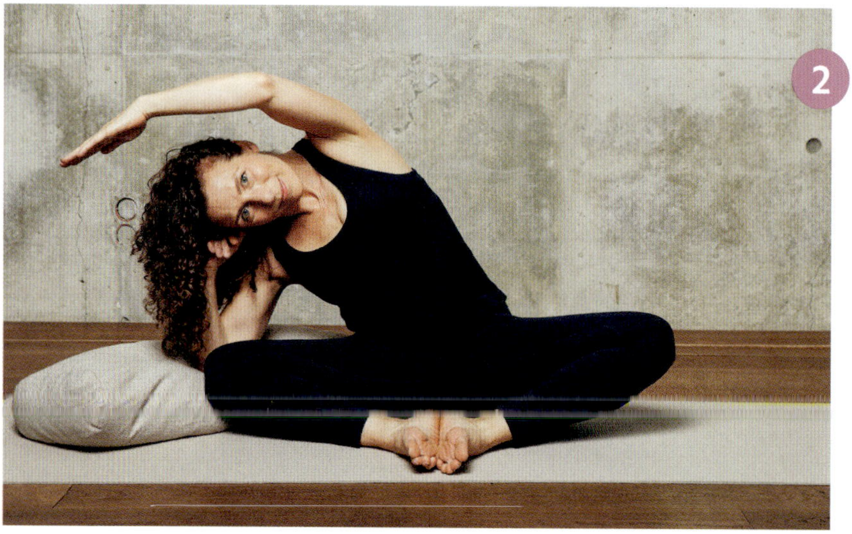

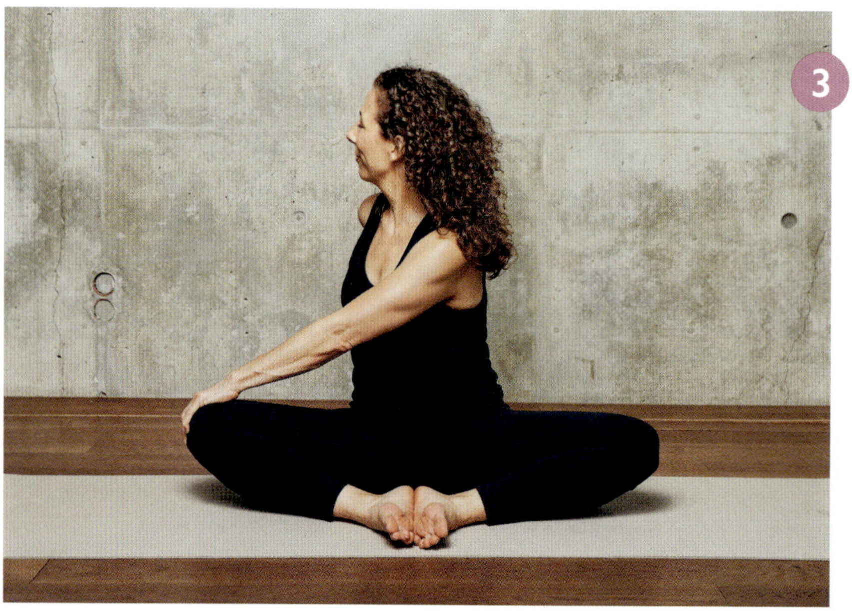

4 Nimm die Position gern auch in der liegenden Variante als Rückbeuge ein. Dazu kannst du ein Bolster oder zwei Blöcke unter deiner Wirbelsäule positionieren (einen unter dem Kopf und einen unter der Brustwirbelsäule) und legst dich längs darauf ab. Die Arme kannst du nach oben neben deinem Kopf ablegen oder etwas mehr zur Seite in Schulterhöhe. Du kannst die Hände aber auch gern auf dem Bauchraum ablegen, um deinen Bauchorganen noch etwas mehr liebevolle Aufmerksamkeit zu schenken, oder auf deinem Herzraum, um dich noch mehr mit deiner Herzensenergie zu verbinden. Schließe deine Beine wieder und aktiviere deinen Beckenboden kurz, bevor du dich wieder aufrichtest.
5 Du kannst auch diese Position an einer Wand ausführen und bringst dazu deine Beine in der Schmetterlingshaltung an die Wand. Nimm die Arme entspannt nach oben.
6 Eine weitere Variante ist die **Schildkröte**. Dabei streckst du die Füße weiter nach vorn und führst deine Arme unter den Unterschenkeln durch. Die Dehnung wird sich dadurch etwas verlagern.

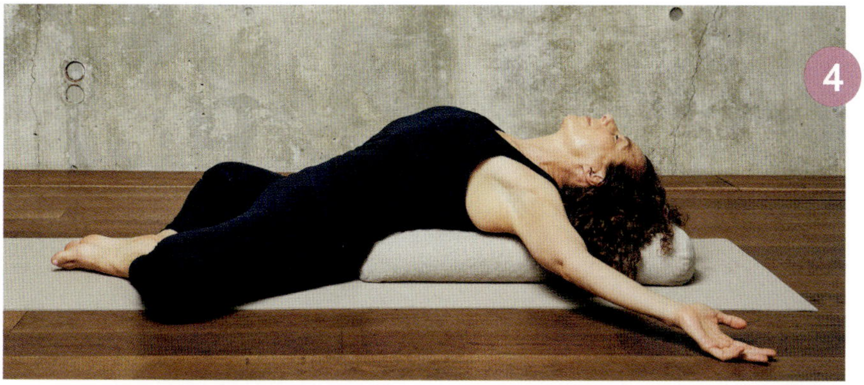

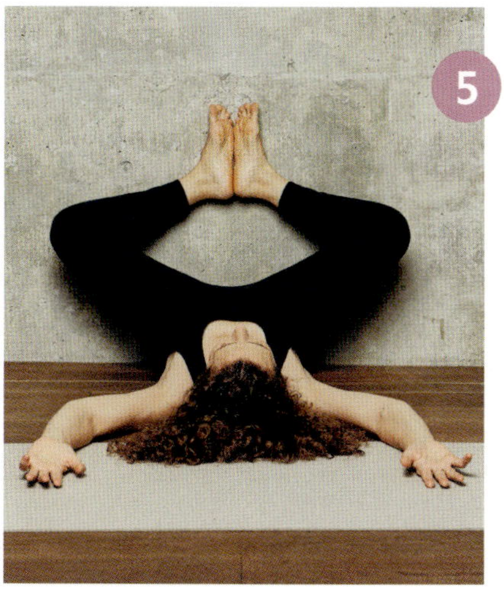

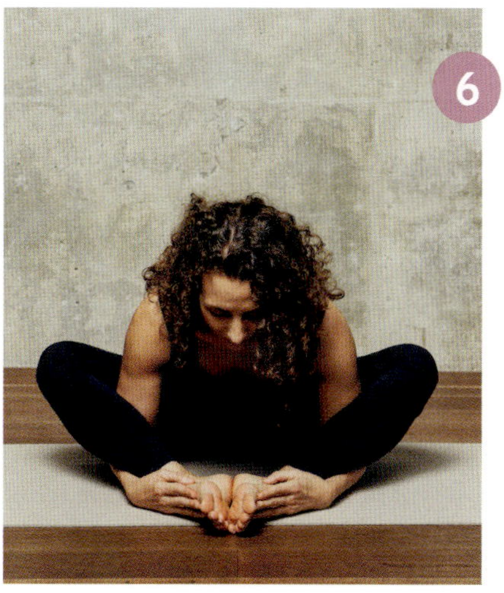

Schnürsenkel

Wirkung: Diese Übung dehnt den äußeren Hüftbereich, die Außenseite des Oberschenkels und den unteren Rücken. Die Bauchorgane werden sanft massiert. Der Fokus liegt auf den Meridianen von Gallenblase und Blase. Wenn du die Adlerarm-Position integrierst, um die Außenseiten der Arme und den oberen Rücken mehr zu dehnen, dann wirkt dies auch auf die Meridiane von Dickdarm, Dreifacher Erwärmer und Dünndarm. Ich nutze die Position auch gern als Alternative zum Schneidersitz, wenn ich mit einem kleinen höhenverstellbaren Schreibtisch am Boden sitze, um zu arbeiten.

ÜBUNGSPRAXIS

1 Komme in eine sitzende Position und nimm dir eventuell eine kleine Erhöhung unter dein Gesäß. Kreuze dann dein rechtes Bein über das linke, sodass deine Knie mehr oder weniger übereinanderliegen. Deine Knie sollten dabei schmerzfrei sein. Wenn das nicht der Fall ist oder du dich in deinen Hüftgelenken blockiert fühlst, dann lege dir eine Decke oder ein eingerolltes Handtuch dorthin, wo sich Ober- und Unterschenkel berühren, oder setze dich längs auf eine Yogarolle, sodass sowohl das Gesäß wie auch die Knie erhöht sind. Dadurch fällt der Beugewinkel wesentlich sanfter aus, was dir aber dennoch eine sehr angenehme Dehnung schenken kann. Neige dich dann mit dem Oberkörper entspannt nach vorn. Du kannst die Arme locker sinken lassen, die Hände am Boden aufsetzen oder dir eine kleine Erhöhung mit dazu nehmen, auf der du deine Hände platzierst, um deine Stirn dort ablegen zu können.

2 Wenn du die Arme mit einbeziehen möchtest, dann kreuze die Arme gegenüberliegend zu deinen Beinen in der Adlerarm-Position (siehe Seite 67 ff.) und lege deine Ellenbogen bequem auf deinen gekreuzten Beinen ab, alternativ auf einem Block vor deinen Beinen. Die Unterarme zeigen nach oben, sodass du deinen Kopf entspannt darauf ablegen kannst. Bei Bedarf kannst du mit einem Gurt zwischen den Händen den Winkel anpassen. Denke sowohl beim Unter- wie auch beim Oberkörper an den Seitenwechsel.

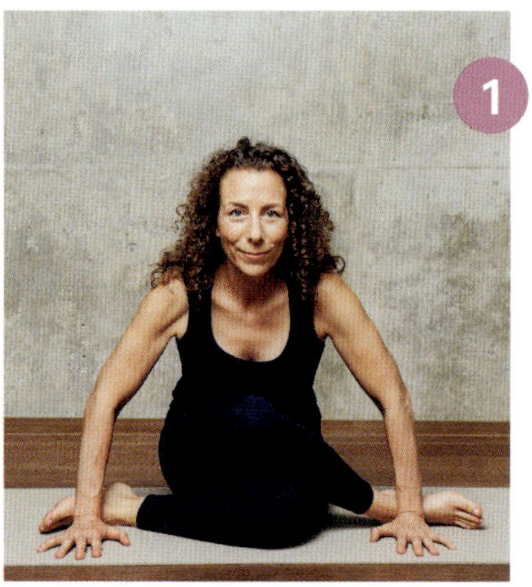

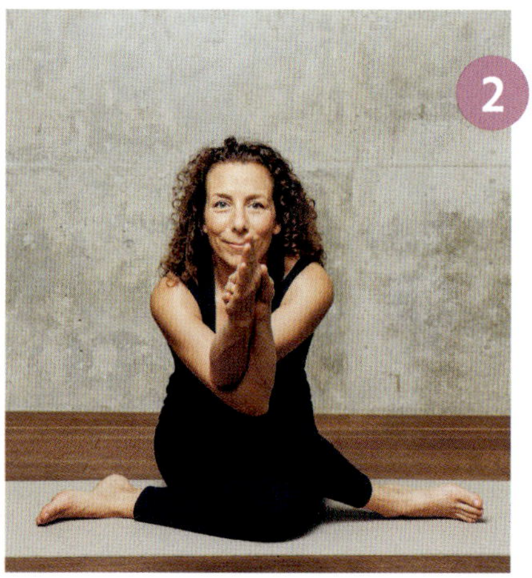

③ Du kannst in die Übung auch eine Seitbeuge mit einbauen. Dazu dehne dich zur offenen Seite. Wenn also dein rechtes Bein oben ist, dann stütze die linke Hand ab und neige dich zur linken Seite. Den rechten Arm kannst du dazu entspannt über den Kopf führen.
④ Für eine Drehung strecke dich nochmals in der Wirbelsäule und drehe dich zu der Seite, deren Bein oben liegt, um dich mit der gegenüberliegenden Hand oder dem Arm gut am Knie abstützen zu können. Die andere Hand führst du hinter dich. Im Falle einer Schwangerschaft könnte man sich zur offenen Seite drehen, sodass es nur ein ganz sanfter Twist wird, der sich mehr auf die Brustwirbelsäule fokussieren sollte.
⑤ Eine weitere Option ist es, das untere Bein lang zu lassen und nur das obere Bein anzubeugen für den Halben Schnürsenkel.

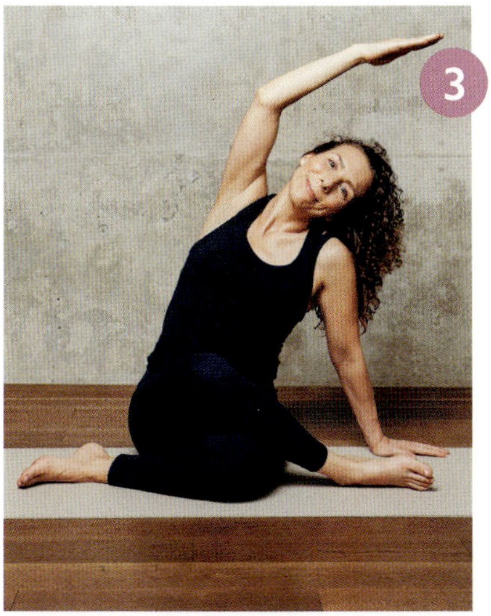

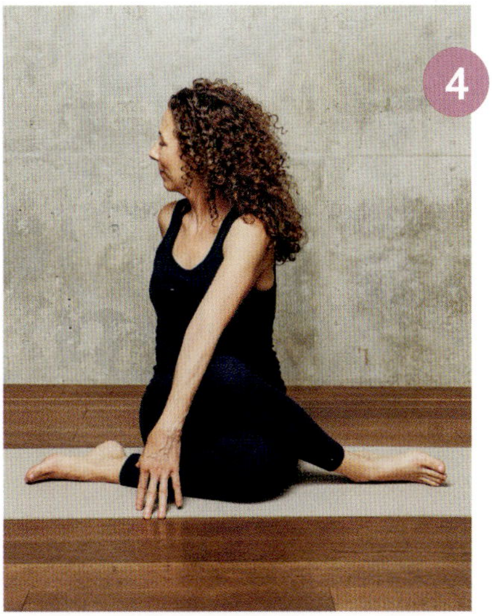

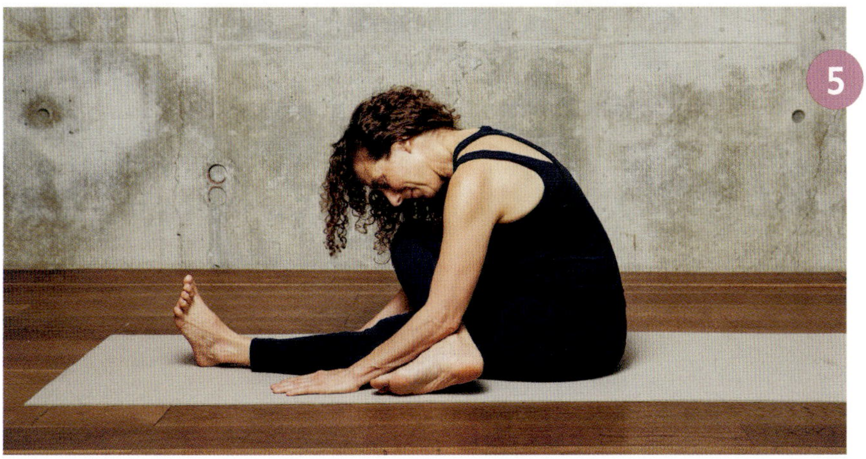

6 Alternativ kannst du die Position auch im Liegen ausführen. Lege dich dazu flach auf den Rücken und überkreuze deine Beine. Um es dir noch einfacher zu machen, lege dein Gesäß auf einer Yogarolle ab.

7 Du könntest auch eine Wand nutzen und den unteren Fuß in der gekreuzten Beinhaltung an die Wand stellen, um dich abstützen zu können.

Denke bei allen Ausführungsformen an den Seitenwechsel.

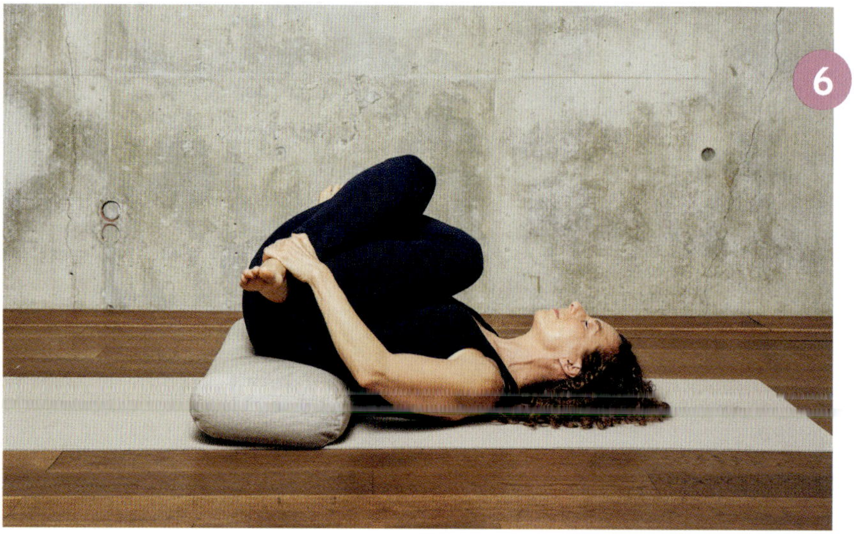

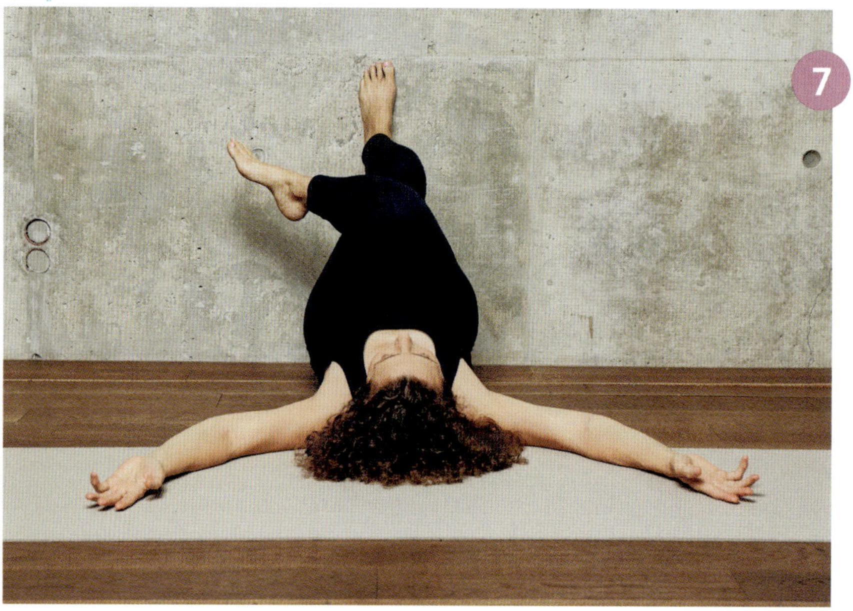

ASANAS – Drehungen

Drehungen können eine wahre Wohltat für den Rücken und die Wirbelsäule sein. Gerade wenn du über Stunden einer sitzenden Tätigkeit nachgehst, kann es zu Fehlhaltungen kommen. Die Drehungen schaffen wieder Platz zwischen deinen Wirbeln und können die Bandscheiben neu durchfeuchten.

Korkenzieher

Wirkung: Der Korkenzieher gehört für viele Menschen mit zu den beliebtesten Übungen im Yin Yoga, da diese Rotation so wohltuend für den Rücken und die gesamte Wirbelsäule sein kann. Es ist eine sehr erdende und unkomplizierte Übung, die du sogar im Bett vor dem Einschlafen oder nach dem Aufwachen praktizieren kannst. Du kannst sie täglich ausführen, um deinen Rücken gesund zu halten, aber auch im Fall von akuten Rückenschmerzen ist sie oft noch gut ausführbar, wenn man sich mit ein paar Hilfsmitteln unterlagert. Ich nutze sie auch gern zum Abschluss einer Sequenz, da sie so unaufgeregt, aber gleichzeitig sehr effektiv ist. Der Fokus liegt auf den Meridianen von Gallenblase, Blase und einem Teil des Magens, der Milz, der Nieren und der Leber sowie auf Lunge, Herzbeutel und Herz.

ÜBUNGSPRAXIS

(1) Lege dich auf den Rücken und ziehe deine Knie zur Brust heran. Von hier aus lasse die Knie seitlich zum Boden oder auf ein Bolster sinken. Strecke deine Arme entspannt nach oben neben deinen Kopf oder nimm sie mehr in Schulterhöhe. Für etwas mehr Zug lege eine Hand oder ein Gewicht auf dem oberen Knie ab. Wenn du die Halswirbelsäule intensiver ansprechen möchtest, dann schaue zur gegenüberliegenden Seite deiner Knie. Wenn das zu intensiv ist, dann lasse den Kopf in der Mitte oder schaue Richtung Knie. Du kannst deine Knie auch höher oder tiefer positionieren, je nachdem, wie die Dehnung im Rücken für dich am angenehmsten ist. Lasse dich dann vom Boden tragen und versuche ganz loszulassen. Für eine stärkere Massage deiner Bauchorgane kannst du auch bewusst in den Bauch hineinatmen.

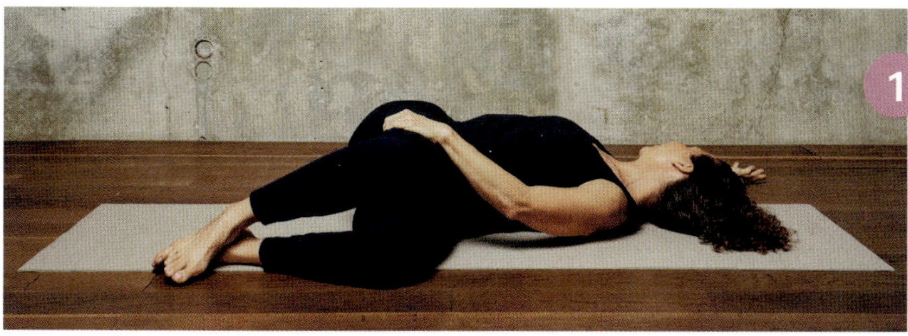

1

2 Eine Option sind auch die **Verdrehten Wurzeln**. Dazu schlägst du die Beine so übereinander, als ob du sie auf einem Stuhl kreuzen möchtest. Du kannst die Knie dann in beide Richtungen sinken lassen und danach das andere Bein nach oben nehmen und wiederum in beide Richtungen ablegen, eventuell unterlagert mit einem Hilfsmittel.

3 Eine etwas intensivere Variante ist der **Scheibenwischer**. Dazu hältst du die Beine etwa hüftweit geöffnet, bevor du sie zur Seite nimmst. Für noch mehr Intensität löst du den unteren Fuß vom Boden und legst ihn auf dem oberen Knie oder der Außenseite des Oberschenkels ab, sodass das obere Knie noch etwas tiefer zum Boden sinken kann.

4 Eine weitere Möglichkeit ist **Shivas Twist**. Dazu lässt du ein Bein lang, setzt den anderen Fuß auf dem langen Bein ab und lässt das gebeugte Bein zur Seite sinken. Dadurch wird die Rotation in der Wirbelsäule stärker.

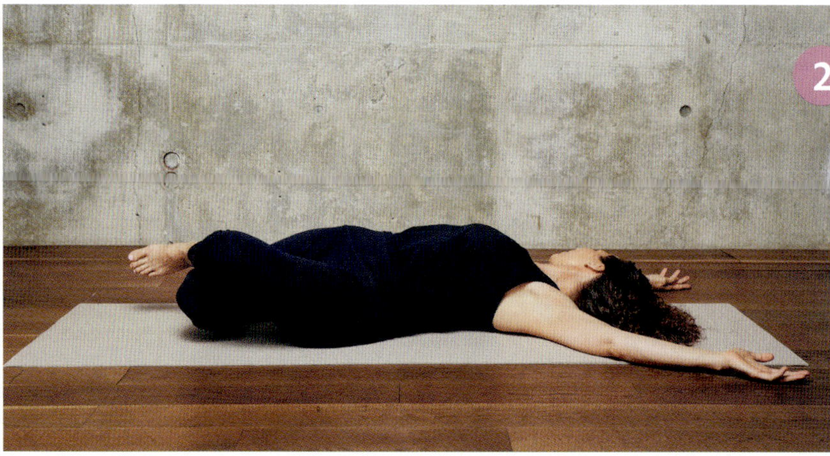

2

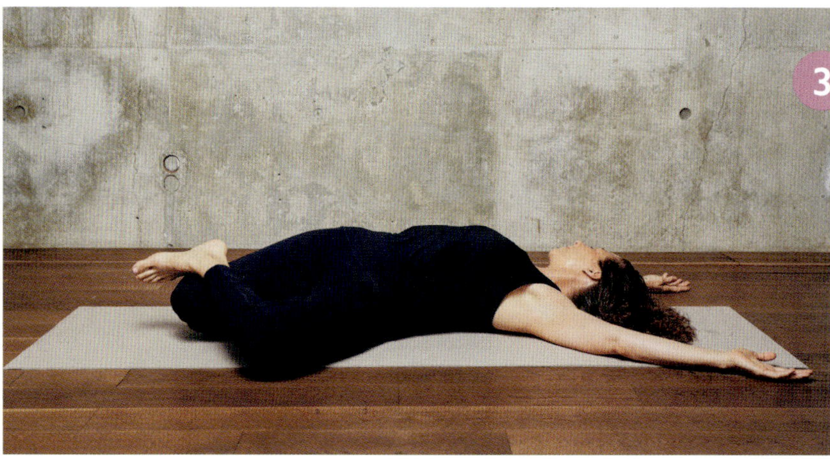

3

5 Eine gemütliche Variante des Twists mit einer schönen Bauchmassage kann der **Sitzende Korkenzieher** auf der Rolle sein. Dazu setzt du dich mit deinem Becken nah an eine Yogarolle heran und beugst die Beine zur Seite an. Nimm deine Fingerspitzen auf den Boden, um deine Wirbelsäule nochmals zu strecken, bevor du dich drehst und dich bäuchlings auf der Rolle ablegst. Du kannst deine Hände unter deine Stirn nehmen oder die Rolle mit einem Block am oberen Ende etwas anschrägen und mit den Armen unter der Rolle durchgreifen, so als ob du sie umarmen wolltest. Lege den Kopf wahlweise auf der linken oder rechten Gesichtsseite ab. Die Intensität wird sanfter oder stärker sein, je nachdem, in welcher Richtung deine Knie liegen. Alternativ kannst du den Kopf auch mittig liegen lassen. Dazu erhöhe deinen Kopf etwas mehr, damit deine Nase frei bleibt.

Denke bei allen Varianten an den Seitenwechsel. Du kannst auch zwischen den Seitenwechseln nachspüren oder die Knie zur Brust ziehen und dich sanft hin und her schaukeln.

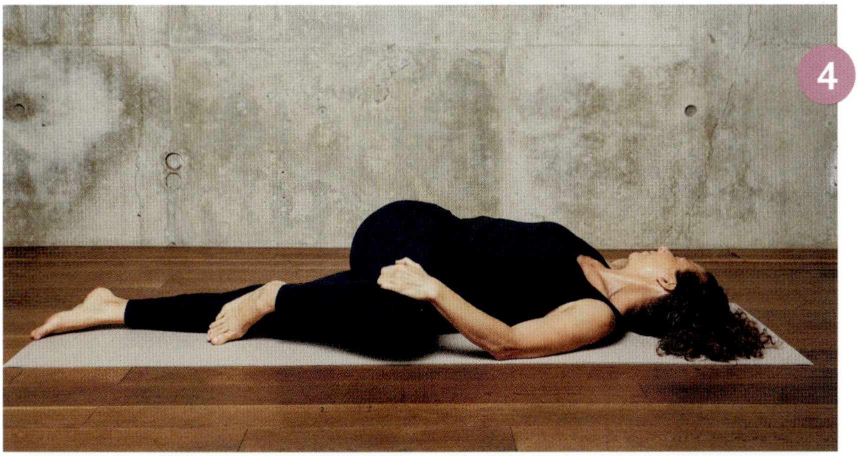

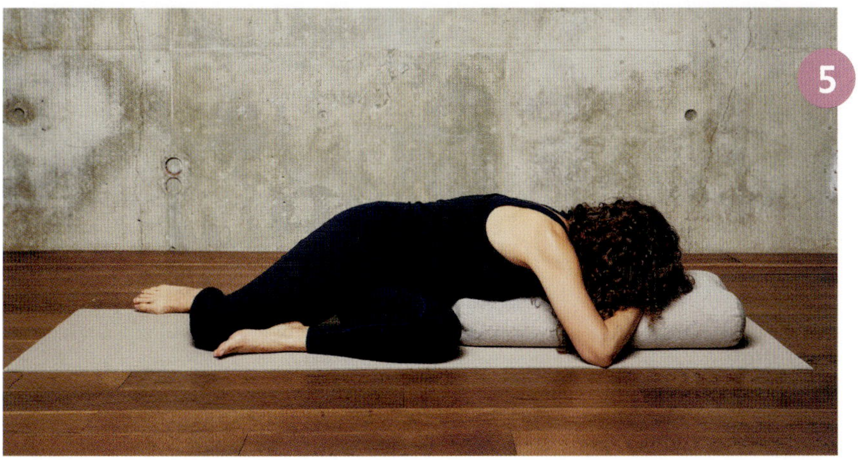

Liegende Katze

Wirkung: Die Rotation in der Liegenden Katze ist eher sanft, man kann sie aber auch verstärken, wenn man sich mehr nach hinten verlagert. Für viele ist diese Position auch eine gute Vorbereitung für den Sattel oder den Halben Sattel. Sie kann sogar als Alternative genutzt werden, da sie die Vorderseiten der Oberschenkel anspricht und damit den Magen- und Milzmeridian dehnt. Durch den Twist werden aber auch Gallenblasen- und Blasenmeridian sanft mit angesprochen und in den Armen Lungen-, Herzbeutel- und Herzmeridian. Die Übung kann sehr wohltuend nach langem Sitzen sein, um die Hüftbeuger wieder zu dehnen.

ÜBUNGSPRAXIS

1 – 2 Lege dich auf eine Seite deines Körpers, beuge dein oberes Bein vor dir an und lege es entspannt auf dem Boden ab. Deinen Kopf kannst du entweder auf deinem langen Arm ablegen (Bild 1) oder den Arm anbeugen und den Kopf auf der Hand abstützen (Bild 2), wenn du zusätzlich noch etwas Dehnung im Nackenraum haben möchtest. Beuge jetzt auch das untere Bein an und greife diagonal mit der gegenüberliegenden Hand zum Fuß, zum Fußgelenk, zum Unterschenkel oder

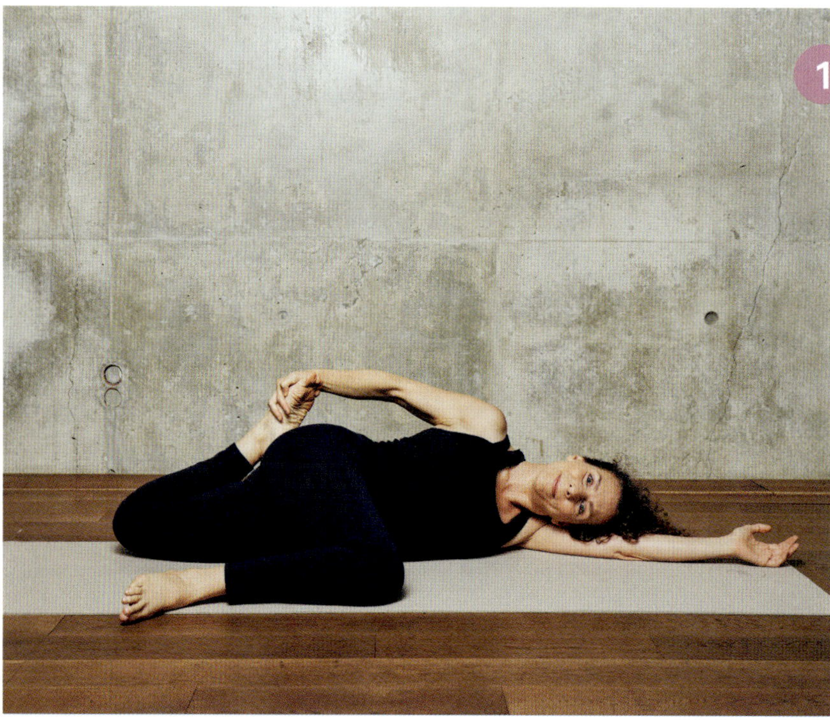

1

HINWEIS: Weitere Drehungen findest du in den anderen Kategorien unter verschiedenen Übungen wie Libelle, Schnürsenkel oder Öffnende Herzstellung.

zum Hosenbein oder nutze einen Gurt, den du in einer kleinen Schlinge um deinen Fuß nimmst. Wenn du deinen Oberkörper weiter nach hinten verlagerst, verstärkst du den Twist. Du kannst aber auch seitlich liegen bleiben. Wenn du möchtest, kannst du vor dem Seitenwechsel kurz auf dem Rücken oder auf dem Bauch nachspüren, um beide Seiten bewusst wahrzunehmen. Löse dazu Hand und Fuß voneinander und rolle dich behutsam wieder zurück.

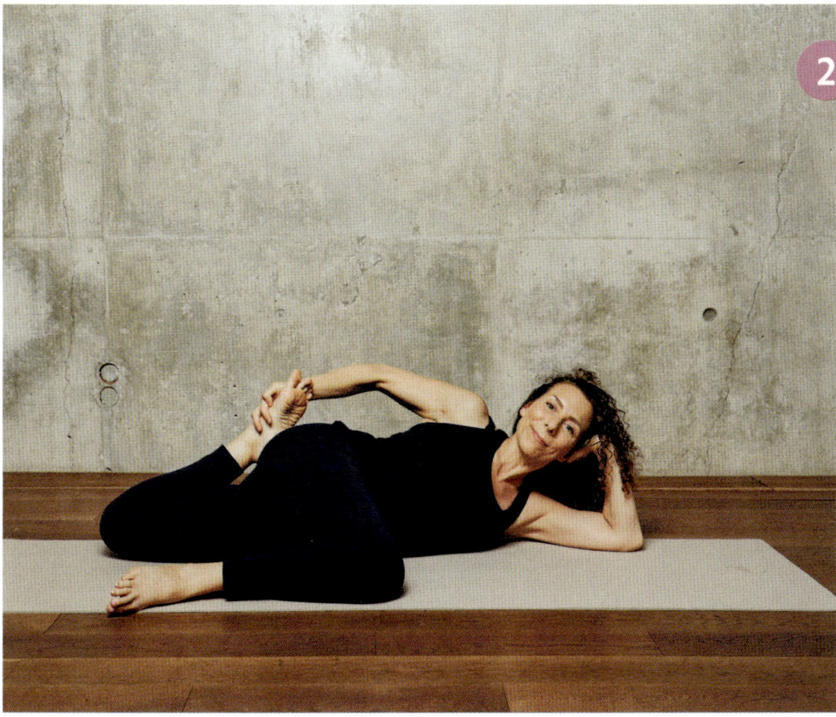

2

ASANAS – Rückbeugen

Auch die Rückbeugen sind wichtig für unsere Rückengesundheit, damit wir den vorderen Bereich des Körpers wieder öffnen. Wenn man viel am Computer arbeitet oder viele Stunden sein Handy benutzt, kommt man unbewusst ganz häufig in eine Fehlhaltung und bringt den oberen Rücken und die Schultern weit nach vorn, sodass die natürliche Körperachse verloren gehen kann.

Liegender Drache

Wirkung: Diese Position ist eine sanfte, liegende Variante des klassischen Drachens und dehnt die Hüftbeuger sowie die Vorderseite des Körpers. Der Fokus liegt auf dem Magen- und dem Milzmeridian.

ÜBUNGSPRAXIS

Lege ein Bolster quer auf deine Matte und positioniere dein Becken darauf. Dann lege dich nach hinten ab, ziehe ein Bein zur Brust und lasse das andere Bein lang. Wenn du die Intensität verstärken möchtest, dann erhöhe dein Bolster mit Blöcken oder einer Decke. Denke auch an den Seitenwechsel.

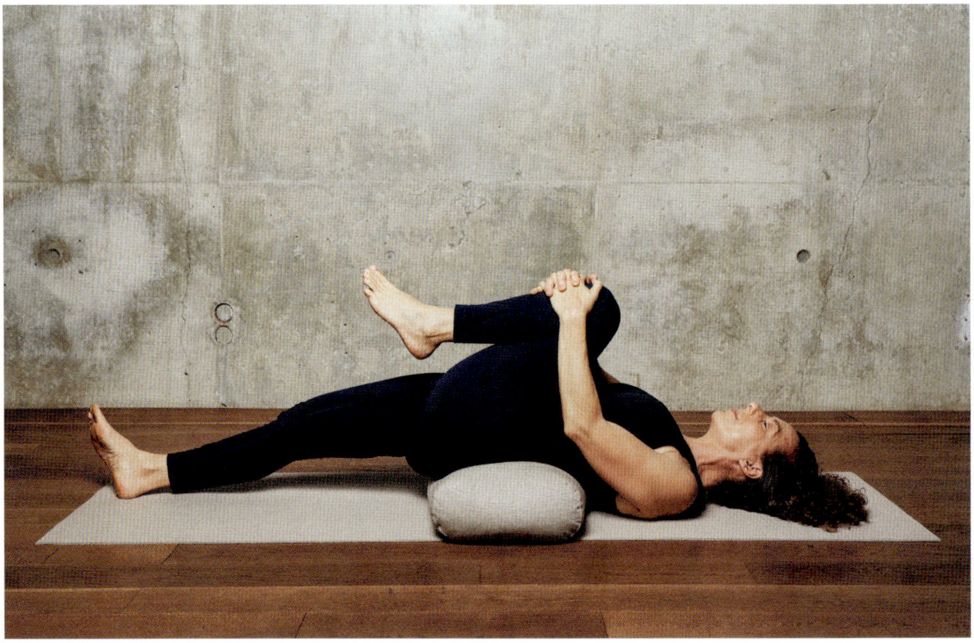

Fisch

Wirkung: Diese Position dehnt die Vorderseite deines Oberkörpers und kann dich in deiner Atmung unterstützen. Sie wirkt auf die Meridiane von Magen, Milz, Nieren und Leber im Oberkörper und Lunge, Herzbeutel und Herz in den Armen.

ÜBUNGSPRAXIS

Lege für deine Brustwirbelsäule eine Rolle quer auf deine Matte und positioniere für deinen Kopf einen Block oder ein Kissen dahinter. Nimm dein Becken vor die Rolle und lege dich so ab, dass deine Schulterblätter entspannt auf deiner Rolle liegen können. Deinen Kopf unterstützt du entsprechend mit dem Block oder Kissen. Dann führe deine Arme lang nach oben neben deinen Kopf oder mehr seitlich in Schulterhöhe, falls dir das angenehmer ist. Zum Auflösen aktiviere kurz deinen Beckenboden, richte dich wieder auf oder rolle seitlich aus der Position heraus.

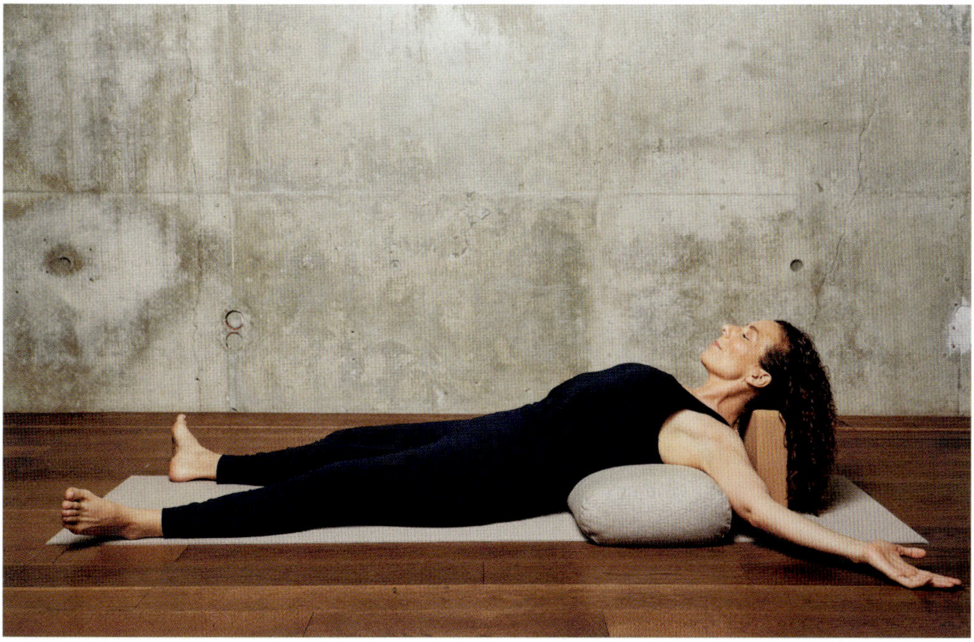

Gestützte Schulterbrücke für die Brustwirbelsäule

Wirkung: Diese Position öffnet besonders den Brustkorb, die Schultern und die Vorderseite des Körpers. Sie kann eine tiefe Atmung unterstützen. Sie wirkt auf die Meridiane von Magen, Milz, Nieren und Leber im Oberkörper und von Lunge, Herzbeutel und Herz in den Armen.

ÜBUNGSPRAXIS

(1) Lege für Oberkörper und Beine eine Yogarolle längs auf deine Matte. Unterhalb der Rolle platzierst du einen Block oder ein Kissen für deine Füße. Nun lege dich so hin, dass du deine Fußgelenke erhöht ablegen kannst und dein Oberkörper so ausgerichtet ist, dass deine Schulterblätter am oberen Ende deiner Rolle und die Arme am Boden liegen. Wenn du zu viel Kompression in der Halswirbelsäule spürst, dann unterlagere deinen Kopf mit einer Decke oder einem gefalteten Handtuch. Zum Auflösen setze deine Füße wieder auf, aktiviere den Beckenboden und drücke dich über die Ellenbogen wieder zurück nach oben oder drehe dich seitlich aus der Übung heraus. Als kurze Gegenposition vor der Neutralisierung empfehle ich dir die Päckchenhaltung (siehe Seite 62f.) oder den Kutscher als Variante der Raupe (siehe Seite 146f.). Diese Position empfehle ich auch gern als Alternative zur Gestützten Schulterbrücke für die Lendenwirbelsäule (siehe Seite 134), wenn man zum Beispiel aufgrund der Menstruation oder aus anderen Gründen nicht in die sanfte Umkehrhaltung kommen möchte.

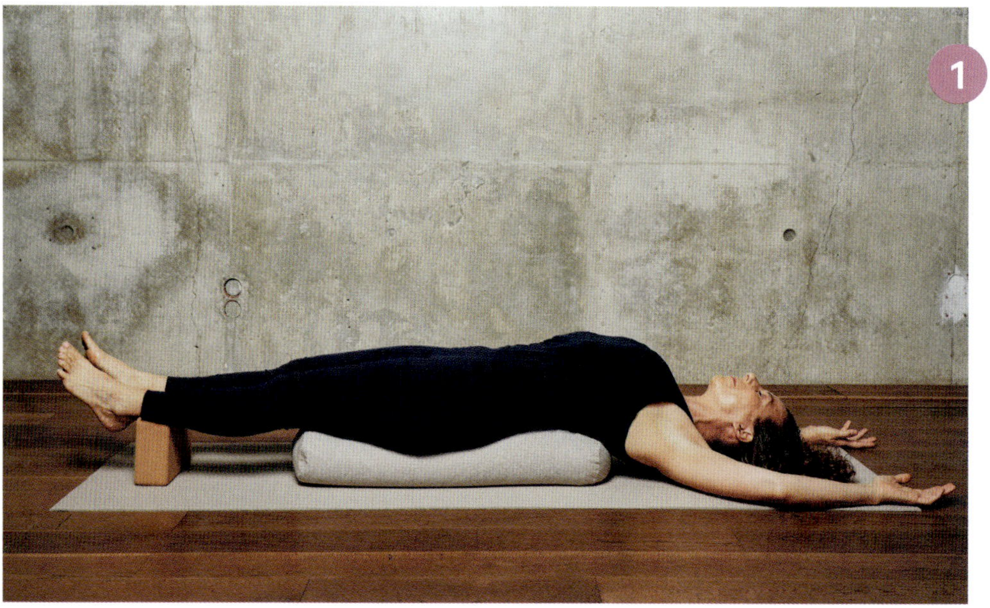

2 Eine sehr sanfte Form der Rückbeuge, die sich zum Beispiel bei akuten Rückenschmerzen oder einfach als regenerierende Position anbietet, ist die **Stonehenge-Pose**. Dazu kommst du in die Rückenlage, optional mit einer gerollten Decke unter der Brustwirbelsäule. Vorab stellst du dir noch zwei Blöcke hochkant an das Fußende deiner Matte und legst eine Yogarolle quer darüber, sodass du dir ein kleines Podest baust. Dann miss deinen Abstand aus, sodass du deine Beine angebeugt vorsichtig auf der Rolle mit den zwei Blöcken ablegen kannst. (Alternativ könntest du für diese Übung auch die Sitzfläche eines Stuhls oder einen Hocker nutzen.) Nimm die Arme nach oben neben deinen Kopf oder die Schultern und genieße den wohltuenden Effekt dieser Übung. Zum Auflösen nimm ein Bein nach dem anderen wieder zurück an die Brust und schaukele dich sanft hin und her, bevor du dich wieder neutral ablegst.

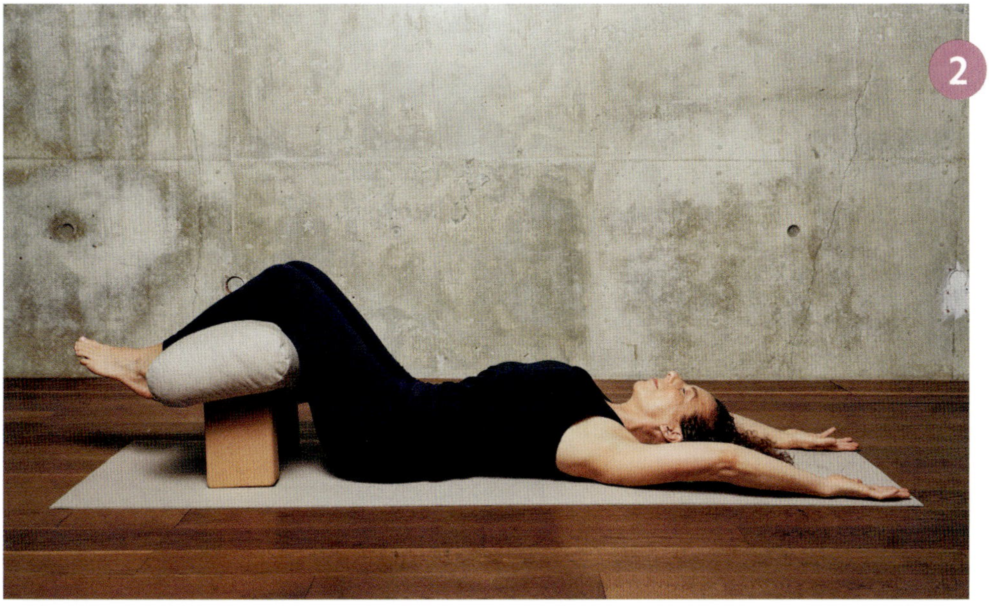

Gestützte Schulterbrücke für die Lendenwirbelsäule

Wirkung: Diese Position fokussiert besonders die Lendenwirbelsäule und öffnet die Hüftbeuger und die Vorderseite des Körpers. Sie bringt dich in eine sanfte Umkehrhaltung, sodass du sie eventuell während der Menstruation vermeiden möchtest. Sie wirkt auf die Meridiane von Magen, Milz, Nieren und Leber entlang der Vorderseite des Körpers und von Lunge, Herzbeutel und Herz in den Armen.

ÜBUNGSPRAXIS

Komme in die Rückenlage und nimm einen Block neben dich. Dann hebe dein Becken an und positioniere den Block unter dem Bereich von Steißbein und Kreuzbein. Du kannst aus den drei Höhen des Blocks wählen, um die passende Intensität für dich zu finden. Wenn der Block dir zu hart ist, dann lege gern noch eine Decke darüber oder nutze alternativ ein Kissen. Gib dein Gewicht ganz ab und führe die Arme nach oben neben deinen Kopf oder mehr auf Schulterhöhe. Zum Auflösen hebe dein Becken wieder an, nimm den Block zur Seite und lasse dich Wirbel für Wirbel wieder auf die Matte zurückrollen. Als kleine Gegenposition vor der Neutralisierung empfehle ich dir, kurz in die Päckchenhaltung zu kommen.

HINWEIS: Weitere Rückbeugen findest du in der Kategorie »Becken- und Hüftöffner« (siehe ab Seite 92).

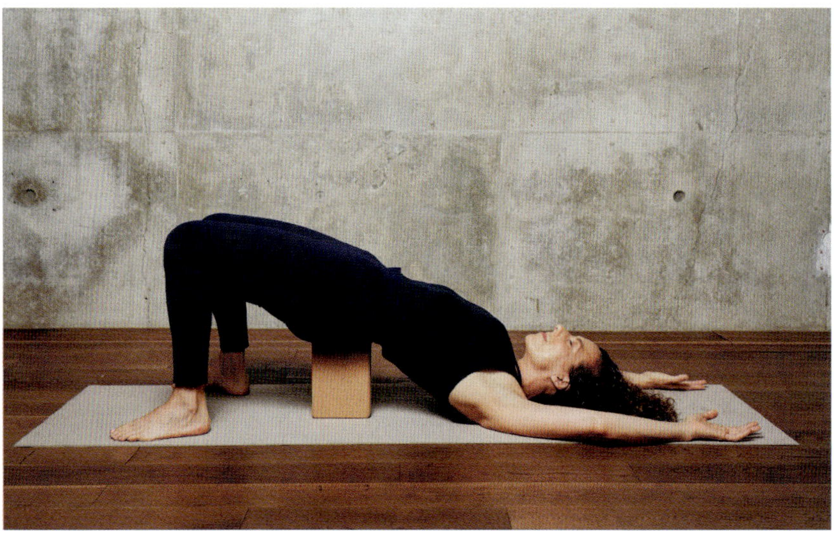

Regenbogenbrücke

Wirkung: Diese Position dehnt die gesamte Vorderseite des Körpers, besonders den Brust- und Schulterbereich sowie die Hüftbeuger. Sie wirkt auf die Meridiane von Magen, Milz, Nieren und Leber entlang der Vorderseite des Körpers und von Lunge, Herzbeutel und Herz in den Armen.

ÜBUNGSPRAXIS

1 Je nach Höhe deiner Rolle oder deiner eigenen Körpergröße kann es sein, dass dir nur eine Yogarolle ausreicht, die du quer auf deine Matte legst. Vielleicht möchtest du aber auch noch eine eingerollte Decke oberhalb des Bolsters positionieren. Dann setze dich auf die Rolle und lege dich zurück, sodass die Vorderseite deines Oberkörpers flächig aufgedehnt wird. Nimm die Arme nach oben neben den Kopf oder etwas mehr zur Seite. Die Beine lässt du entspannt ruhen. Zum Auflösen beuge die Beine wieder an, aktiviere deinen Beckenboden und drücke dich über die Arme nach oben oder komme seitlich aus der Position heraus.

2 Als sanftere Variante kannst du die Übung mit einer kleineren Rolle, zum Beispiel einem gerollten Handtuch, unter der Brustwirbelsäule ausführen. Dazu legst du dich auf der Erhöhung unter der Brustwirbelsäule zurück und streckst Arme und Beine sternförmig von dir.

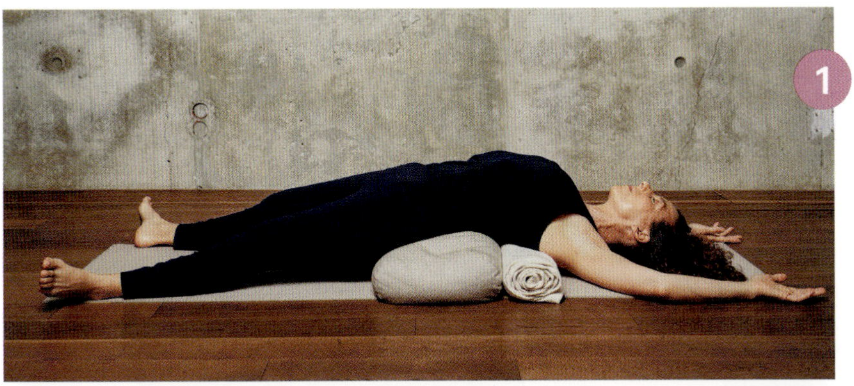

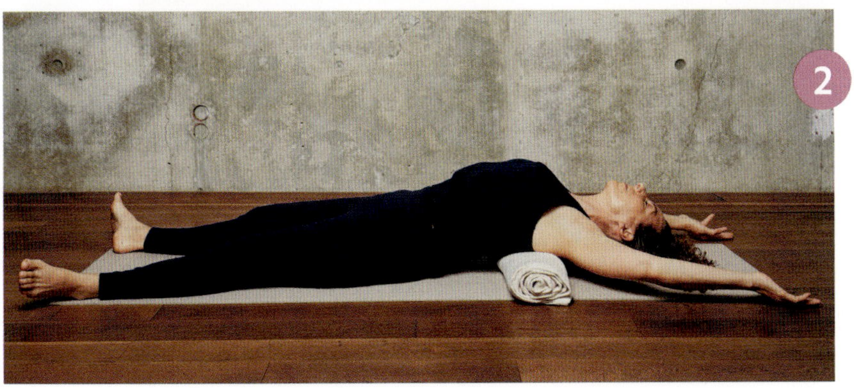

Sattel

Wirkung: Du findest hier mehrere Varianten des Sattels, aus denen du wählen kannst, um möglichst entspannt in die Übung zu kommen. Sie dehnt flächig die gesamte Vorderseite deines Körpers und übt einen leichten Druck auf die Wirbelsäule aus, sodass die Kurven der Wirbelsäule wieder sanft korrigiert werden können. Der Sattel wirkt auf die Meridiane von Magen und Milz entlang der Vorderseite des Körpers, zum Teil auf Nieren und Leber sowie Lunge, Herzbeutel und Herz in den Armen, wenn sie nach oben genommen werden. Er ist der Gegenspieler zur Raupe. Beide zusammengenommen sprechen alle Bereiche deiner Wirbelsäule an, sodass du ihre Kurven dadurch wieder harmonisieren oder ihre Funktion möglichst lang erhalten kannst. Etwas Vorsicht ist bei fortgeschrittener Osteoporose geboten.

ÜBUNGSPRAXIS

1 – 2 Lege eine Yogarolle längs auf deine Matte und setze dich im Fersensitz oder mit dem Gesäß zwischen deinen Unterschenkeln ab, sodass die Füße nach hinten oder zu den Seiten zeigen. Die Beine können geöffnet oder geschlossen sein. Bei Druck in den Knien kannst du dir auch einen Block unter dein Gesäß nehmen. Bei zu viel Druck in den Fußrücken lege eine Decke unter deine Füße. Du kannst dir das Bolster auch noch erhöhen, indem du Blöcke unter das obere Ende legst. Lege dich zurück und nimm die Arme nach oben oder in Schulterhöhe (Bild 1). Wenn du keine Hilfsmittel benötigst, dann komme gern ganz zum Boden (Bild 2).

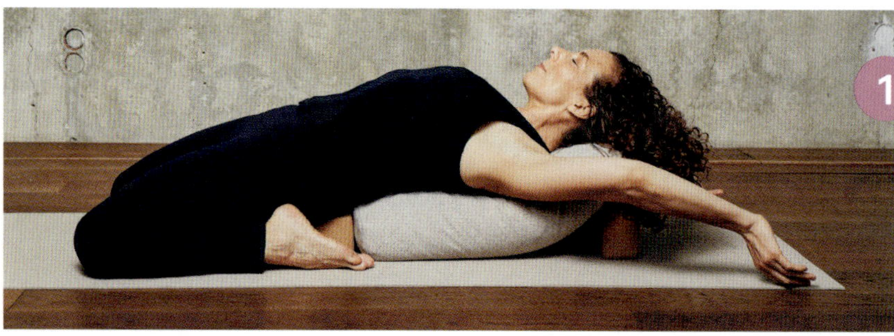

1

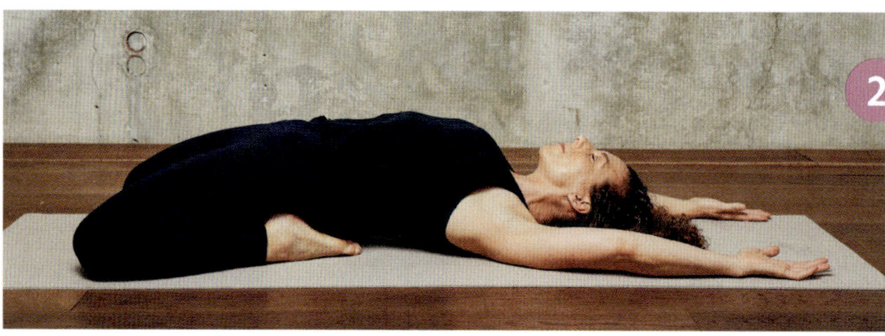

2

(3) Eine sanftere Variante ist der Halbe Sattel, bei dem du nur ein Bein anbeugst und das andere Bein lang lässt oder den Fuß aufsetzt. Wenn du zu sehr zur Seite kippst, dann unterlagere dir dein Becken mit einer Decke. Denke an den Seitenwechsel.
(4) – (5) Eine einfachere Variante wäre es, in die Bauchlage zu kommen und den Sattel somit umzudrehen. Dazu kannst du dir einen Gurt nehmen, den du entweder um den Oberkörper und beide Beine nimmst und den Gurt so eng ziehst, dass du die Dehnung sanft in den Oberschenkelvorderseiten spürst (Bild 4). Oder alternativ nimmst du den Gurt einseitig diagonal um die Schulter und den gegenüberliegenden Fuß und wechselst danach die Seite (Bild 5). Das ist auch eine gute Möglichkeit, sich allmählich an die Position heranzuarbeiten.

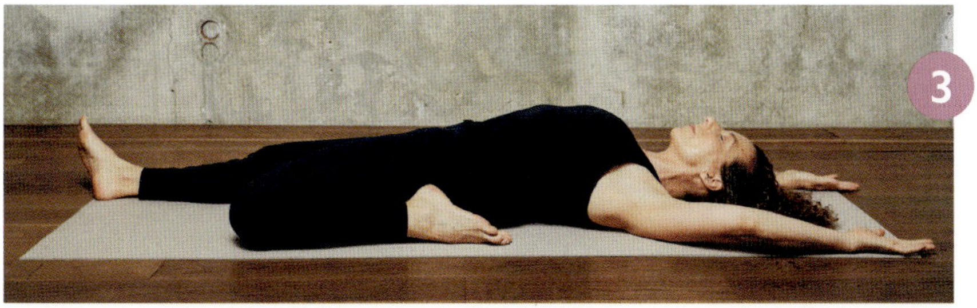

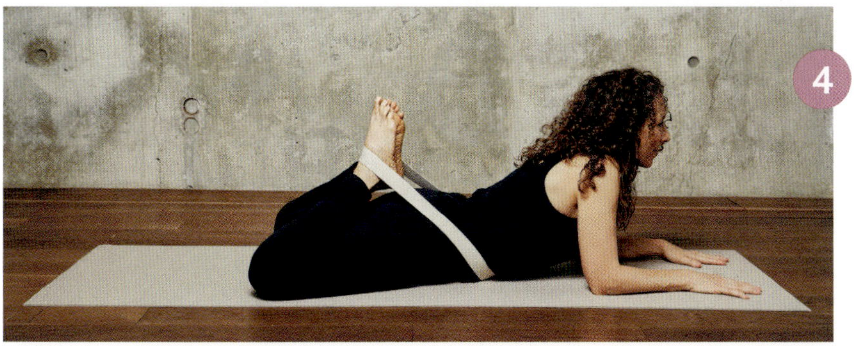

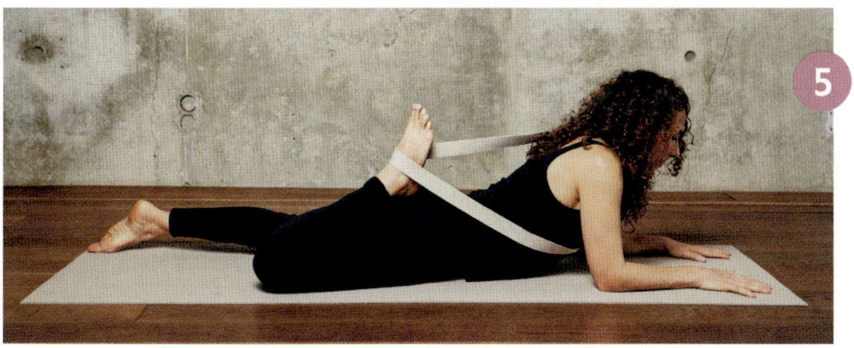

6 Du könntest das Ganze auch in Seitlage ausführen, dabei das obere Bein anbeugen, den Gurt um den Fuß nehmen und den Zug am anderen Ende des Gurtes über die Schulter regulieren.

7 Eine weitere Möglichkeit ist es, die Position an der Wand auszuführen. Dabei setzt du dir ein Bolster an die Wand und nimmst eine Decke unter deine Knie, sodass du dich im Fersen- oder Heldensitz etwas angeschrägt gegen die Rolle lehnen kannst. Nimm die Arme angebeugt über den Kopf. Den Winkel kannst du selbst bestimmen, indem du weiter von der Wand wegrutschst oder dich näher davorsetzt.

Zum Auflösen komme mit aktiviertem Beckenboden wieder zurück nach oben. Lasse dir nach dieser intensiveren Dehnung genügend Zeit, um dich wieder zu neutralisieren.

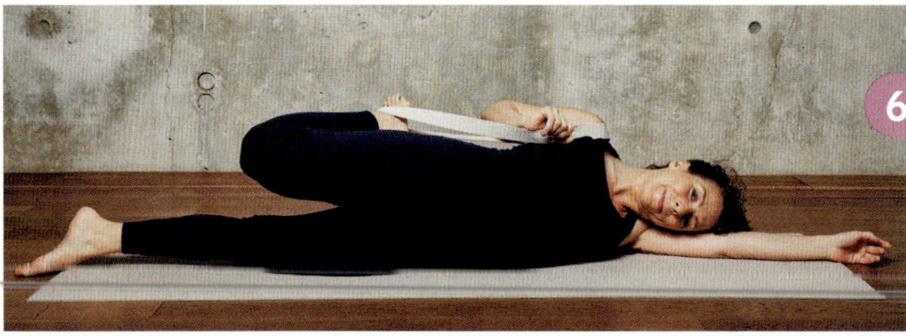

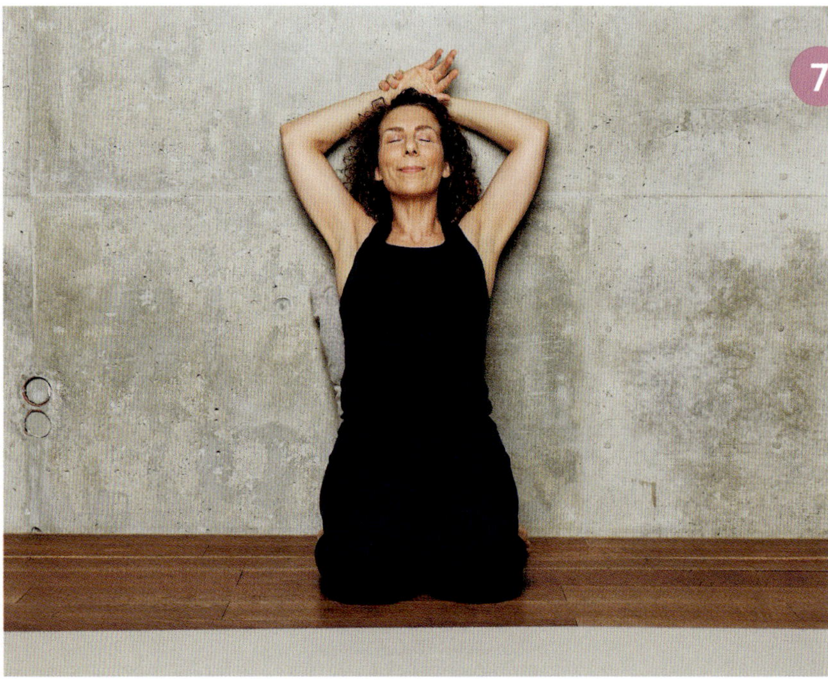

Sphinx und Kobra

Wirkung: Diese beiden Positionen öffnen den Brustraum und üben sanften Druck auf die Nieren aus. Die Bauchorgane werden behutsam massiert. Der Fokus liegt sanft auf den Meridianen von Magen, Milz, Nieren und Leber, in der Variante mit den gekreuzten Armen auch auf denen von Dickdarm, Dreifacher Erwärmer und Dünndarm. Die Kobra bietet sich auch gut als Vorbereitung für tiefere Rückbeugen an.

ÜBUNGSPRAXIS

1 – 2 Für die Sphinx komme in die Bauchlage und lege deine Unterarme in etwa schulterweit ab. Richte dich dann in der Wirbelsäule auf, indem du dich auf den nach vorn abgelegten Unterarmen abstützt. Bleibe dabei möglichst entspannt (Bild 1). Den Blick kannst du nach oben oder nach unten richten, je nachdem, ob du eher den Kehlraum oder eher den Nacken dehnen möchtest. Wenn dich das sehr anstrengt, könntest du als passivere Variante auch eine Rolle quer unter deinen Brustkorb und einen Block unter deine Stirn nehmen (Bild 2). Der Block ist optional, falls dir der Kopf in der Haltung zu schwer wird.

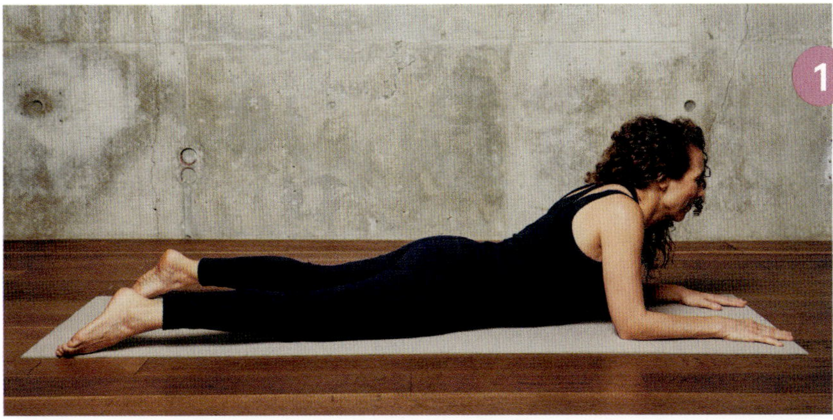

1

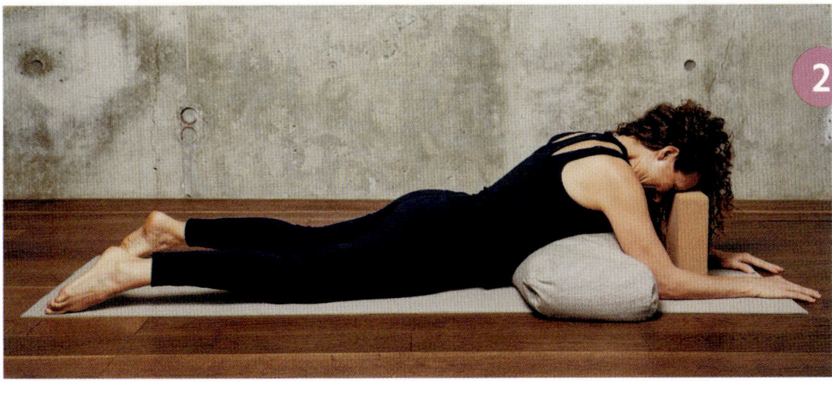

2

3 – 4 Wenn du die Beine nach oben anbeugst, wird die Dehnung etwas stärker (Bild 3). Du kannst die Übung im unteren Rücken und in der Vorderseite der Oberschenkel intensivieren, indem du dir eine Rolle unter deine Knie oder Beine legst (Bild 4).

5 Alternativ kannst du auch je ein Bein zur Seite anbeugen, um eine sanfte Dehnung an den Innenseiten der Beine zu spüren.

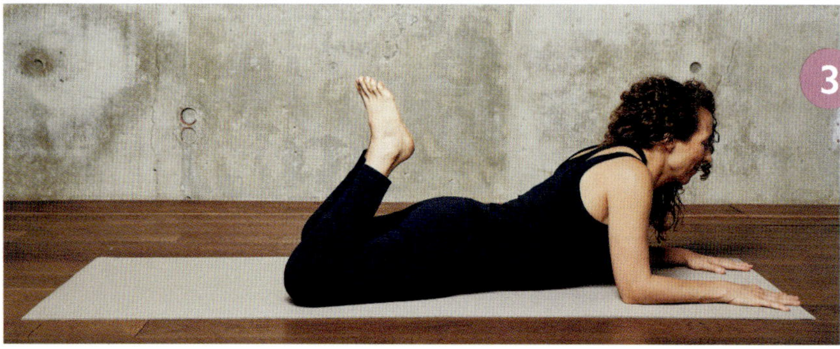

3

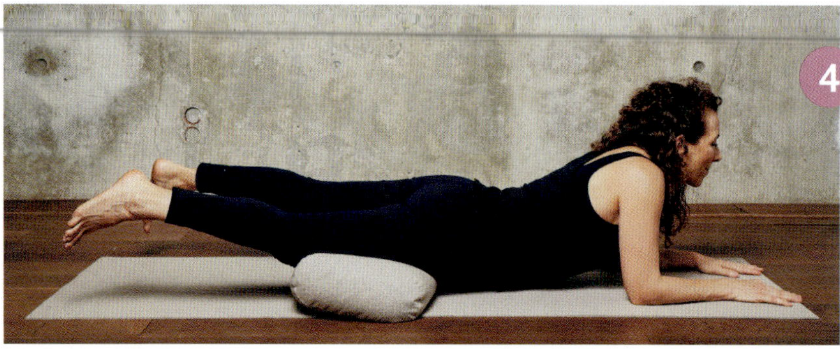

4

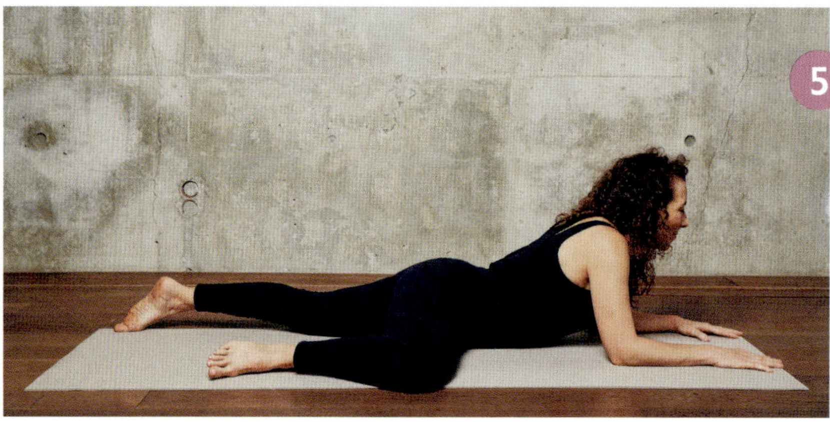

5

6 Du kannst die Position deiner Hände auch variieren, um die Arme mehr zu strecken und somit aus der Sphinx in die Kobra überzugehen, bei der du den Oberkörper stärker aufrichtest. Wenn du dabei zu viel Kompression im unteren Rücken spürst, dann öffne deine Beine etwas mehr.

7 Wenn du den Fokus mehr auf die Schultern und die Außenseiten der Arme legen möchtest, komme in eine Variante der Kobra. Dazu nimm dir eine Decke vor dich, auf der du deine Ellenbogen ablegen kannst. Dann kreuzt du die Arme so, dass ein Ellenbogen in der anderen Ellenbeuge liegt (Adlerarme, siehe Seite 67 ff.), und lässt die Arme über die Decke so weit nach vorn rutschen, wie es dir angenehm ist. Lege den Kopf auf die gekreuzten Arme.

Denke bei den asymmetrischen Varianten jeweils an den Seitenwechsel.

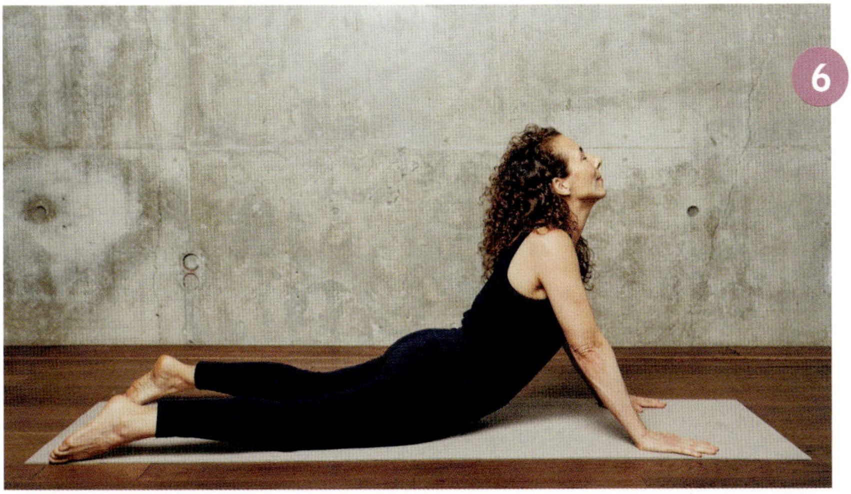

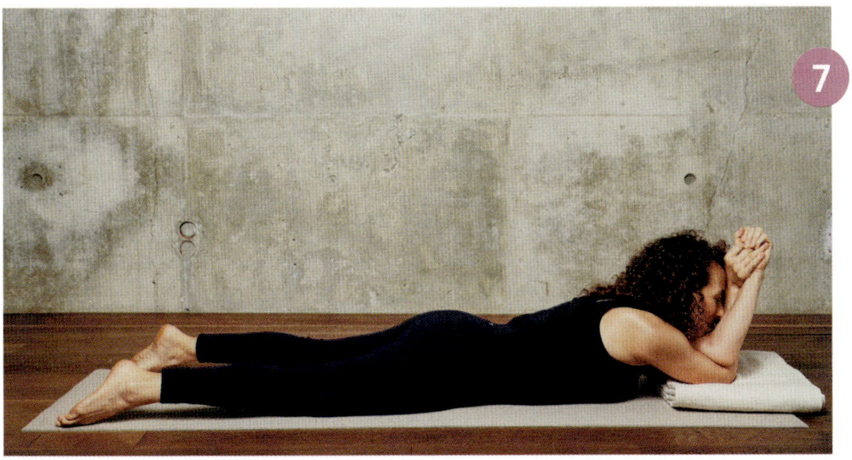

ASANAS – Seitbeugen

Die Seitbeugen strecken den Körper gleichmäßig auf beiden Seiten. Die Organe von Leber, Milz, aufsteigendem und absteigendem Dickdarm werden gestreckt und können aufatmen. Wenn du spürst, dass du zum Beispiel eine Skoliose hast und die beiden Seiten unterschiedlich stark ausfallen in der Intensität der Dehnungen, dann halte die verkürzte Seite auch gern länger. Vertraue dabei deinem Körpergefühl.

Liegende Banane

Wirkung: Die liegende Banane spricht gezielt die Seiten des Oberkörpers an, massiert durch die Rolle die seitlichen Bauchorgane und mobilisiert die Schultern. Dabei sprichst du besonders Gallenblasen- und Blasenmeridian an, aber auch Lungen-, Herzbeutel- und Herzmeridian. Du kannst dich hier auch mehr nach vorn oder hinten verlagern, sodass du dadurch alle Arm-Meridiane erreichst, also in der etwas vorverlagerten Seitbeuge auch den Dickdarm-, den Dreifacher-Erwärmer- und den Dünndarmmeridian.

ÜBUNGSPRAXIS

Lege dir eine Yogarolle quer auf deine Matte, eventuell noch eine Decke dahinter für deinen Kopf. Dann setze dein Becken mit gebeugten Beinen seitlich vor der Rolle ab. Stütze deine Fingerspitzen auf dem Boden ab, um deine Wirbelsäule zu strecken, und komme mit langem Oberkörper seitlich über der Rolle zum Liegen. Nimm deinen Kopf auf den unteren Arm und führe den oberen Arm Richtung Boden oder auf ein Hilfsmittel. Lasse dich passiv einsinken. Wechsle danach die Seite.

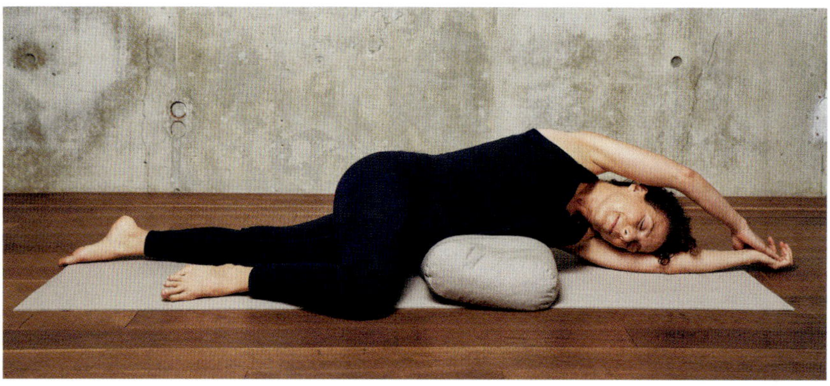

Liegender Halbmond

Wirkung: Der liegende Halbmond spricht gezielt die Seiten des Körpers an und mobilisiert die Schultern. Dabei sprichst du besonders den Gallenblasen- und den Blasenmeridian an, aber auch den Lungen-, Herzbeutel- und Herzmeridian.

ÜBUNGSPRAXIS

Komme in die Rückenlage und lege deine Arme nach oben neben dem Kopf ab. Greife mit der linken Hand das rechte Handgelenk und nimm den Oberkörper mehr zur linken Seite, bis du die Dehnung in der rechten Oberkörperseite spürst. Dann nimm auch deine Beine mit zur linken Seite, sodass du von oben gesehen die Form eines liegenden Halbmondes einnimmst. Du kannst die Füße nebeneinander ruhen lassen oder übereinander kreuzen, so wie die Dehnung für dich angenehmer ist. Dein Becken bleibt auf der Matte und du lässt den Kopf ganz entspannt ruhen. Du kannst in der Mitte kurz nachspüren, bevor du zur anderen Seite wechselst.

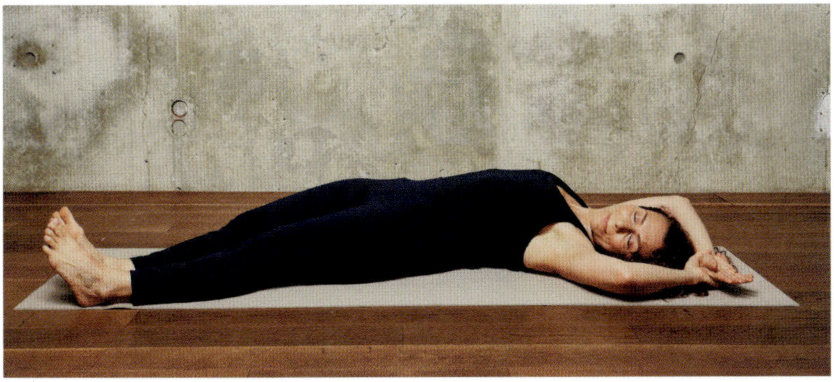

Liegender Buddha

Wirkung: Der Liegende Buddha spricht gezielt die Seiten des Oberkörpers an und mobilisiert die Schultern. Er wirkt besonders auf den Gallenblasen- und den Blasenmeridian, ganz sanft auch auf Lungen-, Herzbeutel- und Herzmeridian.

ÜBUNGSPRAXIS

Komme mit der linken Seite seitlich auf deine Matte und setze die linke Hand mit etwas Abstand am Boden auf. Dein Oberkörper ist dadurch wie ein Bogen angehoben. Die Füße befinden sich übereinander oder, wenn du sonst das Gleichgewicht nicht so gut halten kannst, voreinander. Den rechten Arm kannst du vor oder hinter deinen Oberkörper nehmen. Richte deinen Blick so aus, wie es dir im Nacken angenehm ist. Spüre kurz nach, lasse deine Handgelenke kreisen und komme dann auf die andere Seite.

HINWEIS: Weitere Seitbeugen findest du auch in den anderen Kategorien, zum Beispiel in der Kategorie »Becken- und Hüftöffner« (siehe ab Seite 92).

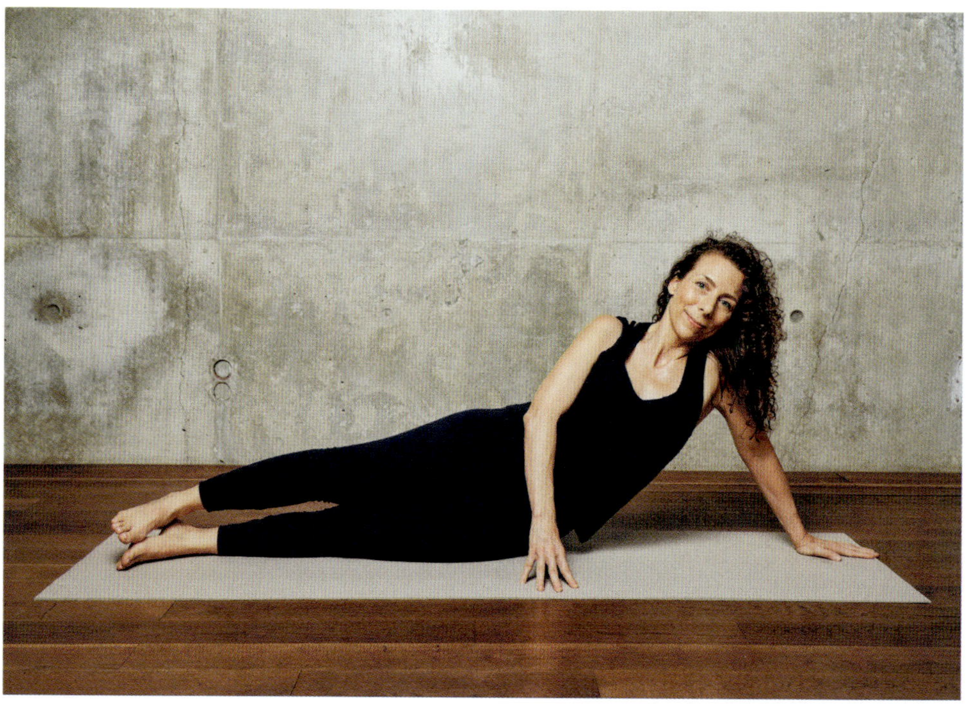

ASANAS – Vorbeugen

Die Vorbeugen haben für viele Menschen einen beruhigenden Effekt und können sie tiefer in den Kontakt mit sich selbst führen. Sie sorgen dafür, dass die Wirbelsäule gleichmäßig gerundet wird. Wenn wir viele Stunden täglich sitzen, wird der Rücken normalerweise immer nur an den gleichen Stellen gerundet.

Pyramide

Wirkung: Die Pyramide ist ähnlich wie die Stehende Vorbeuge, aber hier setzt du den Fokus eher auf je eine Seite, da du ein Bein mehr nach vorn bringst als das andere. Dadurch kannst du die Beine asymmetrisch dehnen, da manchmal eine Seite flexibler als die andere ist und die Beine bei gleichzeitiger Dehnung ungleichmäßig gedehnt würden. Die Übung spricht flächig den Blasenmeridian an.

ÜBUNGSPRAXIS

Komme in einen Stand und nimm dir zwei Blöcke mit hinzu. Nimm ein Bein etwas nach vorn, lehne dich mit dem Oberkörper entspannt über das vordere Bein und lege deine Hände links und rechts auf den Blöcken ab. Du kannst sie von ihrer Höhe her variieren, je nachdem, wie flexibel du bist. Du kannst das vordere Bein auch etwas anbeugen, wenn dir die Dehnung der Beinrückseite zu intensiv ist. Wenn du vorsichtig zurück nach oben kommst, kannst du die Füße wieder nebeneinander nehmen und nachspüren, wie sich die beiden Seiten anfühlen, bevor du zur anderen Seite übergehst.

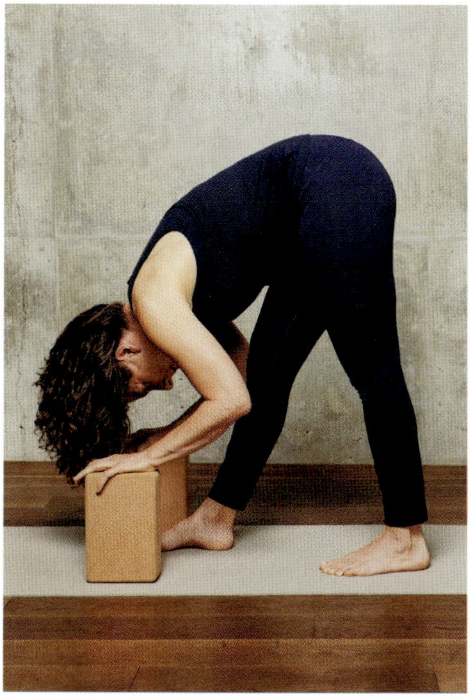

HINWEIS: Weitere Vorbeugen findest du in der Kategorie »Becken- und Hüftöffner« (siehe ab Seite 92) sowie unter der Stehenden Vorbeuge (mit Armen), die sowohl zur Kategorie »Arme« als auch zur Kategorie »Vorbeugen« gehört (siehe Seite 79ff.).

Raupe

Wirkung: Die Raupe dehnt die gesamte Körperrückseite, massiert sanft deine Bauchorgane und wirkt sehr flächig auf den Blasenmeridian. Die Raupe ist der Gegenspieler zum Sattel. Beide zusammengenommen sprechen alle Bereiche deiner Wirbelsäule an, sodass du deren Kurven dadurch wieder sanft korrigieren und regenerieren oder ihre Funktion möglichst lange erhalten kannst. Etwas Vorsicht gilt bei fortgeschrittener Osteoporose. Die Raupe ist eine gute Alternative zur Stehenden Vorbeuge, falls du diese nicht ausführen möchtest.

ÜBUNGSPRAXIS

1 Setze dich mit langen Beinen auf die Matte, eventuell mit dem Gesäß auf einem kleinen Kissen. Die Füße nimmst du entspannt nah zusammen oder etwas weiter auseinander, so wie es sich für dich gut anfühlt. Lasse die Füße so fallen, wie es für dich ganz natürlich ist, die Zehen bleiben entspannt. Komme mit rundem Rücken nach vorn Richtung Beine, die Arme locker neben dir oder auf den Beinen. Wenn die Dehnung an den Beinrückseiten zu intensiv ist, dann unterlagere dir die Kniekehlen entweder mit kleinen Handtuchrollen oder mit einer Rolle.

2 Du kannst die Rolle auch längs oder quer auf deinen Oberschenkeln ablegen, um deinen Oberkörper abzustützen. Dadurch verändert sich die Dehnung nochmals etwas. Auch den Kopf kannst du mit einem Kissen oder Block unterstützen. Wenn du eher unflexibel bist, kannst du dir die Rolle noch höher nehmen, indem du links und rechts einen Block neben dich nimmst und mit der Rolle eine Brücke baust, auf der du dich ablegen kannst.

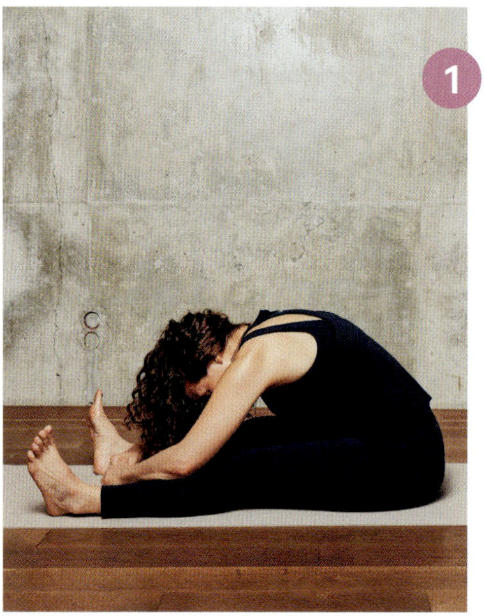

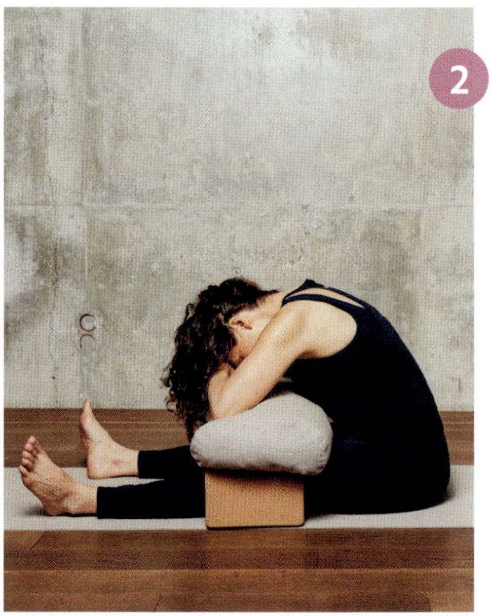

3 Du kannst die Arme auch in eine Selbstumarmung oder in die Adlerarmhaltung bringen, wenn du zusätzlich die Außenseiten der Arme ansprechen oder den oberen Rücken noch mehr dehnen möchtest. Denke dann bitte auch an den Seitenwechsel.

4 Eine sehr sanfte Variante ist der **Kutscher**. Dabei beugst du die Beine stark an und kannst deine Unterarme um deine Unterschenkel legen. Dadurch liegt der Fokus mehr auf dem Rücken. Viele empfinden diese Abwandlung bei akuten Rückenschmerzen als sehr angenehm. Durch die Positionierung deiner Füße kannst du die Intensität verändern.

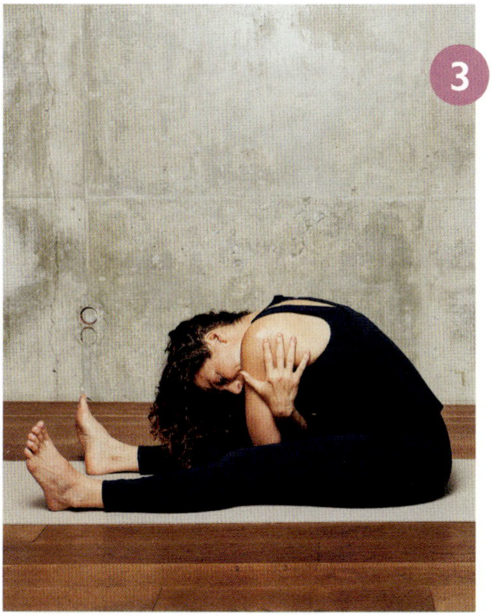

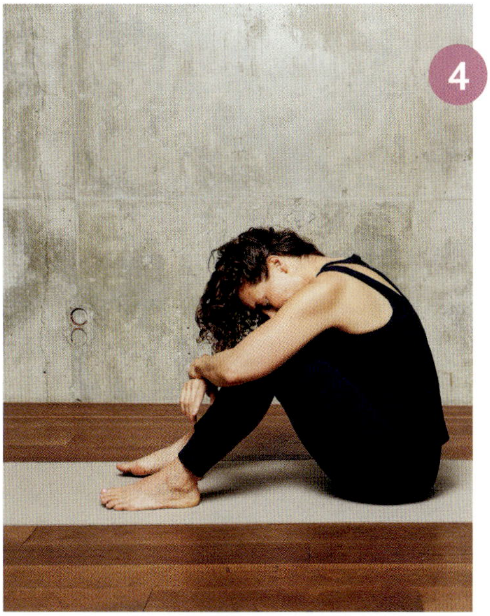

Seegras und Sanfte Schnecke

Wirkung: In dieser Position hast du eine sanfte Umkehrhaltung, die dein Herz-Kreislauf-System und deine Beine entlasten kann. Je nachdem, wie du deine Beine ausrichtest, veränderst du die Dehnung entlang der Körperrückseite und erreichst damit den Blasenmeridian. Im Laufe meiner Yogareise hat sich die Position Seegras mehr und mehr zu einer meiner Lieblingsübungen entwickelt, da sie so regenerierend ist. Du kannst sie auch gern viel länger ausführen als die anderen Übungen, vielleicht auch mit den Beinen an der Wand, die dich zusätzlich trägt. Sie lädt deine Akkus wie von selbst wieder auf, da sie auch sehr erdend ist. Besonders bei schweren Beinen kann sie eine Wohltat sein.

ÜBUNGSPRAXIS

1 Für das Seegras lege eine Yogarolle quer auf deine Matte, lege dein Becken darauf ab und lasse dich nach hinten auf deine Matte sinken. Hebe deine Beine nun nach oben an, sodass sie durch die Erhöhung wie von selbst gehalten werden. Die Arme kannst du ganz entspannt nach oben neben deinen Kopf oder mehr zu den Seiten nehmen. Während der Menstruation könntest du die Beine auch an die Wand legen, um die Umkehrhaltung im Becken zu vermeiden.

2 Für die Sanfte Schnecke lässt du deine Beine mehr Richtung Kopf sinken, sodass du die Dehnung in den Rückseiten deiner Beine spürst. Je nachdem, wie flexibel du bist, könntest du dir auch ein Bolster hinter deinen Kopf nehmen, um deine Füße darauf ablegen zu können. Sei aber bitte vorsichtig mit deiner Halswirbelsäule, da diese Variante hier einen sehr starken Zug verursachen kann. Vermeide diese intensivere Variante bitte, wenn du Probleme mit deiner Halswirbelsäule oder deinem Nacken hast. Spiele gern mit dem Winkel deiner Beine, sodass du sie so ausrichtest, wie es dir guttut.

Zum Auflösen ziehe die Knie zur Brust heran und schaukele dich auf der Rolle noch sanft hin und her. Setze dann deine Füße auf, hebe dein Becken etwas mehr an und ziehe die Rolle zur Seite, sodass du dich wieder neutral ablegen kannst, um nachzuspüren.

3 Eine mögliche Alternative dazu ist die **Hängematte**. Dazu brauchst du einen langen Yogagurt, den du um deinen Kopf und um deine Füße legst. Du stellst ihn dir von der Länge her so ein, dass du deine Füße nach oben nehmen kannst, ähnlich wie im Seegras, aber dein Kopf kann nun durch den Gurt gehalten werden, so als ob er in einer Hängematte liegen würde. Sei bitte vorsichtig beim Ausprobieren, da der Zug an der Halswirbelsäule recht intensiv sein kann. Wenn dir der Effekt zu stark ist, kannst du den Gurt auch um die Schultern oder den Brustkorb nehmen, sodass der Kopf am Boden bleibt.

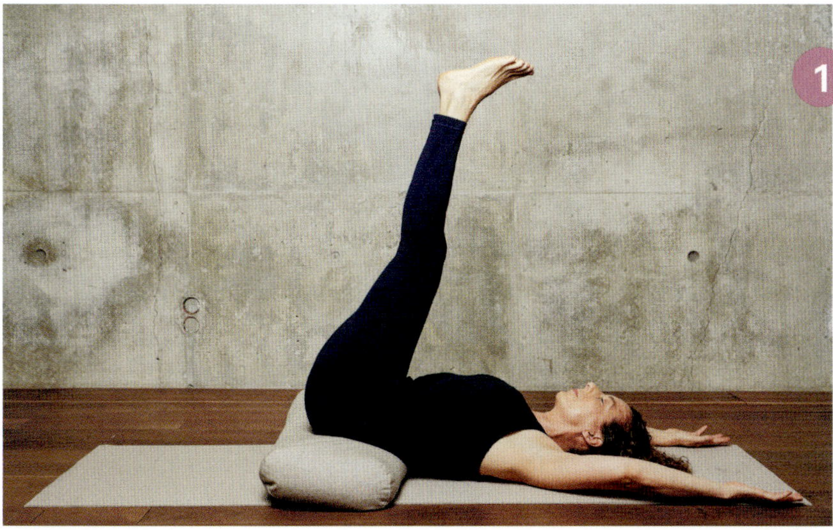
1

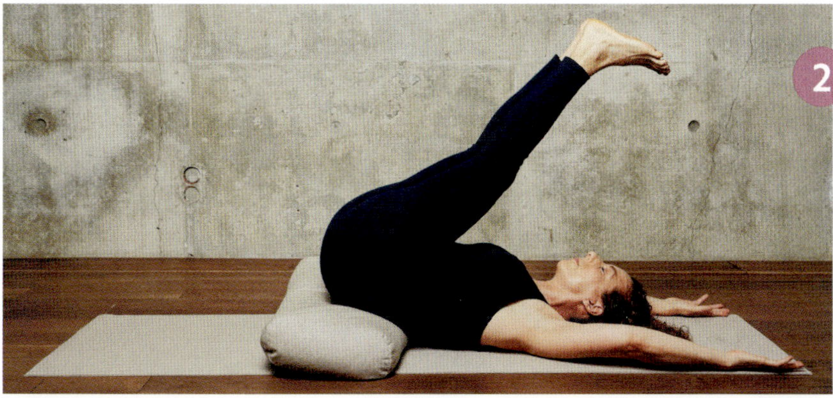
2

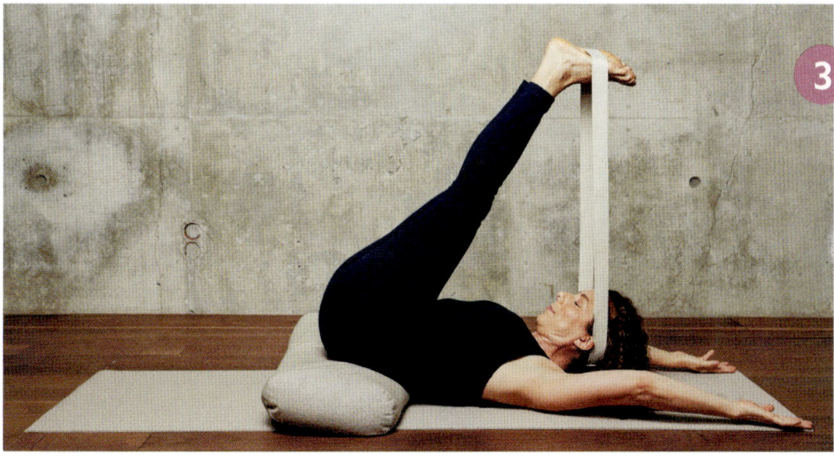
3

WEITERE ÜBUNGEN ZUM ERGÄNZEN DER SEQUENZEN

Die folgenden Übungen sind eher aktiv und zum Energetisieren deines Körpers gedacht. Du kannst sie zusätzlich in deine Sequenzen integrieren oder auch einzeln praktizieren.

Schüttelübung

ÜBUNGSPRAXIS

1 Die Schüttelübung ist in Asien eine beliebte Übung zum Verteilen und Harmonisieren des Chi in den Meridianen und auch zum Stressabbau. Komme dazu in einen bequemen Stand mit leicht gebeugten Beinen. Nun beginnst du, aus deinen Knien sanft zu wippen und lässt dieses sanfte Schütteln, das dadurch entsteht, durch deinen Körper gehen. Entspanne deinen Körper so gut du kannst, damit es sich überallhin verteilen kann. Du kannst diese Übung über mehrere Minuten fortführen.

2 Gerne kannst du auch noch aktiver schütteln. Spüre dann in einem ruhigen Stand oder leicht bewegt im Bambus im Wind nach (siehe Seite 55).

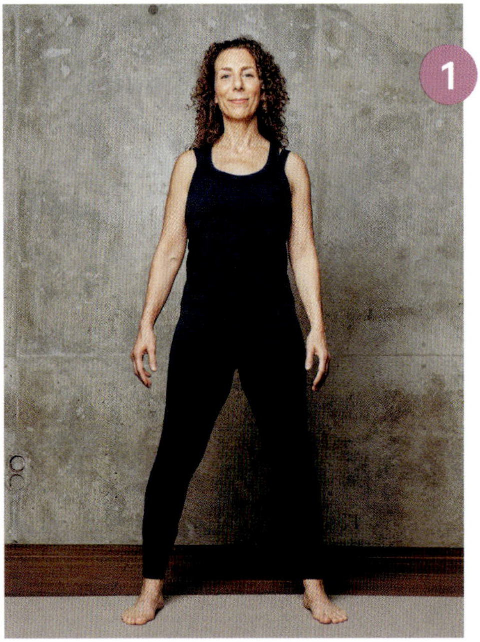

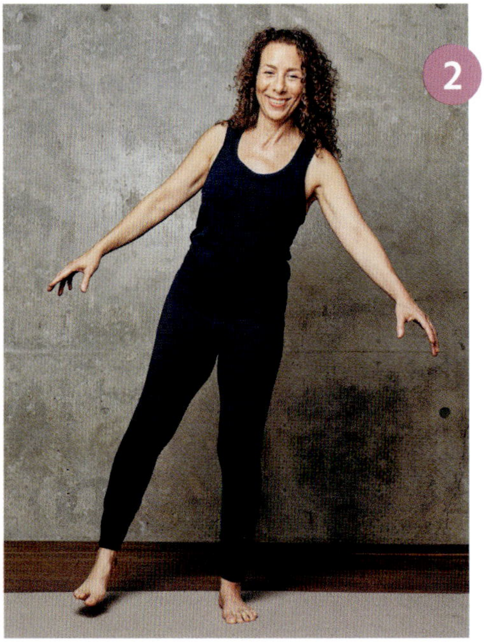

An der Tür des Lebens anklopfen

ÜBUNGSPRAXIS

1 – 2 Dies ist eine beliebte Übung aus dem Qigong, die den Fokus auf die Nieren legt, die in der TCM als unsere Schatzkammer bezeichnet werden. Stelle dich in einen etwas breiteren Stand mit gebeugten Beinen. Die Arme sind neben deinem Körper. Dann komme langsam in eine sanft schwingende Bewegung, bei der du dich mit dem Oberkörper hin und her drehst. Du nimmst die Arme mit und klopfst dabei jeweils mit dem Handrücken die gegenüberliegende Niere ab. Bleibe für ein paar Minuten in der Übung und lasse sie dann wieder ausklingen. Spüre nach.

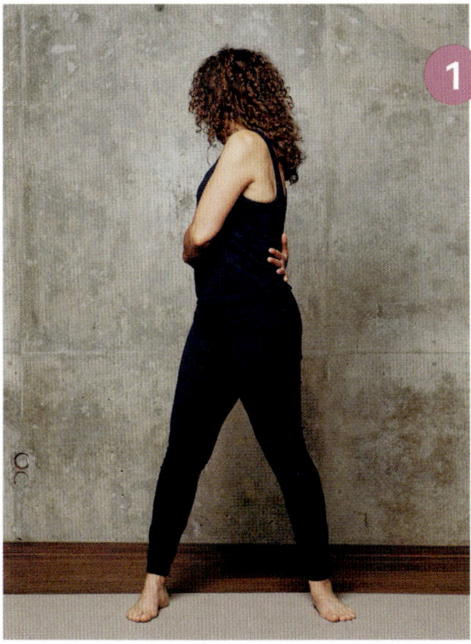

1

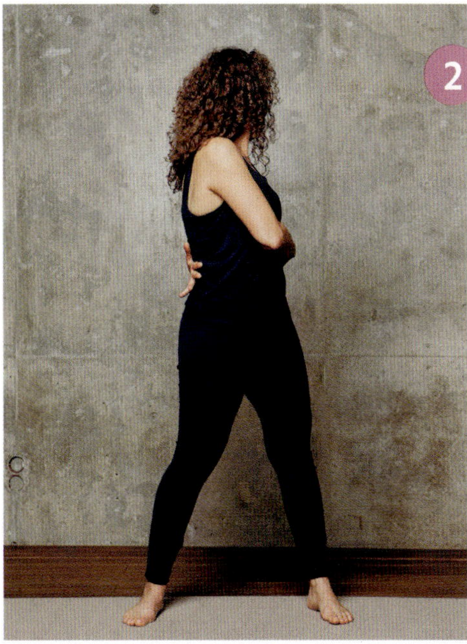

2

Bauchmassage

Diese Massage kannst du nutzen, wenn du ganz gezielt ein Organ oder aber eine größere Fläche des Bauchraums massieren möchtest.

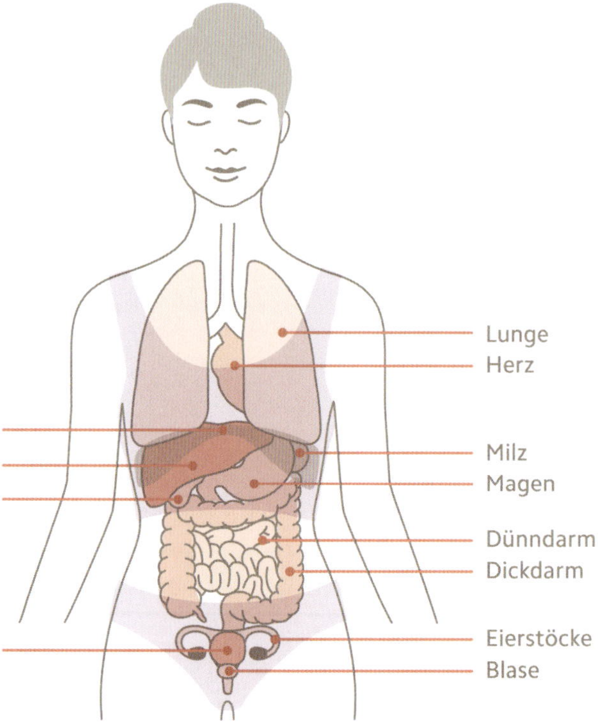

ÜBUNGSPRAXIS

Komme dafür in den Fersensitz, die Beine sind entweder geöffnet oder geschlossen, je nachdem, welchen Bereich deines Bauchs du massieren möchtest. Dann neige dich nach vorn, mit deinen Händen (sanfterer Impuls) oder Fäusten (stärkerer Impuls) zwischen Bauch und Oberschenkel. Vielleicht möchtest du auch ganz gezielt Narbengewebe ansprechen, das du möglicherweise im Bauchraum hast, zum Beispiel durch einen Kaiserschnitt, eine Blinddarm-OP oder eine minimalinvasive Bauch-OP, bei der an verschiedenen Stellen des Bauchraums kleine Einschnitte gemacht wurden. Du kannst die Gebärmutter ansprechen (mittig im Unterbauch), den Dickdarm (rechts und links weiter außen für den aufsteigenden und absteigenden Dickdarm oder quer unter den Rippen für den quer verlaufenden Dickdarm), den Dünndarm (mittig im Bauchraum), die Leber (mittig bis oben rechts unterhalb der Rippen), die Milz (mittig bis oben auf der linken Seite neben dem Magen), den Magen (links bis mittig im oberen Bauchraum), das Zwerchfell (oberer Bauchraum mittig) oder ganz intuitiv wählen. Gehe zunächst sanft vor und praktiziere nicht unmittelbar nach einer Mahlzeit, da die Bauchmassage sonst vorübergehend zu Übelkeit führen kann. Erhöhe dann allmählich die Intensität, wenn du möchtest. Spüre in der Bauchlage nach.

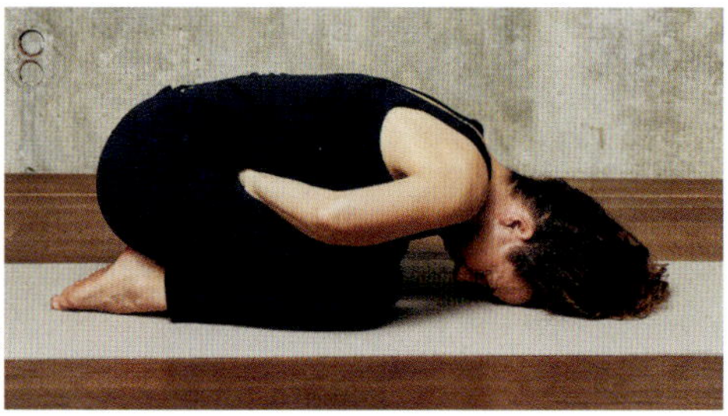

Wirbelsäulenflossing (Katze–Kuh)

Diese Position kannst du nutzen, wenn du dich nach den einzelnen Yin-Yoga-Übungen etwas mehr bewegen möchtest oder einen Übergang zu einer anderen Position aufbauen möchtest.

ÜBUNGSPRAXIS

1 – 2 Komme in einen Vierfüßlerstand und mobilisiere deine Wirbelsäule, indem du sie auf und ab bewegst. Wenn du einatmest, lasse die Wirbelsäule nach unten sinken und richte den Blick nach oben (Bild 1). Wenn du ausatmest, werde rund im Rücken und schaue zum Bauchnabel (Bild 2). Mache dies ganz genüsslich und dehne die Bewegungen auch gern mehr zu den Seiten aus, sodass du dich in alle Richtungen durchbewegst.

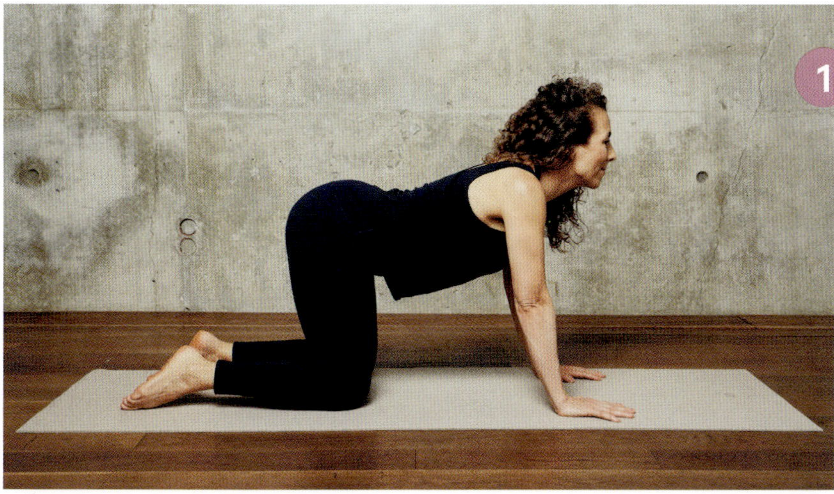

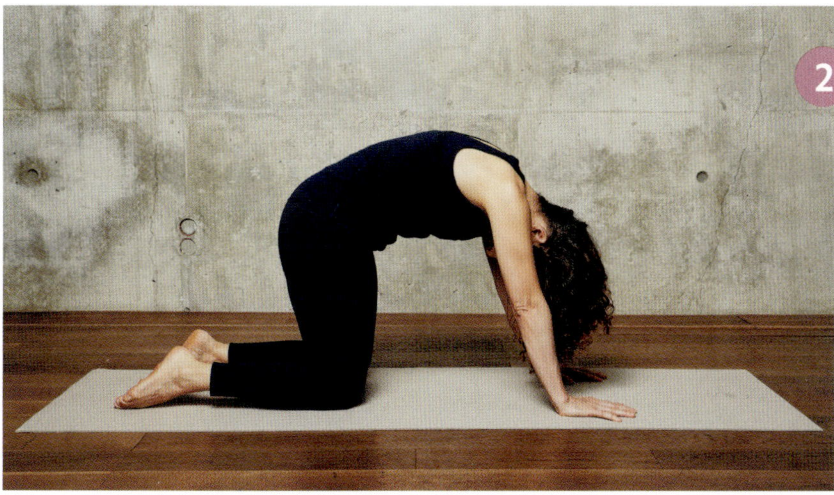

Klopfmassage

Für die Klopfmassage kannst du dir einzelne Meridianbahnen aussuchen oder dich an einem oder mehreren der fünf Elemente mit dem jeweiligen Yin- und Yang-Organ orientieren (siehe Seite 9ff. und Tabelle auf Seite 13), die du mit deinen Händen sanft abklopfen oder ausstreichen kannst, um die Lymphe und den Chi-Fluss in den Meridianen zu stimulieren. Gern kannst du die Klopfmassage aber auch auf den ganzen Körper ausweiten. Bitte führe sie nur aus, wenn sie dir guttut, und verzichte in der Schwangerschaft darauf. Da sie eher anregend wirkt, übe sie nicht kurz vor dem Schlafengehen aus.

ÜBUNGSPRAXIS

1. Komme in einen bequemen Stand und strecke einen Arm gerade nach vorn. Klopfe einige Male die Innenseite des Arms von der Schulter nach unten zur Handinnenfläche und über die Außenseite vom Handrücken zurück nach oben zur Schulter ab. Wechsle dann die Seite.
2. Klopfe anschließend mit deinen Fingern dein Brustbein ab. Man geht davon aus, dass ein tägliches Beklopfen des Brustbeins (hier liegt auch ein wichtiger Akupunkturpunkt) die dahinter liegende Thymusdrüse aktiviert und somit das Immunsystem stärken kann. Nimm die andere Hand mit dazu und klopfe deinen gesamten Brustkorb ab. Wenn du möchtest, kannst du für eine verlängerte Ausatmung dabei auch gern tönen. Öffne dazu deinen Mund und lasse einen intuitiven Laut herausfließen.
3. Bringe anschließend die Hände zum Bauch und beginne von unten rechts nach oben zu den Rippenbögen sanft abzuklopfen oder auszustreichen (aufsteigender Dickdarm), dann unterhalb der Rippen quer nach links (mittlerer quer verlaufender Abschnitt des Dickdarms) und hier wieder von oben zurück nach unten (absteigender Dickdarm). Nimm die Hände nun an den Rücken und klopfe deine Nieren ab oder streiche sie aus.

4 Öffne die Beine etwas weiter und beuge dich nach vorn. Klopfe jetzt einige Male die Innenseiten der Beine von den Fußgelenken nach oben und über das Gesäß an den Außenseiten der Beine wieder zurück nach unten ab. Klopfe danach an der Vorderseite der Beine von den Fußgelenken nach oben zu den Leisten und auf der Rückseite über das Gesäß und die Beine zurück nach unten. Stelle dich wieder aufrecht hin und beuge ein Bein, kreuze das andere darüber und klopfe nun den Fußrücken und die Fußsohle ab. Wenn es dir schwerfällt, das Gleichgewicht zu halten, kannst du dich für diese Massage auch auf den Boden setzen oder gegen eine Wand lehnen.

5 Bringe dann die Fingerspitzen zum Kopf und klopfe von der Stirn über den Schädel bis hin zum Nacken alles ab. Anschließend beklopfst du mit den Fingerspitzen sanft dein ganzes Gesicht – das ist besonders unter den Augen oder auch an den Kiefergelenken sehr wohltuend.

6 Lasse jetzt die Hände sinken und spüre nach, nimm ganz besonders die Energie in deinen Händen wahr. Beuge dann die Arme und führe die Handflächen näher zusammen. Erspüre das Energiefeld zwischen deinen Händen, das sich nun vielleicht eher wie ein Energieball anfühlt. Spiele mit diesem Ball: Nimm die Hände einmal näher zusammen und wieder weiter auseinander und schau, wie weit du dieses Energiefeld spüren kannst. Führe anschließend die Handflächen ganz zusammen, um die Energie zu komprimieren. Bringe diese verdichtete Energie nun an eine Stelle deines Körpers, von der du weißt, dass sie dort benötigt wird, zum Beispiel weil du dort Schmerzen oder Blockaden wahrnimmst. Wenn dir nichts einfällt oder du dich ganz gesund fühlst, kannst du die Hände zu deinem Kraftzentrum im Unterbauch bringen. Lege deine Hände flach darauf ab und lasse die Energie abstrahlen.

Kleine Vagusmassage

Mit dieser Ohrmassage kannst du indirekt einen kleinen Teil des Vagusnervs erreichen, was einen entspannenden Effekt haben kann. Außerdem spiegeln sich in den Ohren Akupressurpunkte zu unseren Organen wider, sodass du über die Ohrmassage deinem ganzen Körper etwas Gutes tun kannst. Wenn du den Entspannungseffekt erhöhen möchtest, mache gerne vor der Vagusmassage noch die Bhramari-Atmung (siehe Seite 36).

ÜBUNGSPRAXIS

Lege dazu deine Zeigefinger oder alle langen Finger hinter den Ohren an den Kopf, sodass die Fingerspitzen nach oben zeigen. Massiere diesen Bereich mit einem angenehmen Druck. Gehe mit deinen Fingern in die mittlere Rinne, die quer im oberen Drittel des Ohres liegt, streiche hier einige Male entlang und halte empfindliche Bereiche punktuell. Gehe dann über zu deinen Ohren und ziehe deine Ohrmuscheln sanft in alle Richtungen. Knete die Ohren nochmals sanft durch und streiche ein paar Male seitlich entlang des Halses von oben nach unten. Spüre nach.

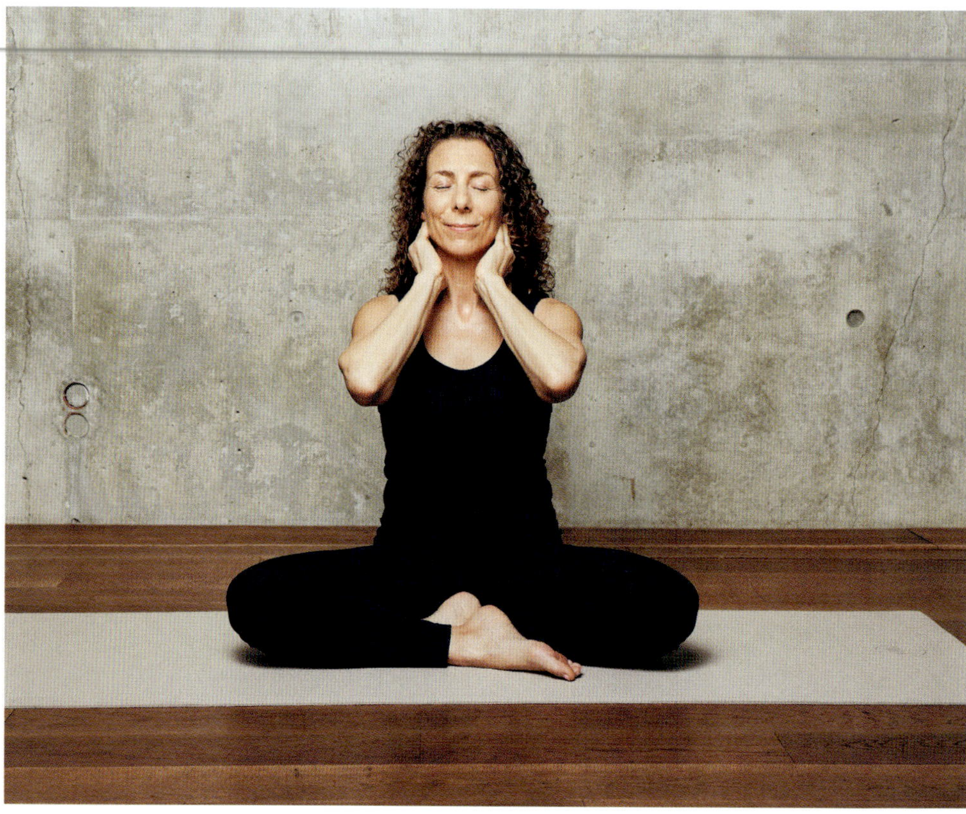

VAGUS: DER WANDERER

Der Vagusnerv wandert durch weite Teile des Körpers und sorgt für Entspannung. Er gehört zum parasympathischen Nervensystem. Der Sympathikus steht sinnbildlich für das Gaspedal und der Parasympathikus für die Bremse. Wenn man weiß, wie man ihn sanft stimuliert, zum Beispiel durch eine tiefe Atmung, Kältereize, sanfte Bewegungen wie Yin Yoga, leichte Massagen, Summen, Singen, aber auch Gurgeln, da dadurch Vibrationen im Kehlkopf und Halsraum entstehen, wo der Vagusnerv ebenso entlangführt, dann kann das die Herzfrequenz senken und den Atem beruhigen, sodass ein Entspannungseffekt einsetzen kann. Ein kleiner Ast des Vagusnervs geht in die Ohrmuschel hinein, sodass er durch diese kurze Massage zu einem kleinen Teil indirekt erreicht werden kann.

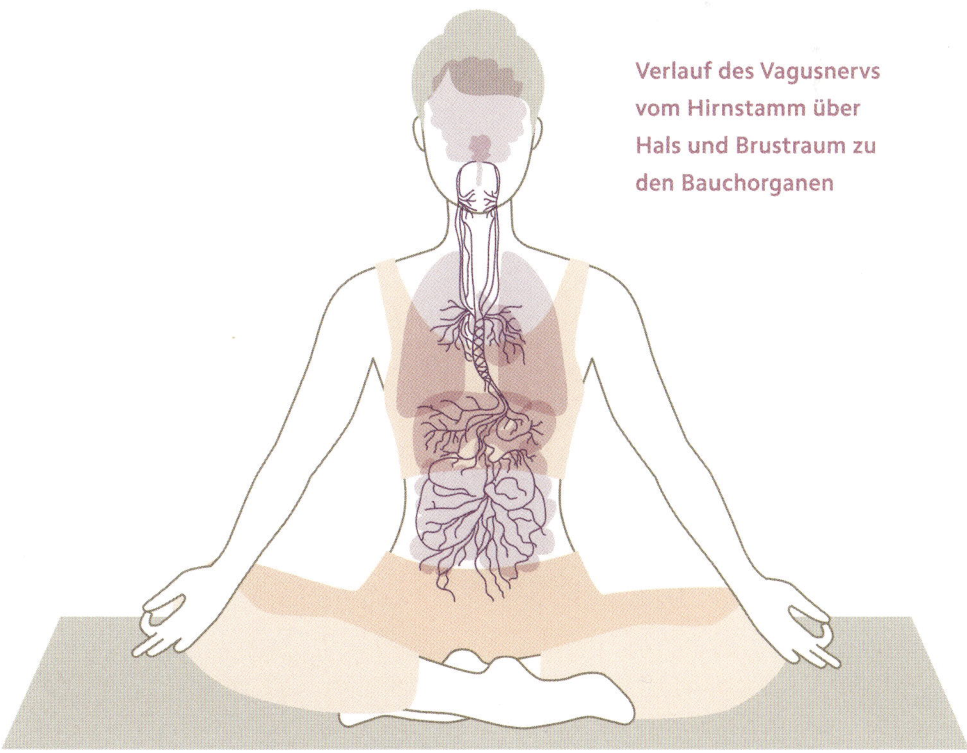

Verlauf des Vagusnervs vom Hirnstamm über Hals und Brustraum zu den Bauchorganen

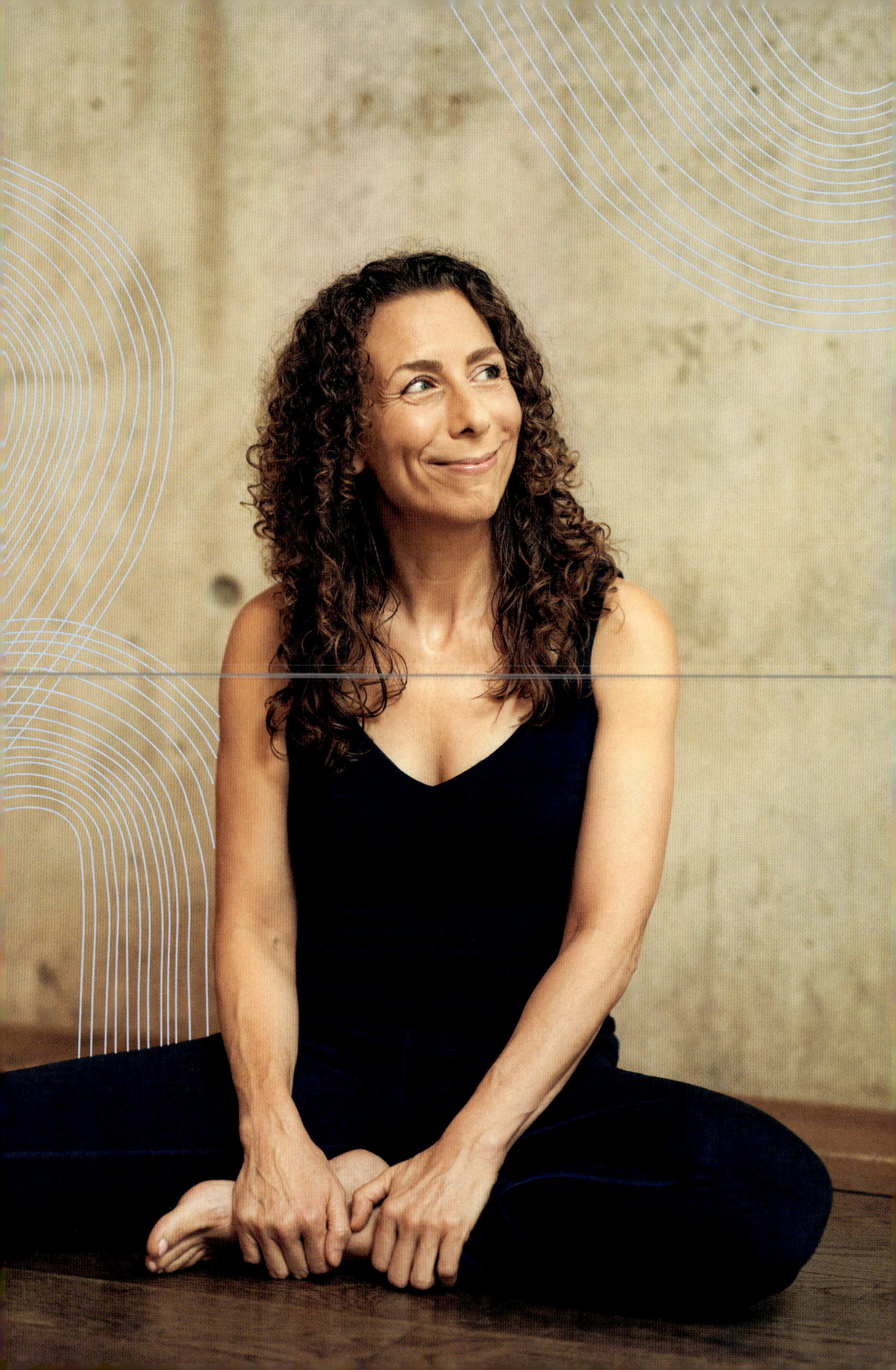

3

ÜBUNGS-SEQUENZEN FÜR DIE HORMONE VON A BIS Z

Während die Atemübungen, Meditationen und Asanas schon jede für sich eine positive Wirkung auf den Hormonhaushalt haben können, gilt dies umso mehr für die im Folgenden beschriebenen Übungssequenzen. Sie haben sich allesamt sehr bewährt und sprechen jeweils genau die Meridiane an, die gemäß TCM wichtig sind, um bestimmte hormonelle Prozesse regulieren zu können. Die einzelnen Positionen kannst du so lange und so intensiv ausführen, wie es gerade für dich angenehm ist. So erzielst du einen Effekt, der ausgleichend auf dein Energiesystem wirken kann.

HINWEIS für alle Sequenzen: Wie im Kapitel »Akupressurpunkte« bereits erwähnt, können die genannten Punkte optional verwendet werden. Du kannst sie auch weglassen, wenn du dich allein auf die Übungen konzentrieren möchtest. Die Seitenverweise beziehen sich immer auf den ganzen Abschnitt zu einer Übung, also auf Hauptübung inklusive möglicher Varianten. Wenn eine bestimmte Variante wichtig ist, ist sie benannt und abgebildet. Wenn eine Variante einen ganz eigenen, neuen Übungsnamen hat, wie zum Beispiel der Gecko, der eine Variante des Drachen ist, dann findest du einen Pfeil sowie den Namen dieser Hauptübung zusätzlich zum Seitenverweis. Wenn in einer Übung mehrere Varianten hintereinander genannt sind, zum Beispiel eine Seitbeuge und eine Drehung, dann halte gerne kürzer, um insgesamt nicht zu lange in einer Position zu bleiben.

Ängste

Ängste können einen unmittelbaren Einfluss auf unsere Hormone haben, da sie im Körper sehr viel Stress auslösen können. Im akuten Angstfall wird Adrenalin ausgeschüttet, was sinnvoll ist, um uns auf eine Gefahrensituation vorzubereiten und entsprechend reagieren zu können. Aber bei sich immer wiederholenden Angsterfahrungen, die keine Ursache in einer konkreten Situation haben, sondern unterschwellig immer vorhanden sind, kann der Cortisolspiegel stark beeinflusst werden. Das Ergebnis ist oftmals eine tiefgreifende Erschöpfung.

Viele Menschen nehmen wahr, dass sie mit dem Alter zunehmend ängstlicher werden. So möchten manche zum Beispiel gar nicht mehr selbst auf der Autobahn fahren, obwohl dies früher für sie nie ein Problem dargestellt hat. Oder sie haben plötzlich Angst davor, allein in ihrem Zuhause zu sein. Je älter wir werden, desto mehr nähern wir uns dem Element Wasser, das auf emotionaler Ebene mit Weisheit, aber auch mit unseren Ängsten verbunden ist.

Aus Sicht der TCM gibt es unterschiedliche Ursachen für das Thema Ängste. Doch primär fokussiert man sich besonders auf das Wasser-Element, das sich auch in der stärksten Yin-Energie widerspiegelt.

REFLEXIONSFRAGEN

- Ist diese Angst real oder nur in meinem Kopf?
- Bin ich jetzt, in diesem Moment, in Sicherheit?
- Gibt es einen Schlüsselmoment, in dem ich diese Angst zum ersten Mal gespürt habe? Wenn ja, was kann ich tun, um diesem Moment Heilung schenken zu können? Was hätte ich damals gebraucht?

- Handelt es sich tatsächlich um meine eigene Angst oder habe ich sie übernommen, zum Beispiel aus Familienthemen oder aus den Medien?
- Welche eigentliche Botschaft hat diese Angst für mich, wenn ich liebevoll dahinterschaue? Kann ich verstehen, dass die Angst mit ihrer Botschaft *für* mich ist und nicht *gegen* mich?
- Was braucht es, damit ich dieser Angst vertrauensvoll in mir Raum geben kann, ohne dass ich mich von ihr bedroht fühle?
- Was brauche ich, um in ängstlichen Momenten wieder Sicherheit spüren zu können?

Ich empfehle dir bei Ängsten die folgende Übungssequenz:

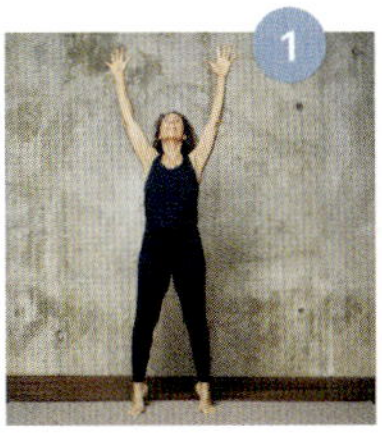

Atmung So Ham (S. 46)

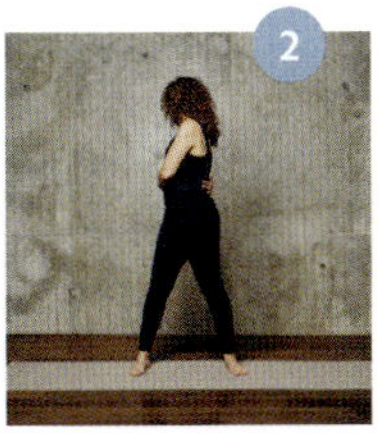

An der Tür des Lebens anklopfen (S. 151)

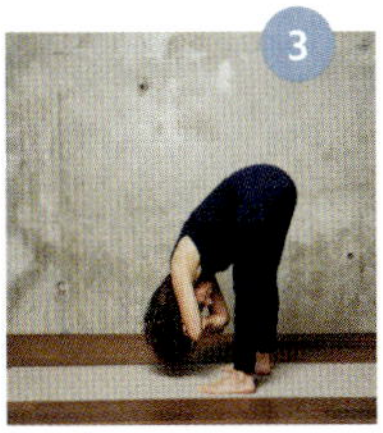

Stehende Vorbeuge ohne Armdehnung mit Ni 3 (S. 79ff., 30)

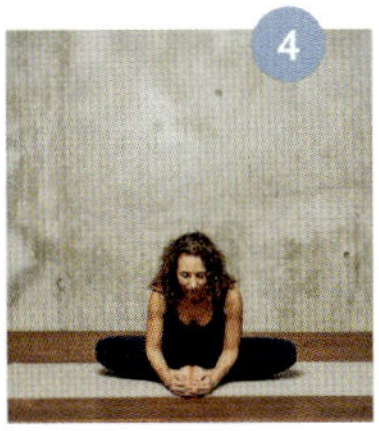

Schmetterling mit Ni 1 (S. 119ff.,29)

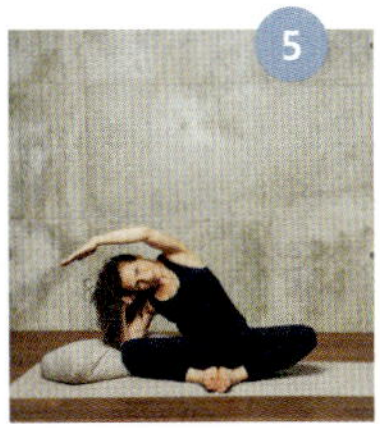

Schmetterling mit Seitbeuge (S. 119ff.)

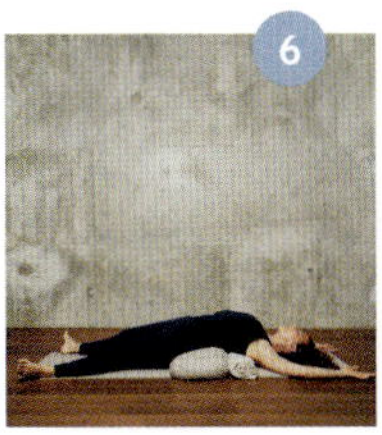

Regenbogenbrücke mit He 7 (S. 135, 31)

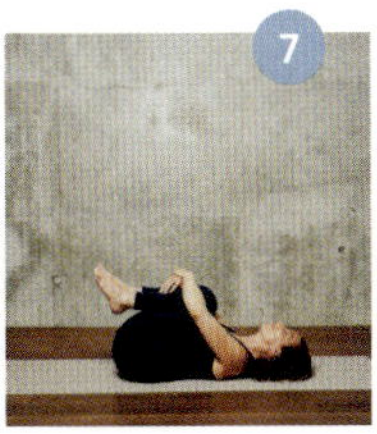

Päckchen (S. 62f.)

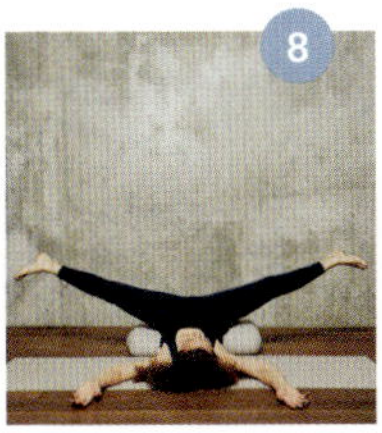

Liegende Libelle (S. 108ff.)

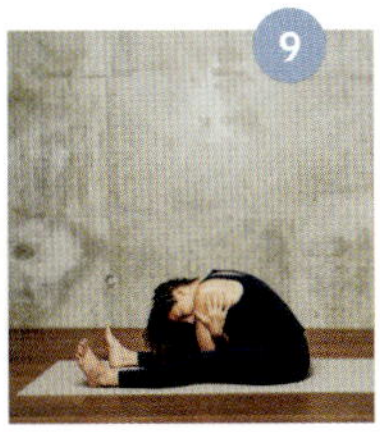

Raupe mit Selbstumarmung (S. 146f.)

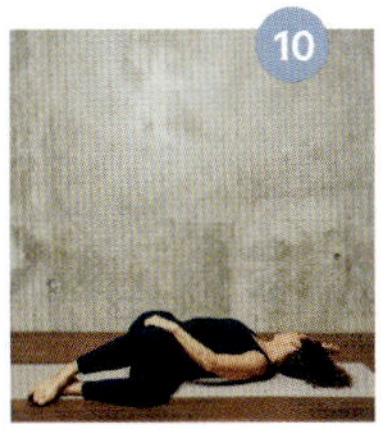

Korkenzieher (S. 125ff.)

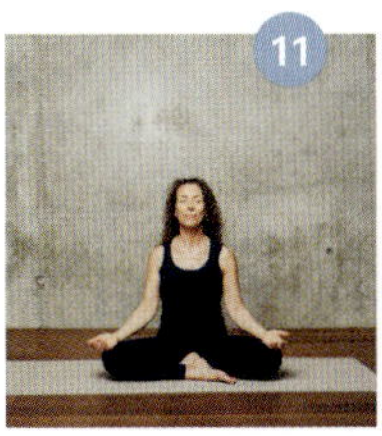

Erdungs-Meditation (S. 49)

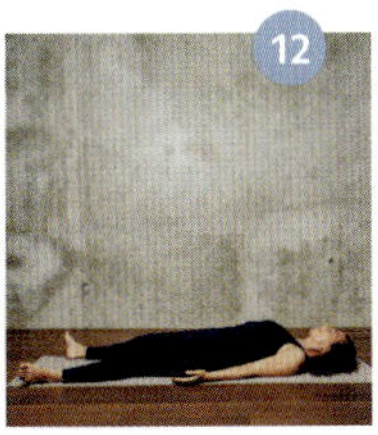

Entspannte Rückenlage (S. 57)

Augentrockenheit und Augenbeschwerden

Unsere Hormongesundheit kann sich auch auf unsere Augen auswirken. Viele Frauen spüren in den Wechseljahren, dass die Schleimhäute trockener werden. Das kann sich in trockenen Augen bemerkbar machen. Manche Frauen erleben auch eine vorübergehende Veränderung während der Schwangerschaft oder im Laufe ihres Zyklus, bei dem es ja ganz normal ist, dass es zu Hormonschwankungen kommt. Auch bei Männern kann es natürlich zu Hormonschwankungen kommen, die die Augengesundheit beeinflussen.

Es ist unterstützend, jeden Tag genügend stilles Wasser in einer guten Qualität zu trinken. Gönne dir immer wieder Pausen von deinen Blaulichtgeräten wie Computer, Fernseher und Handy. Schließe zwischendurch die Augen, öffne und schließe die Lider in schneller Abfolge, um die Augen wieder zu befeuchten, oder nutze Brillen, die das Blaulicht filtern. Schlafe ausreichend und achte auf eine ausgewogene und entzündungshemmende Ernährung. Ich hatte selbst sehr lange trockene und gerötete Augen. Seitdem ich regelmäßig Omega-3-Öl nehme, hat sich beides gravierend verbessert. Hierbei ist es aber wichtig, auf eine sehr gute Qualität zu achten, da viele Öle schon beim Kauf ranzig sind und der Schaden dann sogar größer ist als der Nutzen. Aber auch Zugluft, Wind und Zigarettenrauch können trockene Augen begünstigen.

Ich arbeite selbst viele Stunden täglich am Computer und gönne mir gern eine kleine Pause, in der ich je einen Finger am inneren Bogen der Augenbraue aufsetze und dann entlang des Bogens nach außen streiche. Unter dem Auge mache ich sanfte und kleine pressende Bewegungen über die Fingerspitzen von innen nach außen. Das kann man einige Male wiederholen, dann die Hände reiben und die Handflächen über die Augen legen.

Aus Sicht der TCM setzen wir bei Augenbeschwerden den Fokus auf das Holz-Element mit Leber und Gallenblase. Bei älteren Menschen nehmen wir zusätzlich noch das Wasser-Element mit Nieren und Blase hinzu.

REFLEXIONSFRAGEN

- Habe ich mir selbst im Spiegel schon einmal tief in die Augen geschaut? Was sehe ich dort? Welche Emotionen spiegeln sich in meinen Augen wider?
- Kann ich anderen Menschen in die Augen schauen oder verspüre ich dabei einen inneren Widerstand?
- Gibt es etwas, das ich lieber ausblenden möchte, vor dem ich meine Augen verschließen möchte?
- Habe ich eine klare Sicht auf die Dinge und mein Leben? Oder ist meine Sicht eher verschwommen und ich habe keine genauen Ziele?
- Kann ich meine Träume und Wünsche »sehen«?
- Fordert es mich heraus, in die Sichtbarkeit zu kommen oder mich öffentlich zu zeigen?

Ich empfehle dir bei Augenbeschwerden die folgende Übungssequenz:

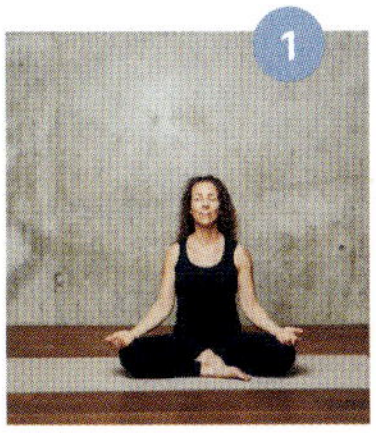

Atmung
Kosmischer Zyklus
(S. 40)

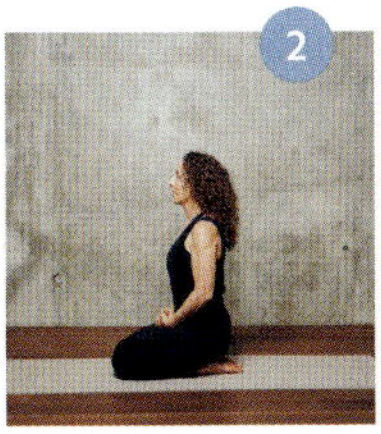

Fersen- und Ballensitz
(S. 59, 90f.)

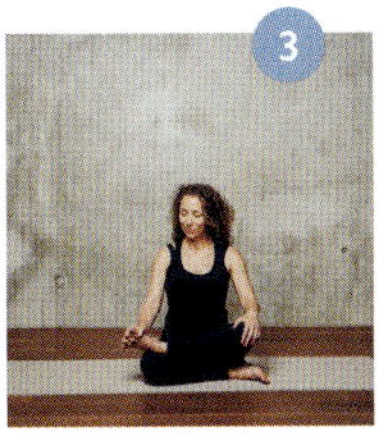

Reißverschluss mit Le 3
(S. 89, 28)

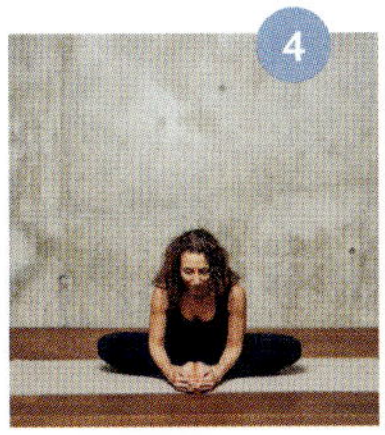

Schmetterling
(S. 119ff.)

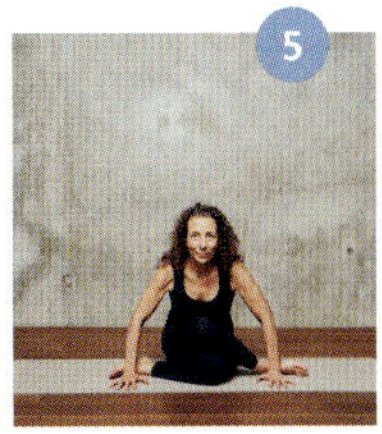

Schnürsenkel
(S. 122ff.)

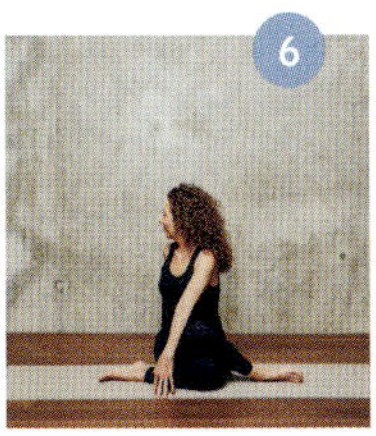

Schnürsenkel mit Drehung
(S. 122ff.)

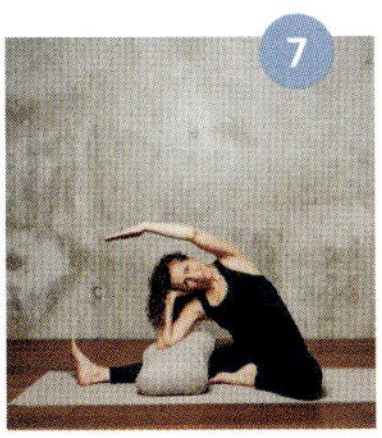

Halber Schmetterling mit Seitbeuge
(S. 98f.)

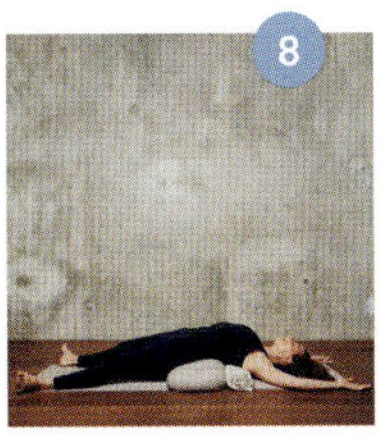

Regenbogenbrücke
(S. 135)

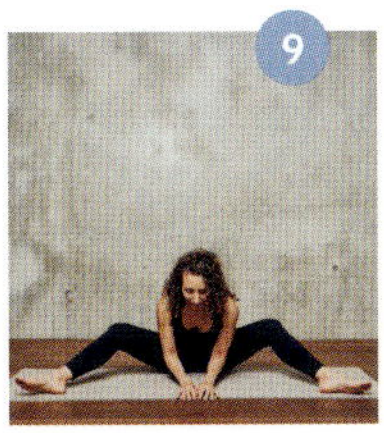

Libelle mit gebeugten Beinen
(S. 108ff.)

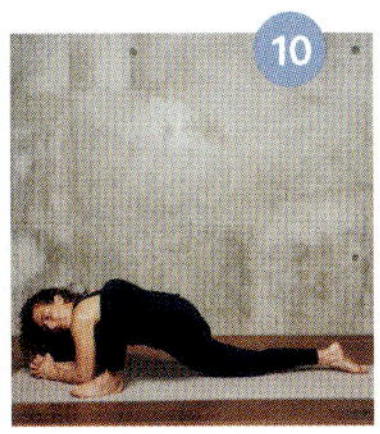

Gecko
(→ Drache, S. 92ff.)

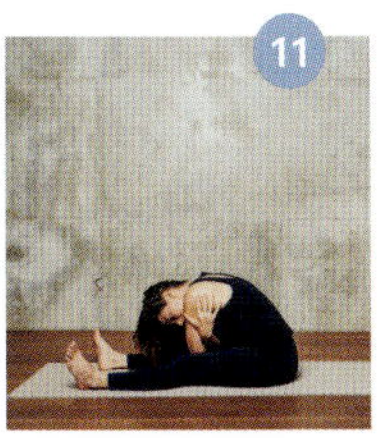

Raupe mit Selbstumarmung
(S. 146f.)

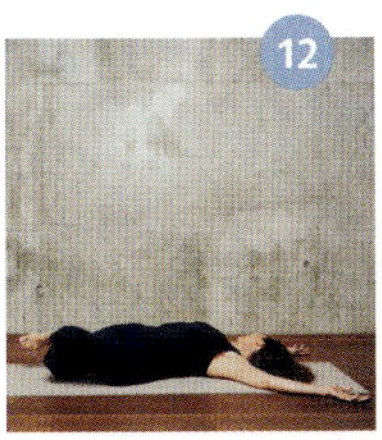

Verdrehte Wurzeln
(→ Korkenzieher, S. 125ff.)

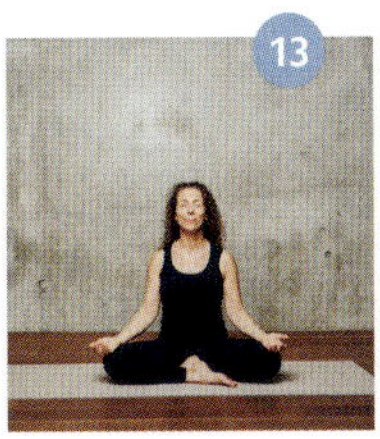

Organ-Meditation für die Augen
(S. 51)

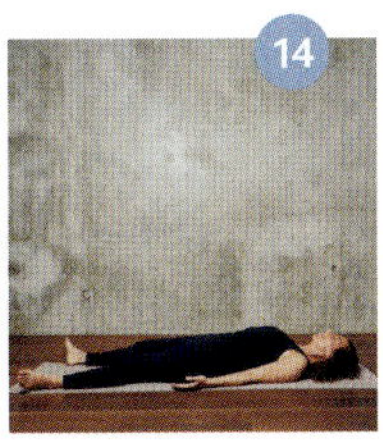

Entspannte Rückenlage
(S. 57)

Blähungen

Dies ist wahrscheinlich eins der unangenehmsten Themen bei Hormonumstellungen oder -schwankungen: Es kann passieren, dass unkontrolliert Winde abgehen. Häufig geschieht das zu Beginn der Wechseljahre, aber auch während der Schwangerschaft oder während des Menstruationszyklus. Wenn wir dabei inmitten von Menschen sind oder zum Beispiel auf der Arbeit, dann führt das häufig zu Scham. Manche Menschen beginnen dann, sich zu isolieren, um diese für sie peinlichen Situationen zu vermeiden.

Aber natürlich hängen Blähungen auch stark damit zusammen, was wir gegessen haben und wie wir bestimmte Lebensmittel vertragen, ob wir unter Verstopfung oder Durchfall leiden oder ob unsere Darmflora im Ungleichgewicht ist, zum Beispiel nach der Einnahme von Antibiotika. Es kann hilfreich sein, ein Essenstagebuch zu führen, in dem du dir kurz notierst, wie du dich nach welchen Mahlzeiten gefühlt hast, um herausfinden zu können, was dir eventuell Schwierigkeiten bei deiner Verdauung bereitet. Auch sollte man zum Essen nicht viel trinken, um die Verdauungssäfte nicht zu sehr zu verdünnen.

Es ist außerdem wichtig, auf eine vollständige Darmentleerung zu achten. Dabei kann es hilfreich sein, beim Toilettengang die Füße auf einem kleinen Hocker zu positionieren. Das erleichtert die Entleerung des Darms.

Aus Sicht der TCM deuten Blähungen auf Verdauungsprobleme hin, die im Zusammenhang mit einer Milz- und eventuell auch Nierenschwäche stehen. Bei Stress kann man daher die Punkte von Leber 3 und Dickdarm 4 akupressieren.

REFLEXIONSFRAGEN

- Kann ich mein Essen genießen und lasse ich mir Zeit bei der Nahrungsaufnahme?
- Wann treten die Blähungen auf? Kann ich sie mit bestimmten Situationen in Zusammenhang bringen?
- Wo habe ich zu viel Druck in meinem Leben?
- Was in meinem Leben kann ich nicht verdauen?
- Gibt es etwas, was ich zu unterdrücken versuche, was aber »raus« möchte?
- Könnte es ein unbewusster Mechanismus sein, um mich zurückziehen zu dürfen?

Ich empfehle dir bei Blähungen die folgende Übungssequenz:

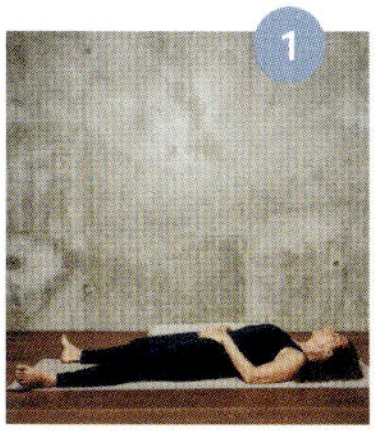

Vollatmung im Liegen (S. 44f.)

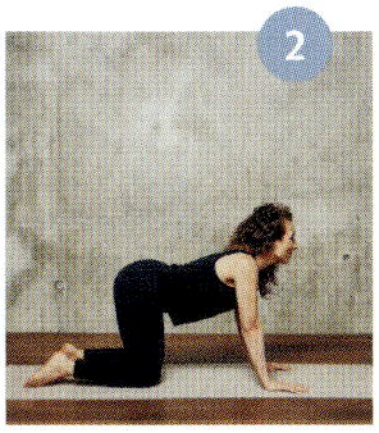

Wirbelsäulen-flossing (S. 153)

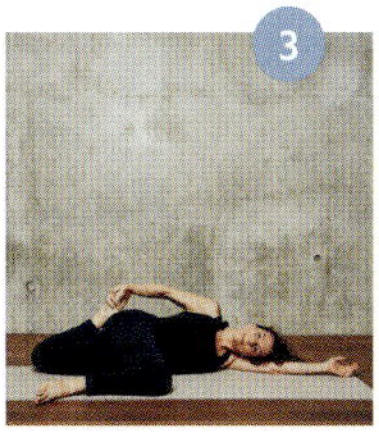

Liegende Katze (S. 128f.)

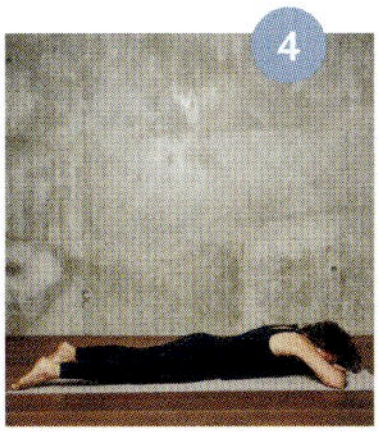

Entspannte Bauchlage (S. 56)

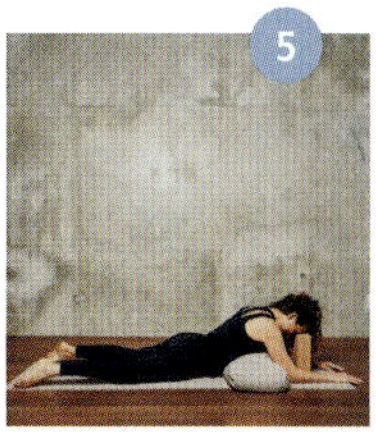

Sphinx mit Rolle (S. 139ff.)

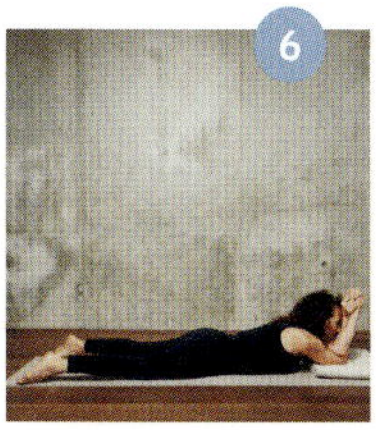

Sphinx mit Adlerarmen (S. 139ff.)

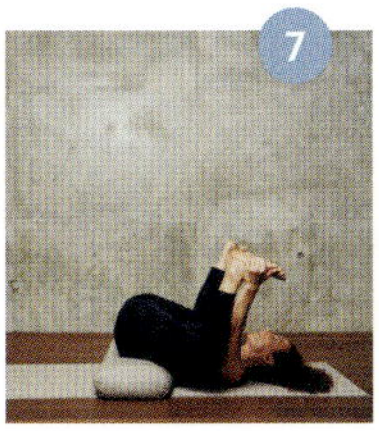

Happy Baby (S. 102f.)

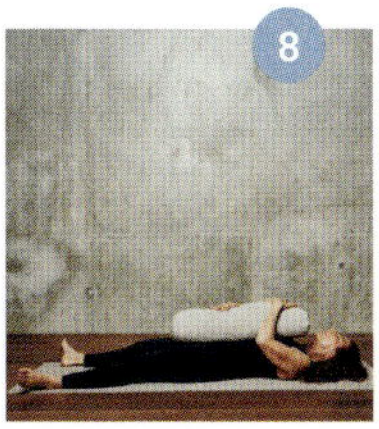

Entspannte Rückenlage mit Rolle (S. 57)

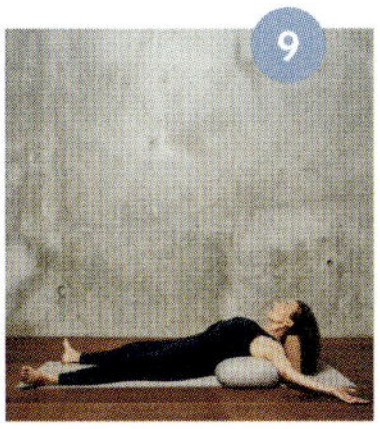

Fisch (S. 131)

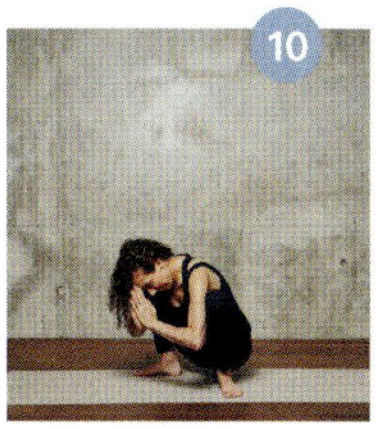

Hocke (S. 104f.)

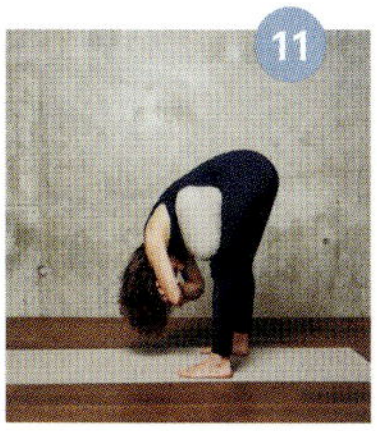

Stehende Vorbeuge mit Rolle (S. 79ff.)

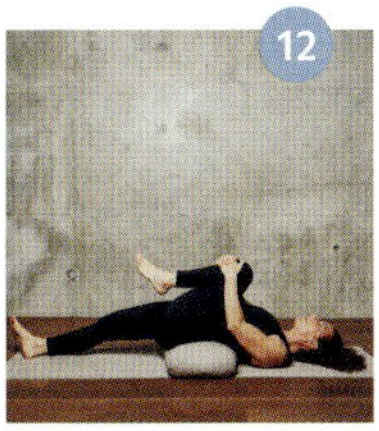

Liegender Drache (S. 130)

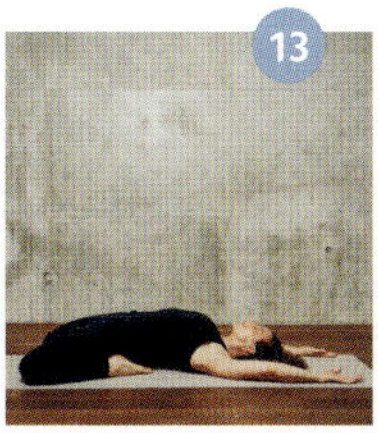

Sattel (S. 136ff.)

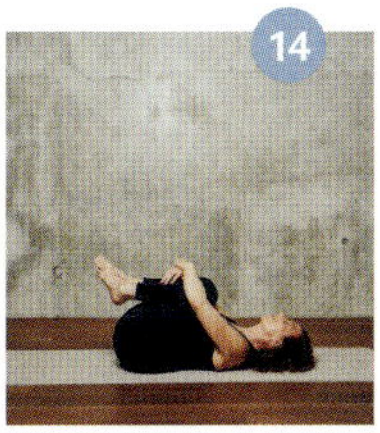

Päckchen (S. 62f.)

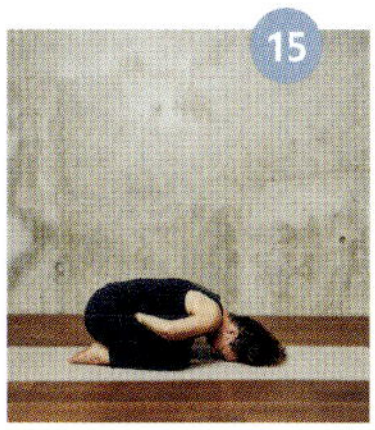

Bauchmassage (S. 152)

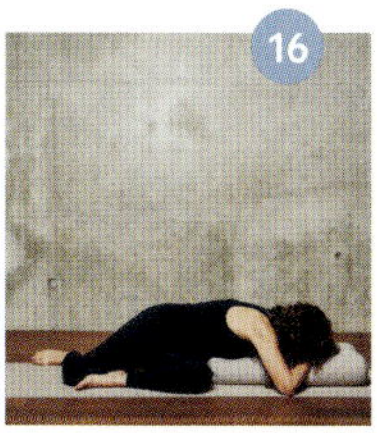

Sitzender Korken-zieher auf der Rolle (S. 125ff.)

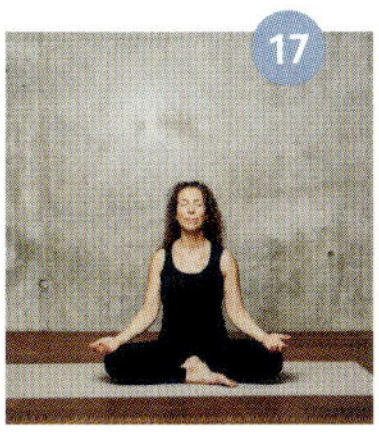

Organ-Meditation für Bauch und Darm (S. 51)

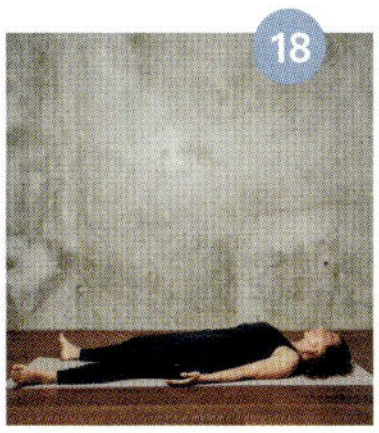

Entspannte Rückenlage (S. 57)

Blasenschwäche und Blasenentzündungen

Ab den Wechseljahren leiden viele Frauen immer häufiger unter Blasenentzündungen, da die Schleimhäute durch den fallenden Östrogenspiegel trockener werden, die Scheidenflora sich verändern kann und Bakterien so ein leichteres Spiel haben, in die Harnröhre und Blase aufzusteigen. Aber auch jüngere Frauen können davon betroffen sein, häufig bei Kontakt zu einem neuen Partner, da sich das eigene Mikrobiom auf das eines anderen Menschen einstellen muss. Die Veränderung der Hormonspiegel kann außerdem dazu führen, dass es zu einer Blasenschwäche kommt, da die Muskulatur nicht mehr so stark ist wie in jüngeren Jahren und auch die Faszien an Elastizität verlieren können. Dennoch kann man mit gezielten Übungen daran arbeiten, möglichst lange einen gesunden Beckenraum und eine belastbare Blase zu haben. Neben den Yin-Yoga-Übungen empfehle ich dir, regelmäßig Beckenboden-Übungen zu machen, um Inkontinenz vorzubeugen.

Aus Sicht der TCM würde man anhand der Symptomatik unterscheiden, welche Meridiane oder Elemente ausschlaggebend sind. Im Fokus steht das Wasser-Element mit Blase und Nieren. Bei Entzündungen sollte aber auch das Immunsystem gestärkt werden, was gut über das Metall-Element, speziell die Lunge, funktioniert. Bei Blasenschwäche braucht man auch die Unterstützung des Erd-Elements, speziell der Milz, die eine Haltefunktion für die Organe hat.

REFLEXIONSFRAGEN

- Gönne ich mir die Ruhe, die ich brauche?
- Habe ich zu viel Druck in meinem Leben? Falls ja, geht dieser von mir selbst oder von anderen aus?
- Gibt es Menschen, die meine Grenzen überschreiten?
- Möchte ich in meinem Leben oder im Leben anderer zu viel kontrollieren?
- Was von dem, das mich noch belastet, kann ich jetzt bewusst loslassen?
- Wie stehe ich zu meiner Sexualität? Kann ich sie genießen oder nutze ich meine Blase unbewusst, um sexuellen Kontakt zu vermeiden?

Ich empfehle dir bei Blasenschwäche und -entzündungen die folgende Übungssequenz:

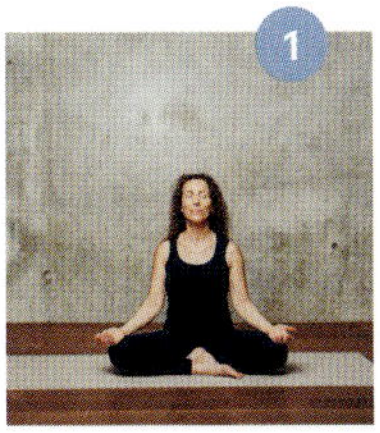

Atmung
Kosmischer Zyklus
(S. 40)

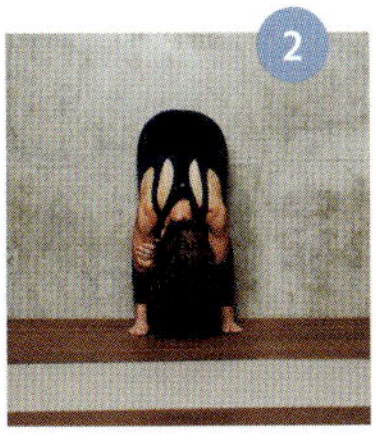

Stehende Vorbeuge
an der Wand
(S. 79ff.)

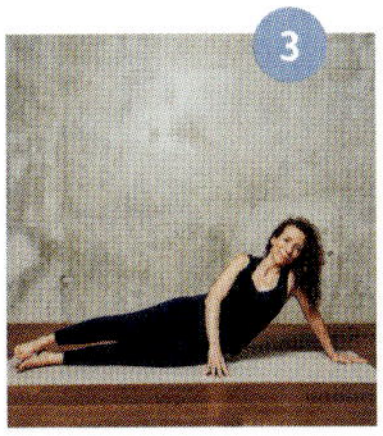

Liegender Buddha
(S. 144)

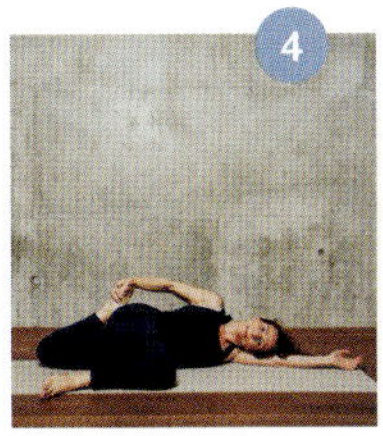

Liegende Katze
(S. 128f.)

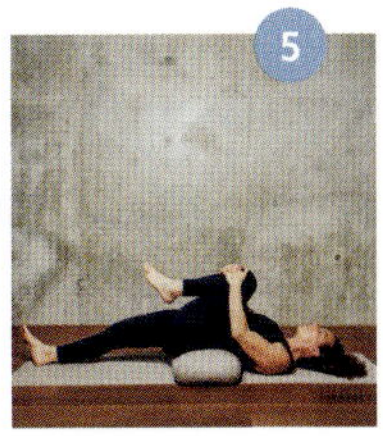

Liegender Drache
(S. 130)

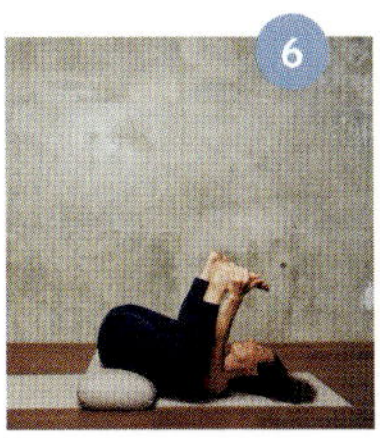

Happy Baby
(S. 102f.)

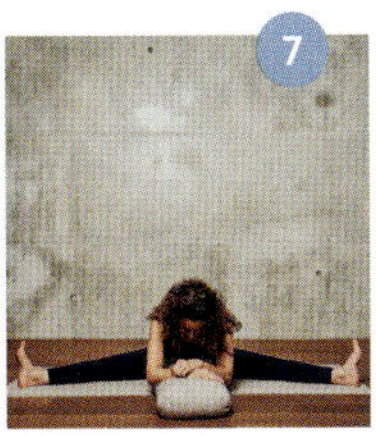

Libelle
(S. 108ff.)

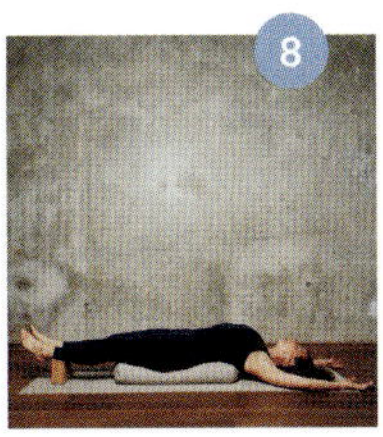

Gestützte Schulter-
brücke für die BWS
(S. 132f.)

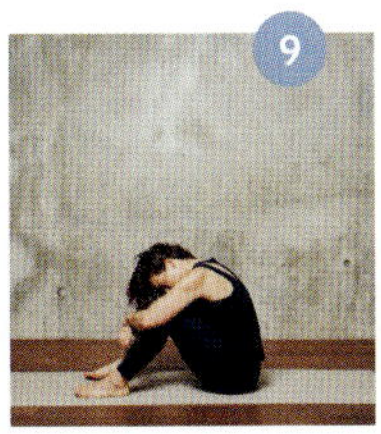

Kutscher
(→ Raupe, S. 146f.)

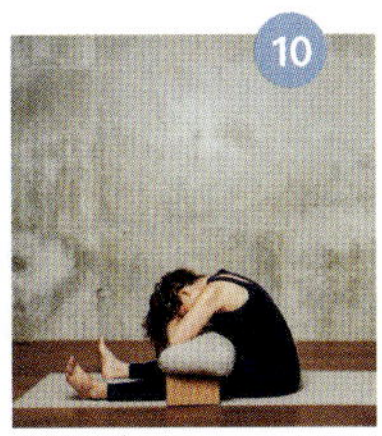

Raupe mit Rolle
(S. 146f.)

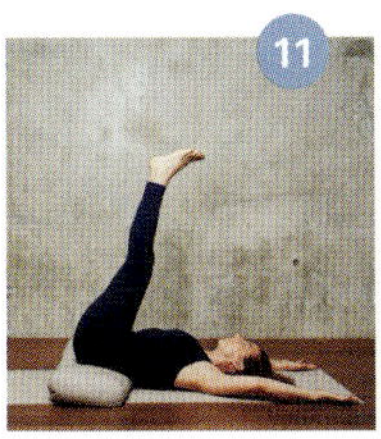

Seegras
(S. 148f.)

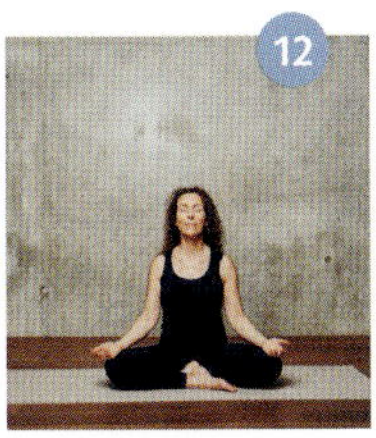

Organ-Meditation
für die Blase
(S. 51)

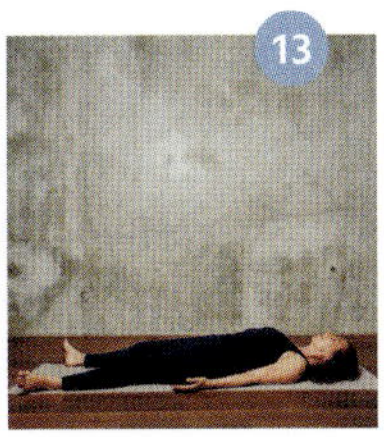

Entspannte
Rückenlage
(S. 57)

Blut stärken

»Blut stärken« klingt aus westlicher Sicht vielleicht befremdlich und wir können uns nicht viel darunter vorstellen. Es ist in etwa vergleichbar mit dem Ausgleichen eines Eisenmangels. Aber in der TCM beinhaltet es noch mehr und spielt eine große Rolle. Denn dort, wo Blut ist, ist Chi, es ist der Träger des Chi. Und deshalb ist es wichtig, dass das Blut genährt ist, besonders auch bei Blutverlust wie durch die Menstruation, Operationen oder eine Geburt.

Vielen Menschen sieht man am blassen Gesicht an, dass eventuell ein Mangelzustand des Blutes vorliegen kann. Blut wird gebraucht, um Hormone zu transportieren. Neben einer gesunden Ernährung und Akupunktur nutze ich neben Sport und Yin Yoga selbst sehr gern die Maßnahmen des Cuppings oder Schröpfens und Gua Sha, um das Blut im Körper in Bewegung zu bringen. Beim Cupping oder Schröpfen entsteht ein Saugeffekt durch einen Unterdruck auf der Haut. Beim Gua Sha arbeitet man eher mit einer sanft schiebenden Bewegung. Beides bringt das Blut in Bewegung.

Aus Sicht der TCM sind in erster Linie das Erd- und Holz-Element zu behandeln, um das Blut zu stärken, besonders Milz und Leber. Aber auch die Nieren und in manchen Fällen ebenso der Chong Mai, der als Meer des Blutes gilt. Er wird hier nicht gesondert beleuchtet, da er nicht direkt mit einem Organ verbunden ist und als Wundermeridian gilt. Er verläuft im Oberkörper und wird bei den genannten Übungen mit angesprochen.

REFLEXIONSFRAGEN

- Schenke ich meinem Körper eine gesunde Ernährung und guten Schlaf?
- Habe ich genügend Freude am Leben? Spüre ich, wie die Lebensfreude durch meine Adern fließt? Oder fühlt es sich eher kalt und stagnierend an?
- Wo ist mein Leben nicht mehr im Fluss?
- Was raubt mir die Energie in meinem Leben? Wer oder was saugt mich aus?
- Gibt es karmische Verletzungen durch meine Geburtsfamilie oder meine Ahnen, die nun geheilt werden dürfen?
- Wenn ja, was braucht es dafür?

Ich empfehle dir zur Stärkung des Blutes die folgende Übungssequenz:

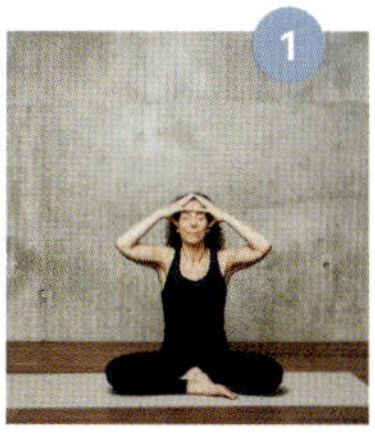

Atmung
Nada Mudra
(S. 41)

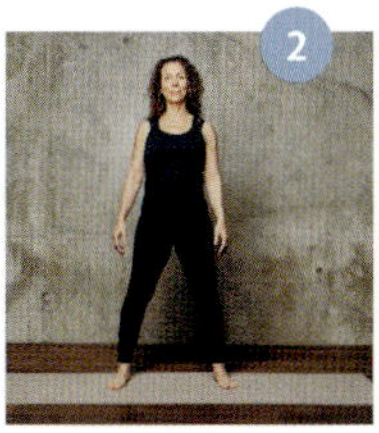

Schüttelübung
(S. 150)

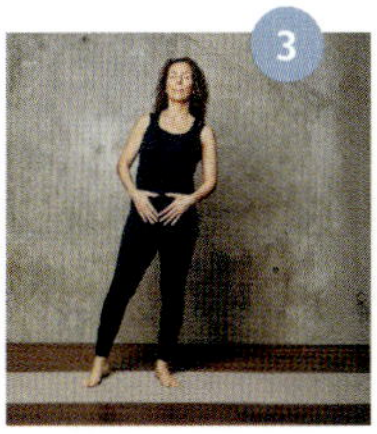

Bambus im Wind
(S. 55)

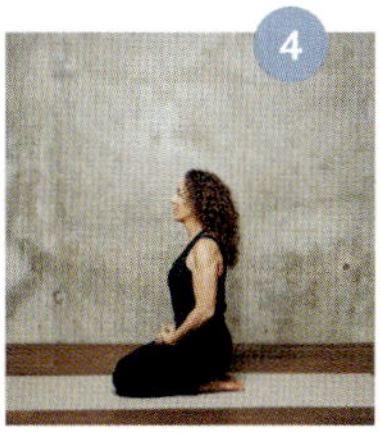

Fersen- und Ballensitz
(S. 59, 90f.)

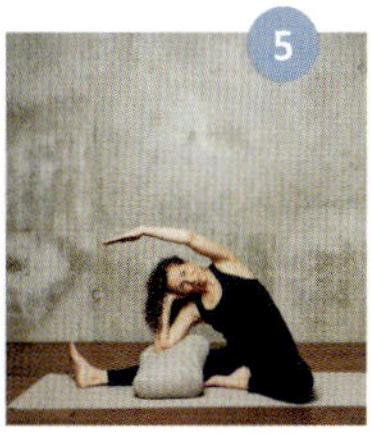

Halber Schmetterling mit Seitbeuge
(S. 98f.)

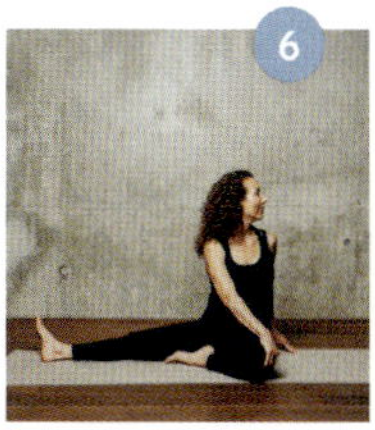

Halber Schmetterling mit Drehung
(S. 98f.)

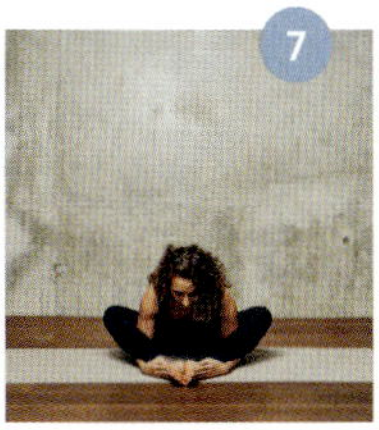

Schildkröte
(→ Schmetterling, S. 119ff.)

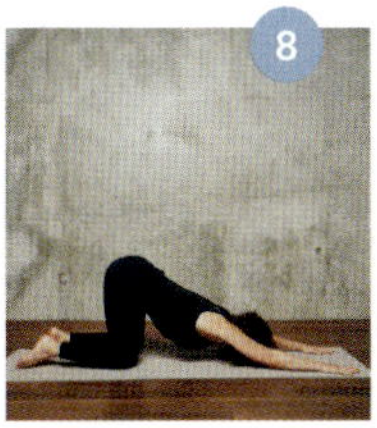

Öffnende Herzstellung
(S. 74f.)

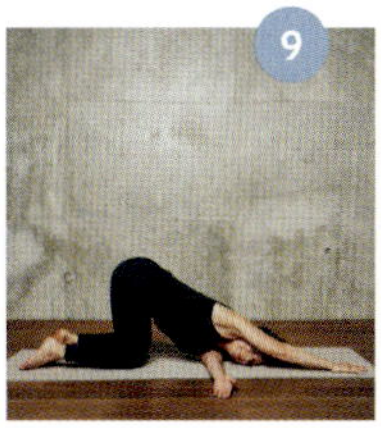

Öffnende Herzstellung mit Drehung
(S. 74f.)

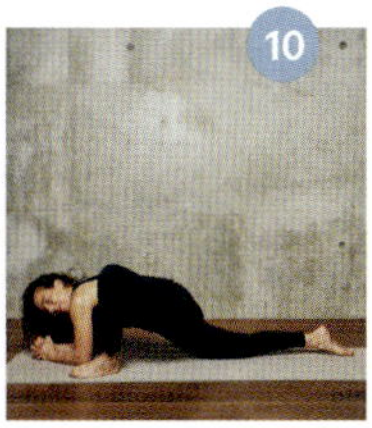

Gecko
(→ Drache, S. 92ff.)

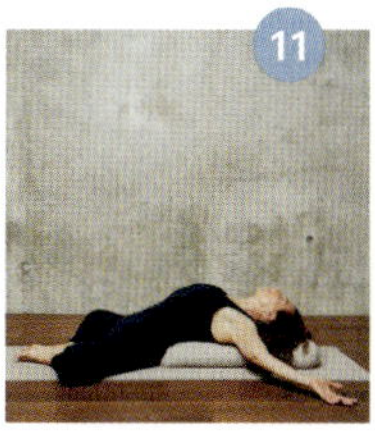

Liegender Schmetterling
(S. 119ff.)

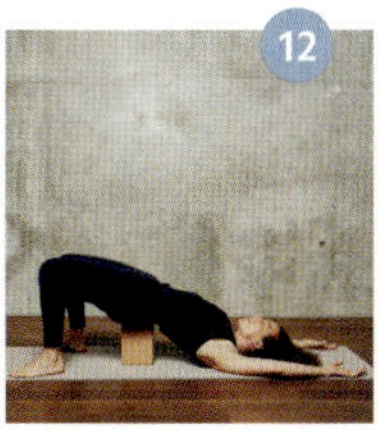

Gestützte Schulterbrücke für die LWS
(S. 134)

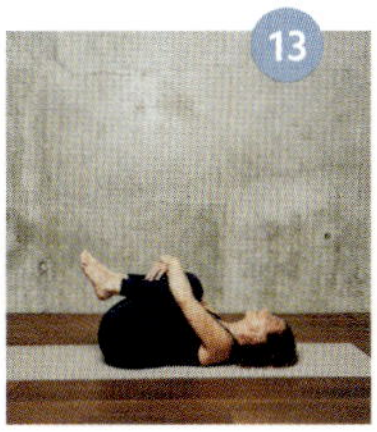

Päckchen
(S. 62f.)

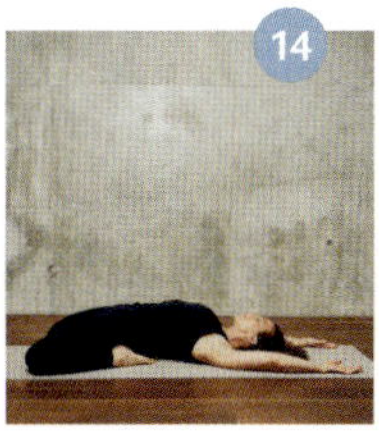

Sattel
(S. 136ff.)

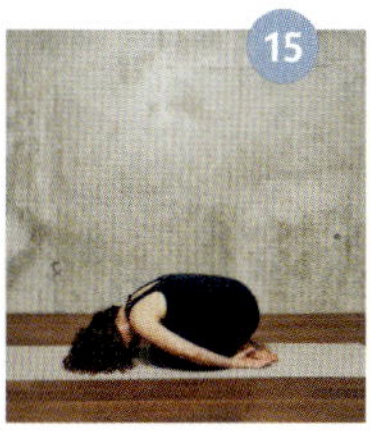

Kindshaltung
(S. 60f.)

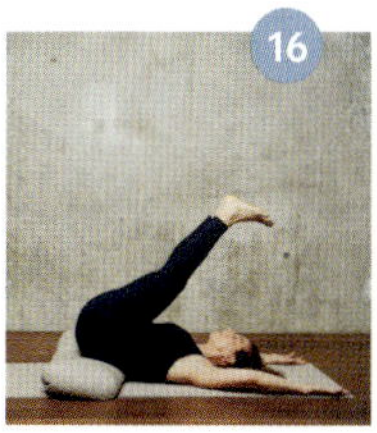

Sanfte Schnecke
(S. 148f.)

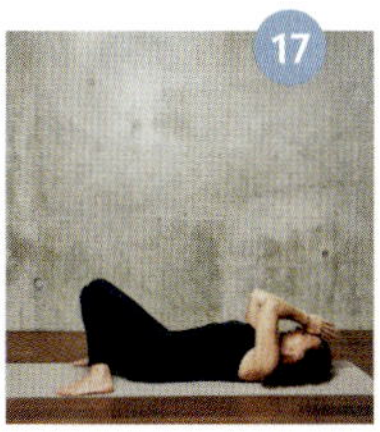

Entspannungspose
(S. 58)

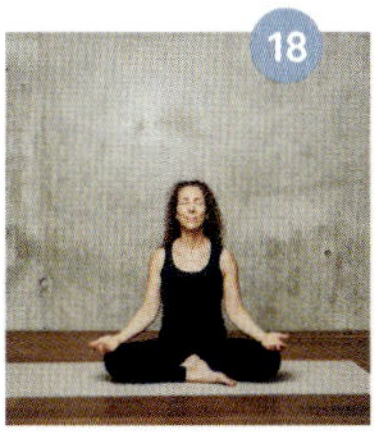

Herz-Meditation
(S. 48)

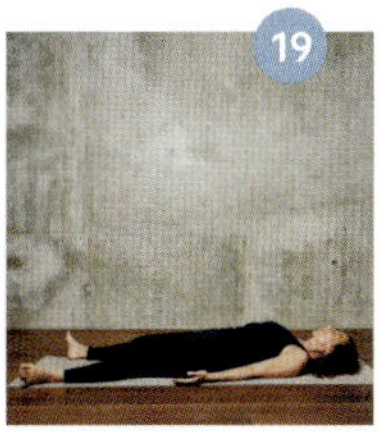

Entspannte Rückenlage
(S. 57)

Brustschmerzen

Unsere Hormone, speziell Östrogen und Progesteron, haben auch einen Einfluss auf unsere Brüste. Die meisten Frauen kennen es, dass die Brüste während eines Zyklus mal größer oder kleiner sind, mehr oder weniger spannen. Dies hängt mit den Hormonschwankungen zusammen. Die Brüste stehen für Weiblichkeit, Sinnlichkeit und Mütterlichkeit. So wurden sie auch schon in der frühen Kunst immer wieder gern in allen Formen und Größen gemalt. Sie haben etwas Nährendes, was auf ihrer Fähigkeit beruht, nach der Schwangerschaft ein Kind durch den eigenen Körper versorgen zu können. Aber sie haben auch etwas Tröstendes, wenn sich zum Beispiel ein Kind an die Brust der Mutter schmiegt, wenn es Schutz oder Nähe sucht oder nicht einschlafen kann.

Aus Sicht der TCM sind Brustschmerzen im Rahmen eines prämenstruellen Syndroms Ausdruck einer Leber-Chi-Stagnation. Hierzu kann man beidseitig die Punkte Leber 3 und Dickdarm 4 akupressieren. Wenn schulmedizinisch nichts gefunden wird, kann man schauen, in welchem Meridianverlauf der Brustschmerz sitzt. In erster Linie denkt man dann an den Magenmeridian, der genau durch die Brust hindurchläuft, aber auch der Nierenmeridian weiter innen oder der Herzbeutel- oder Milzmeridian weiter außen wären möglich.

REFLEXIONSFRAGEN

- Wie stehe ich zu meinen Brüsten? Betone ich sie gern oder verstecke ich sie lieber? Finde ich sie schön, so wie sie sind, oder schäme ich mich für ihre Form und Größe?
- Gibt es Erinnerungen zu meinen Brüsten aus der Jugend, als sie anfingen zu wachsen? Gab es dumme Sprüche deswegen und, wenn ja, wie bin ich damit umgegangen?
- Bin ich im Bereich des oberen Brustkorbs öfter verspannt?
- Habe ich Glaubenssätze zu meinen Brüsten übernommen?
- Kann ich meine Brüste als Ausdehnung meiner Herzensenergie ansehen?
- Gibt es energetische Blockaden, die ich hier noch abgespeichert habe?

Ich empfehle dir bei Brustschmerzen die folgende Übungssequenz:

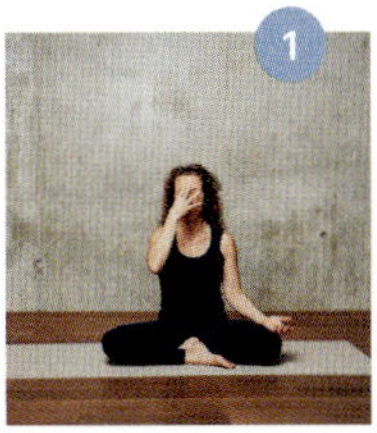

Mondatmung
(S. 42f.)

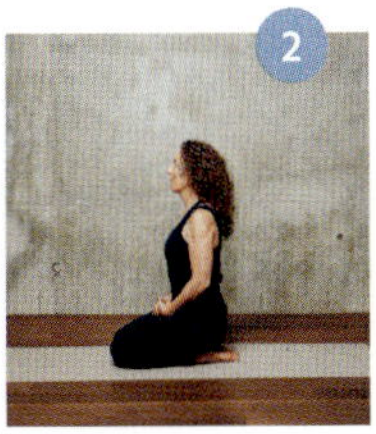

Fersen- und Ballensitz
(S. 59, 90f.)

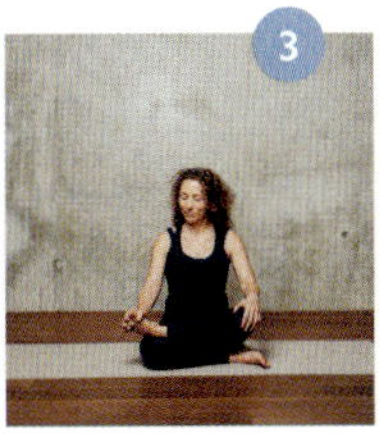

Reißverschluss
(S. 89)

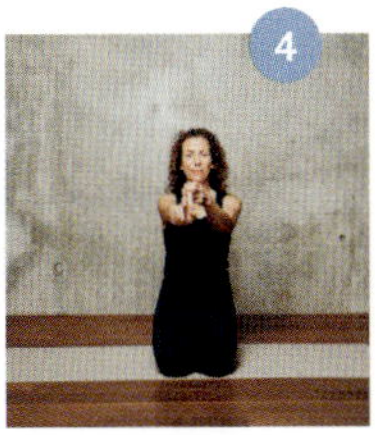

Fingerdehnung für alle Meridiane
(S. 87)

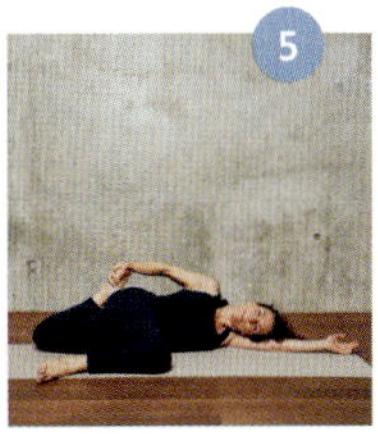

Liegende Katze
(S. 128f.)

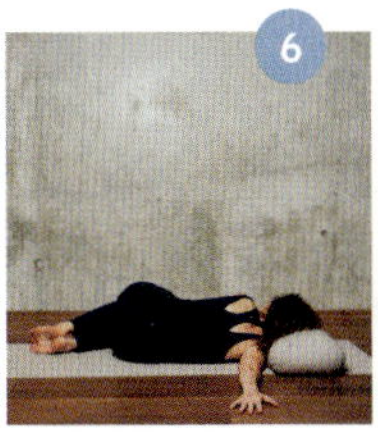

Offene Flügel
(S. 76f.)

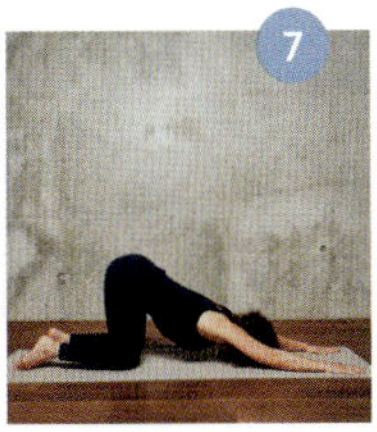

Öffnende Herzstellung
(S. 74f.)

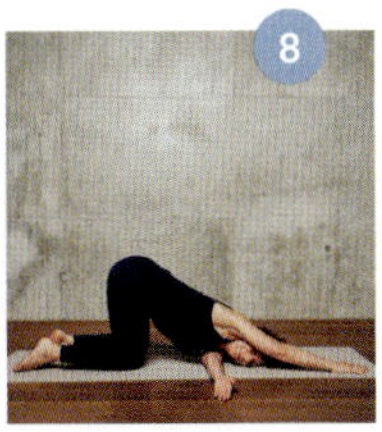

Öffnende Herzstellung mit Drehung
(S. 74f.)

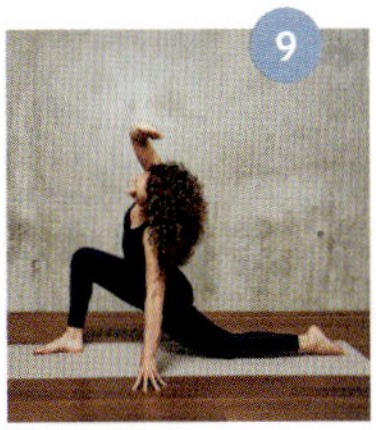

Drache mit Seitbeuge
(S. 92ff.)

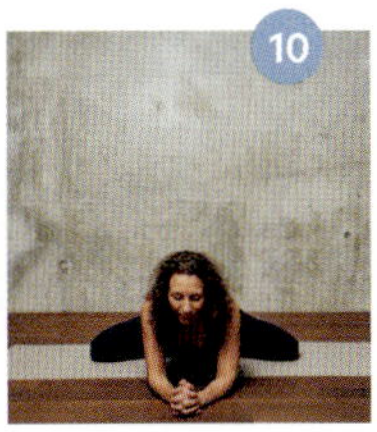

Frosch
(S. 96f.)

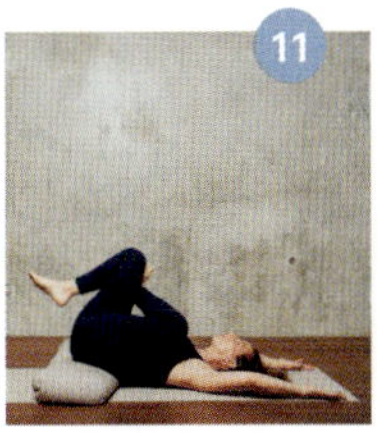

Nadelöhr
(S. 112f.)

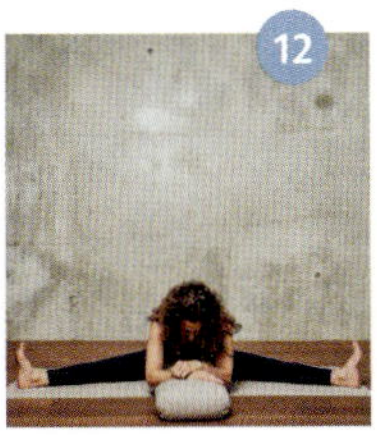

Libelle
(S. 108ff.)

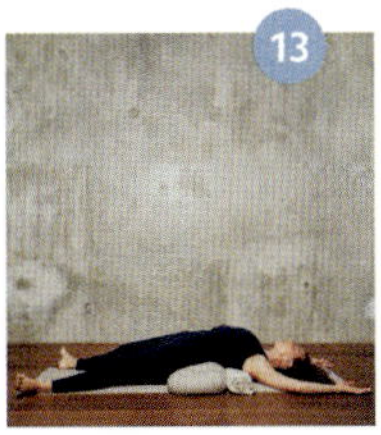

Regenbogenbrücke
(S. 135)

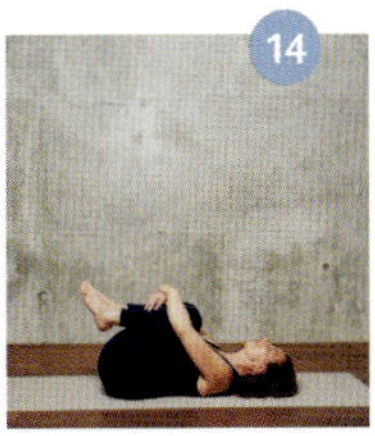

Päckchen
(S. 62f.)

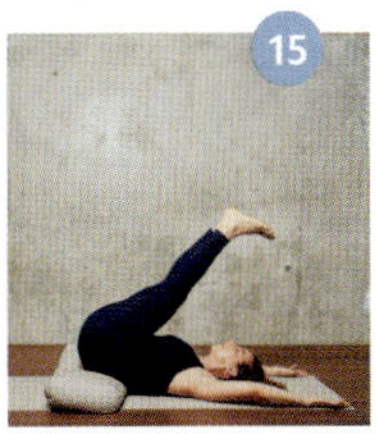

Sanfte Schnecke
(S. 148f.)

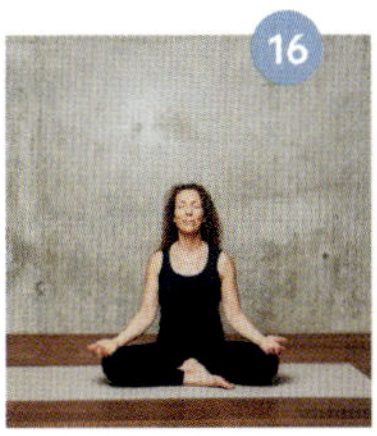

Herz-Meditation
(S. 48)

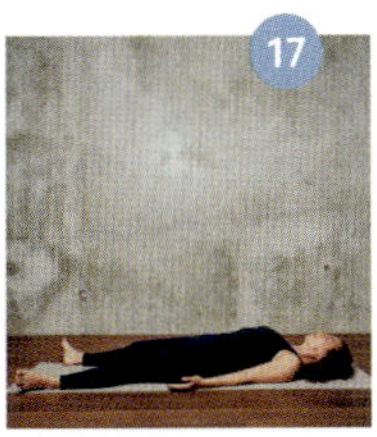

Entspannte Rückenlage
(S. 57)

Endometriose

Immer mehr Frauen scheinen heutzutage von Endometriose betroffen zu sein. Dabei wächst gebärmutterschleimhautähnliches Gewebe außerhalb der Gebärmutter. Es kann an den verschiedensten Bereichen des Körpers andocken, was in der Regel bei Betroffenen zu starken Schmerzen führt. Die Ursachen von Endometriose sind noch nicht eindeutig geklärt, aber man vermutet eine Dysbalance in der Kommunikation der Hormone Östrogen und Progesteron, die zu einer Östrogendominanz führt. Dadurch können vermehrt Entzündungsherde im Körper entstehen.

Ich war selbst seit meiner Jugend viele Jahre lang von Endometriose betroffen. Durch eine regelmäßige Yin-Yoga-Praxis konnte ich die Beschwerden komplett eliminieren. Dr. Helene Langevin, Direktorin des US-amerikanischen National Center for Complementary and Integrative Health (NCCIH) und internationale Expertin für myofasziale Forschung, fand in einer Studie heraus, dass sanfte und lange gehaltene Dehnungen dazu führen können, Entzündungen im Körper schneller abzubauen.*

Aus Sicht der TCM legt man hier wie bei allen gynäkologischen Störungen den Fokus auf die Leber. Wir fokussieren uns in der Sequenz ebenso auf den Chong Mai, das Meer des Blutes, sowie auf die Milz und die Nieren.

REFLEXIONSFRAGEN

- Fühle ich mich liebevoll mit meinem Körper verbunden? Kann ich ihn voll und ganz annehmen, so wie er ist?
- Kann ich mich an ein Ereignis in meinem Leben erinnern, nach dem meine Schmerzen begonnen haben?
- Welches Verhältnis habe ich zu meiner Weiblichkeit und Sexualität?
- Halte ich innerlich fest an Themen, die mir schaden?
- Habe ich negative sexuelle Erfahrungen gemacht, die ich noch nicht verarbeitet habe?

HINWEIS: Bitte beachte, dass du natürlich immer alle vorgeschlagenen Positionen abwandeln kannst. Manchen Frauen tut es gut, eine sanfte Berührung im Bauchraum zu spüren, wie er zum Beispiel durch die Rolle entsteht, andere können dies nicht ertragen. Schaue, was für deinen Körper stimmig ist, und kreiere gern deine eigenen Varianten daraus.

* https://pubmed.ncbi.nlm.nih.gov/26588184/

Ich empfehle dir bei Endometriose die folgende Übungssequenz:

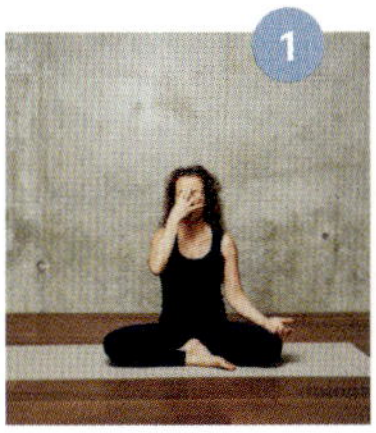

Mondatmung
(S. 42f.)

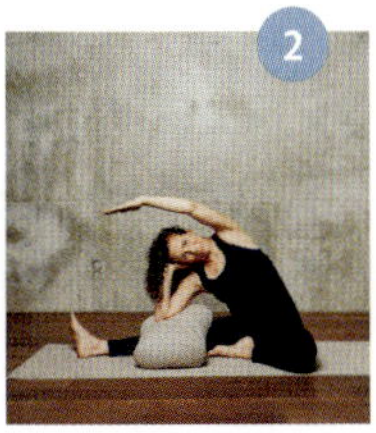

Halber Schmetterling mit Seitbeuge
(S. 98f.)

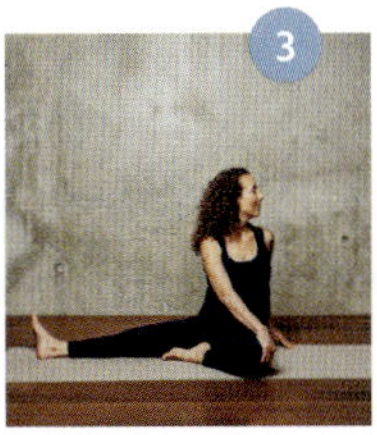

Halber Schmetterling mit Drehung
(S. 98f.)

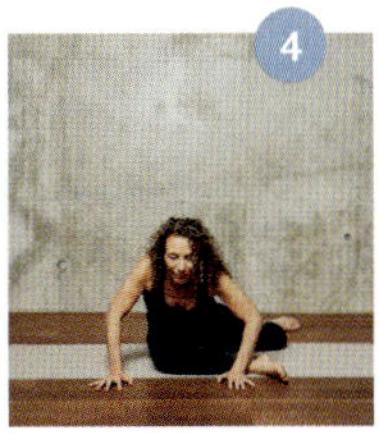

90-90-Position
(S. 114f.)

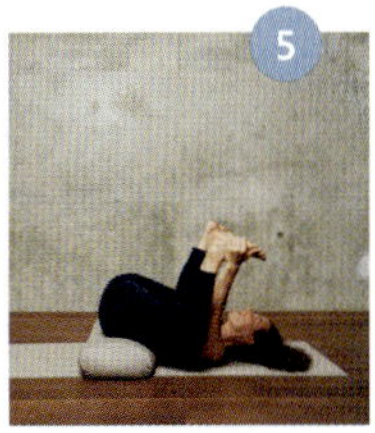

Happy Baby
(S. 102f.)

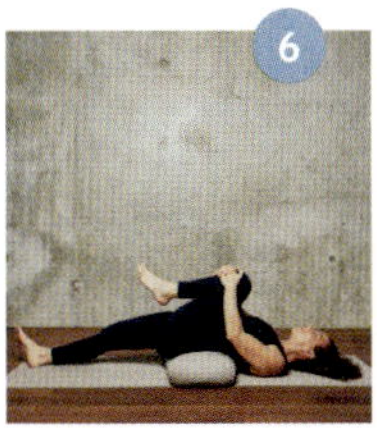

Liegender Drache mit Mi 6
(S. 130, 30)

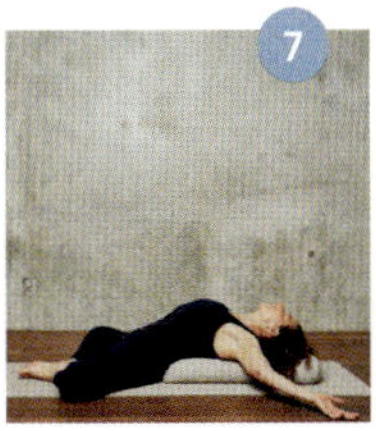

Liegender Schmetterling mit KG 4/6
(S. 119ff., 32, 33)

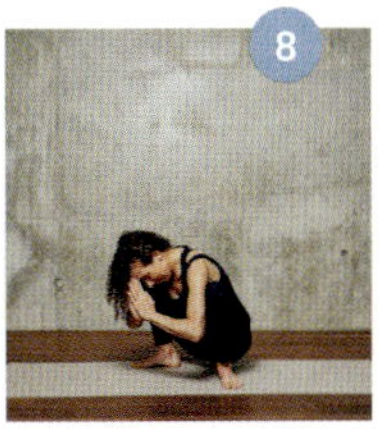

Hocke
(S. 104f.)

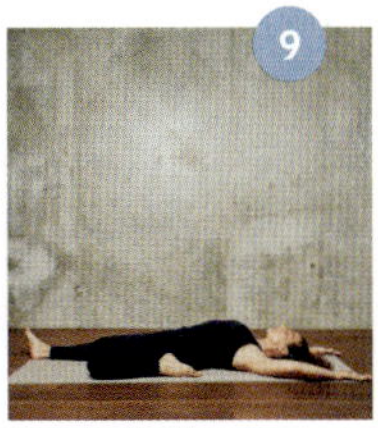

Halber Sattel
(S. 136ff.)

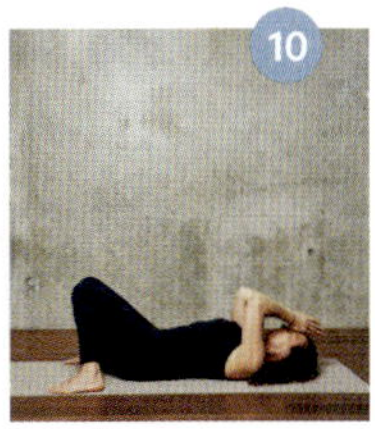

Entspannungspose
(S. 58)

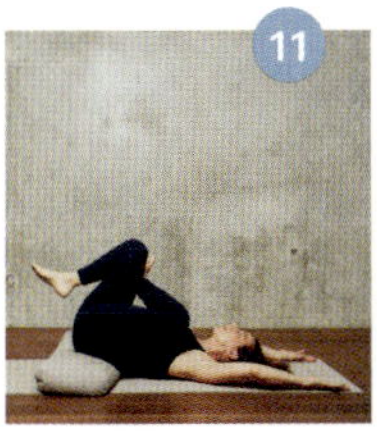

Nadelöhr
(S. 112f.)

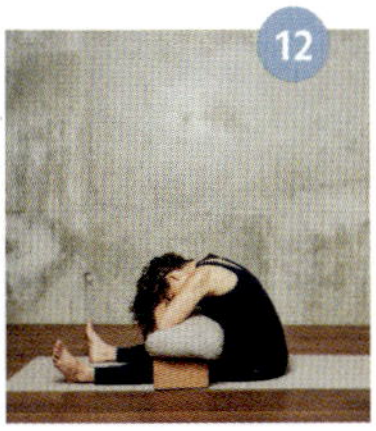

Raupe mit Rolle
(S. 146f.)

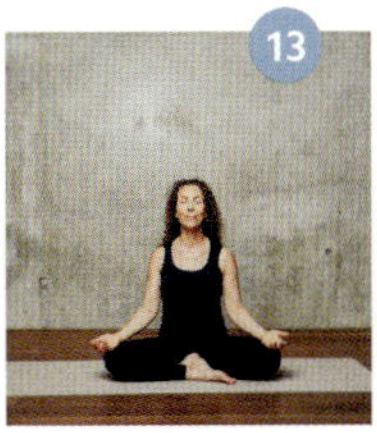

Organ-Meditation für die Gebärmutter (S. 51)

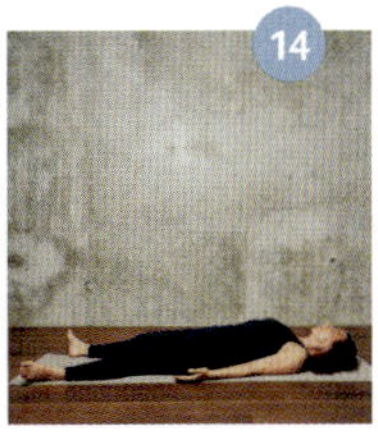

Entspannte Rückenlage
(S. 57)

Gebärmuttergesundheit

Die Gebärmutter hängt eng mit den Hormonen zusammen, speziell mit Östrogen und Progesteron, deren Level während des Zyklusverlaufs variieren. Sie steht für die Quelle des Lebens, aber auch für Schutz, weibliche Kraft und Fruchtbarkeit. Auch wenn man dabei vielleicht in erster Linie an das Gebären von Kindern denkt, geht es symbolisch doch darüber hinaus. Hier ist der Schoßraum der Frau. Aus der Sicht des Yoga findet sich hier das zweite Chakra, das unter anderem für Kreativität steht. So können auch Projekte oder Lebensaufgaben von hier aus entstehen. Hier liegt auch das untere Dantian, das als Kraftzentrum des Körpers gilt. Die Gebärmutter mag es gern warm. In der TCM spricht man davon, das Nest warm zu halten, wenn man sich Kinder wünscht, um die Fruchtbarkeit zu erhöhen.

Aus Sicht der TCM gehört die Gebärmutter zu den außerordentlichen Fu-Organen, das heißt, sie sind hohl, haben aber sowohl Yin-Charakter (speichern Essenz) als auch Yang-Charakter. Die Gebärmutter wird durchzogen vom Konzeptionsgefäß und vom Chong Mai, die zu den außerordentlichen Meridianen zählen. Es läuft auch ein Sondermeridian hindurch, der Bao Mai, der Herz und Nieren miteinander verbindet. Die außerordentlichen Meridiane sorgen für genügend Qi und Blut während der Menstruation und Schwangerschaft. Die Blutversorgung im Uterus ist gebunden an die Zang-Organe Herz (regiert das Blut), Leber (speichert das Blut) und Milz, die die Vorstufe für ein gesundes Blut bildet. In erster Linie sind für die Gebärmutter die Meridiane von Nieren, Leber und Milz wichtig.

REFLEXIONSFRAGEN

- Habe ich mich schon einmal tiefer mit meiner Gebärmutter befasst? Mit all den Aufgaben, die sie in meinem Körper übernimmt, um meinen Zyklus zu ehren und mich mit ihm vertraut zu machen? Das kannst du auch tun, falls du keinen Zyklus mehr haben solltest.
- Gibt es Erinnerungen, die ich hier gespeichert habe, zum Beispiel Freude, Wachstum, Trauer oder Schmerz?
- Wie reagiere ich, wenn meine Gebärmutter über Schmerzen mit mir kommuniziert?
- Wie gehe ich mit meiner Weiblichkeit um?
- Gibt es Glaubensmuster aus meiner Ahnenlinie, die mir übertragen wurden und die ich nun zurückgeben darf?
- Kann ich meine Gebärmutter und meinen Schoßraum als mein Kraftzentrum wahrnehmen?

Ich empfehle dir für eine gesunde Gebärmutter die folgende Übungssequenz:

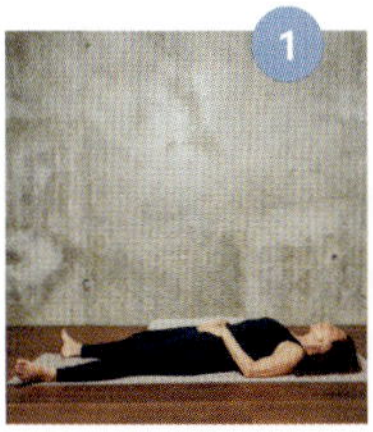

Vollatm. liegend, danach mit KG 4/6 (S. 44f., 32, 33)

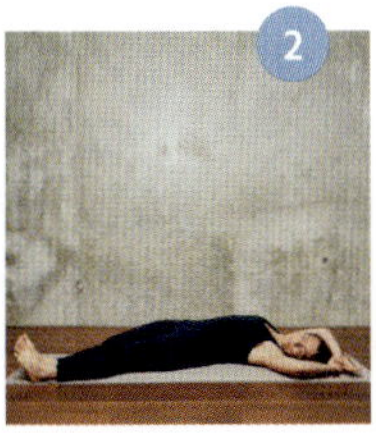

Liegender Halbmond (S. 143)

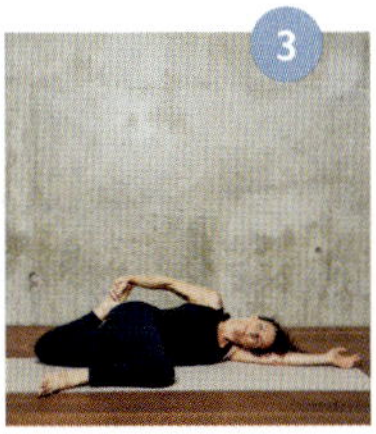

Liegende Katze mit Mi 6 (S. 128f., 30)

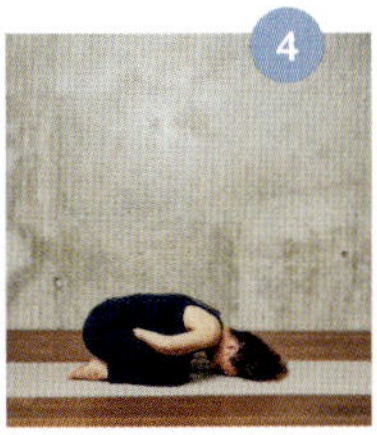

Bauchmassage (S. 152)

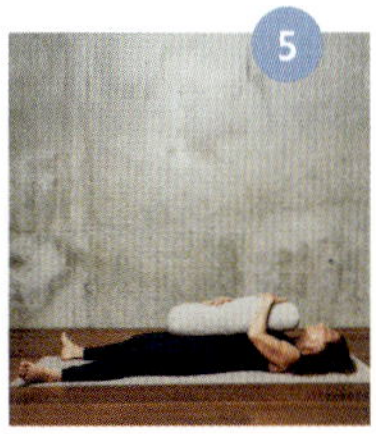

Entspannte Rückenlage mit Rolle (S. 57)

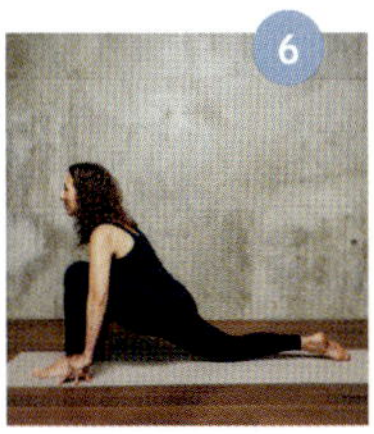

Drache mit Ma 36 (S. 92f.,32)

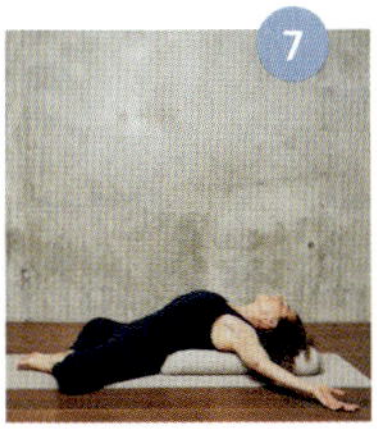

Liegender Schmetterling (S. 119ff.)

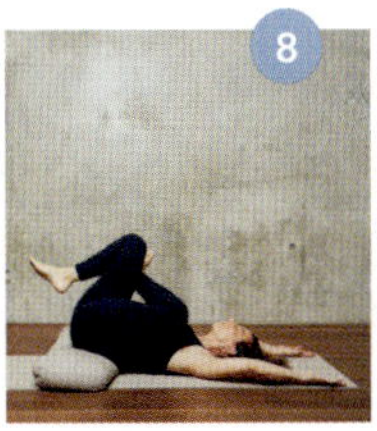

Nadelöhr (S. 112f.)

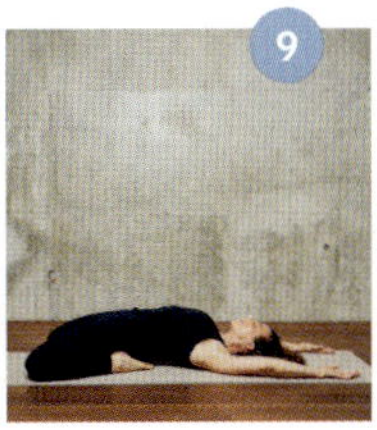

Sattel (S. 136ff.)

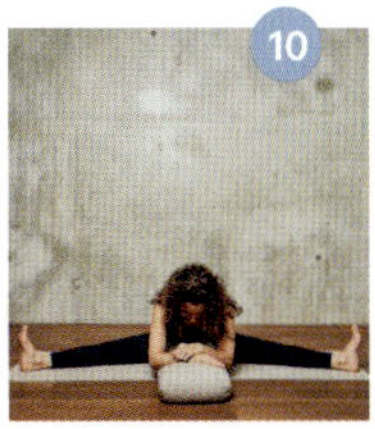

Libelle mit Ni 3 (S. 108ff., 30)

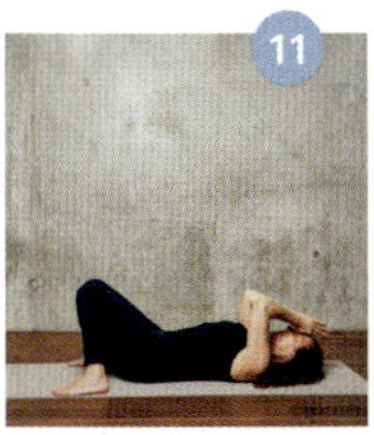

Entspannungspose (S. 58)

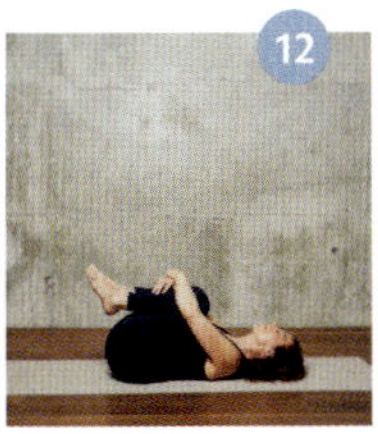

Päckchen (S. 62f.)

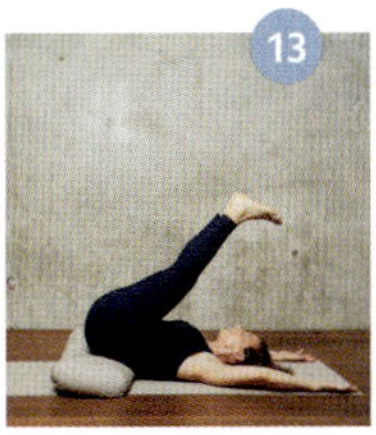

Sanfte Schnecke (S. 148f.)

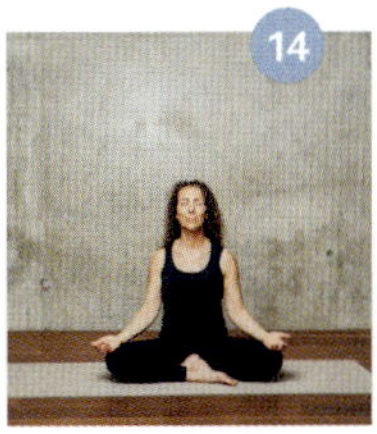

Organ-Meditation für die Gebärmutter (S. 51)

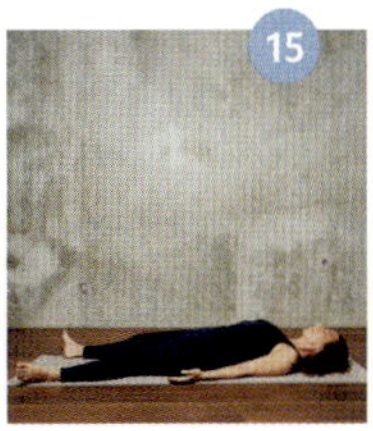

Entspannte Rückenlage (S. 57)

Gelenkschmerzen

Unsere Gelenke leisten sehr viel im Laufe unseres Lebens. Leider schenken wir ihnen häufig erst die nötige Aufmerksamkeit, wenn sie schmerzen. Viele Frauen spüren das besonders mit Eintreten der Wechseljahre, wenn der Östrogenspiegel sinkt. Das kann dazu führen, dass sich vermehrt Entzündungen im Körper breitmachen, besonders auch in den Gelenken. Durch den Abfall des Östrogenspiegels kann sich die Durchblutung verschlechtern und die Gelenke werden weniger mit Flüssigkeit versorgt. Dadurch können die Gelenke steifer und unbeweglicher werden. Eine gesunde Form der Bewegung, gute Ernährung und gezielte Supplemente, wie zum Beispiel ein hervorragendes Omega-3-Öl, können viel dazu beisteuern, dies zu verhindern oder zu minimieren.

Ich selbst habe mit Anfang 20 schon massive Knieprobleme gehabt durch eine zu extreme Kampfsportpraxis. Mir wurde gesagt, dass meine Knie schon so verschlissen seien wie bei einer über 50-jährigen Frau und dass ich später starke Probleme beim Laufen bekommen würde. Durch meine regelmäßige Yin-Yoga-Praxis konnte ich all das revidieren. Yin Yoga kann neben den Faszien besonders die Gelenke positiv beeinflussen.

Aus Sicht der TCM fokussiert man sich bei Gelenkschmerzen allgemein auf die Lunge und die Milz, um sie zu nähren. Jedoch schaut man auch, um welches Gelenk es sich genau handelt und welche Meridiane hindurchlaufen. Deshalb kannst du diese Sequenz gern auch abändern oder ergänzen. Wenn du den Fokus auf ein bestimmtes Gelenk setzen möchtest, nimm die Meridianbilder zu Hilfe (siehe Seite 10 f.), um dir anhand der einzelnen Asanas eine eigene Sequenz zu erstellen. In meinem Buch *Gesund durch Yin Yoga* gibt es auch einige Sequenzen zu bestimmten Gelenken.

REFLEXIONSFRAGEN

- Wie beweglich fühle ich mich in meinem Leben? Kann ich freie Entscheidungen treffen?
- Fühle ich mich mit meinen täglichen Aufgaben überlastet? Kann ich mir genug Zeit für mich selbst nehmen? Stehe ich mir selbst im Weg?
- Möchten meine Gelenke mir etwas sagen?
- Gibt es schmerzhafte Erfahrungen, die ich gemacht habe, die ich noch nicht verarbeitet habe?
- Bin ich bereit dazu, neue Wege einzuschlagen und Altes hinter mir zu lassen?

HINWEIS: Bitte achte in der Sequenz auf die für dich angemessene Intensität, sodass du deinen Körper und deine Gelenke nicht über-, aber auch nicht unterforderst. Experimentiere auch gern mit der Haltedauer und den Hilfsmitteln.

Ich empfehle dir bei Gelenkschmerzen die folgende Übungssequenz:

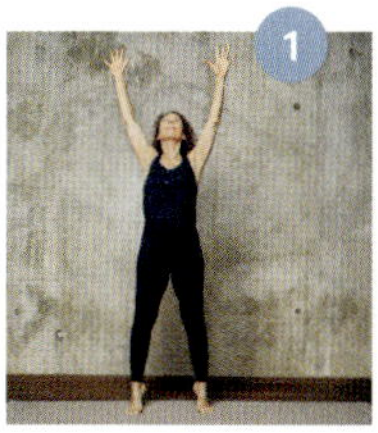

Atmung So Ham (S. 46)

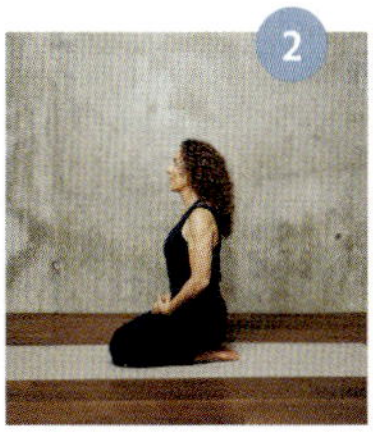

Fersen- und Ballensitz (S. 59, 90f.)

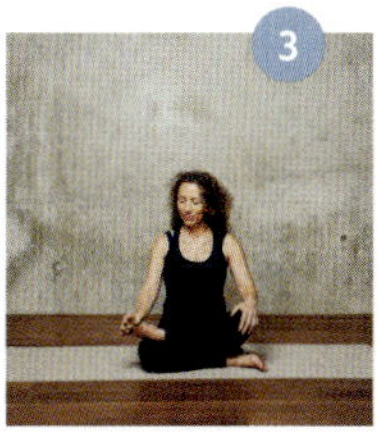

Reißverschluss (S. 89)

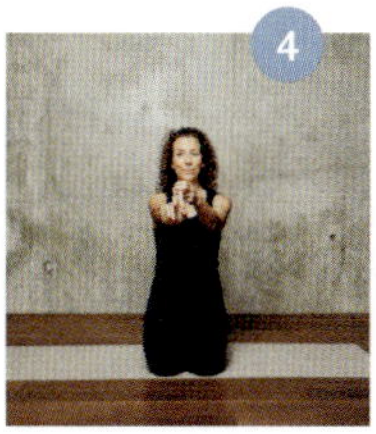

Fingerdehnung für alle Meridiane (S. 87)

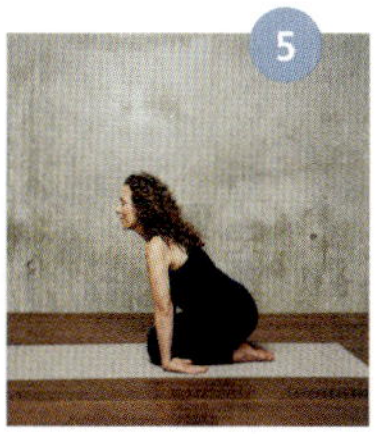

Handrücken-dehnung (S. 88)

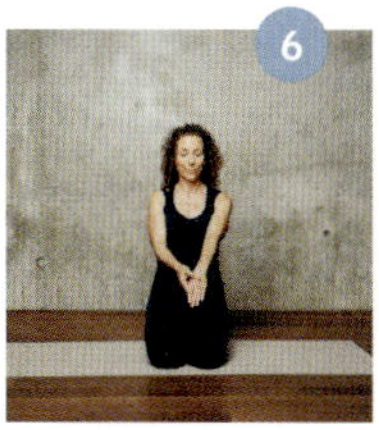

Handrücken- und Fingermassage (S. 84f.)

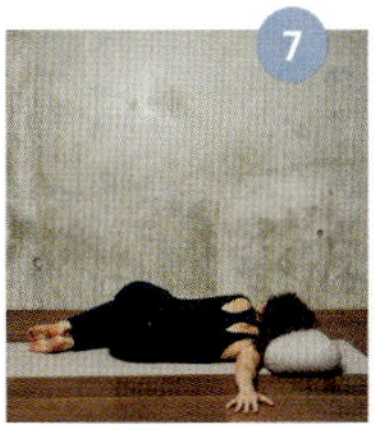

Offene Flügel (S. 76f.)

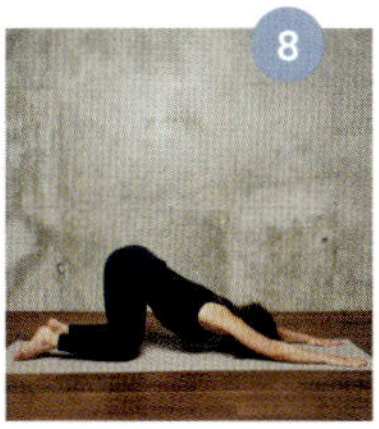

Öffnende Herzstellung (S. 74f.)

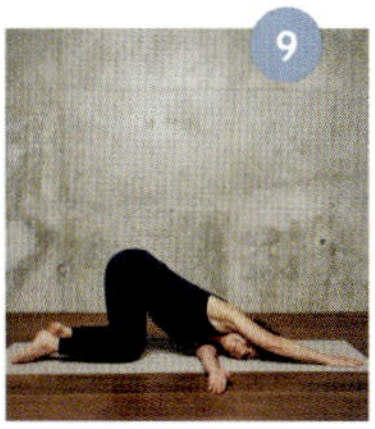

Öffnende Herzstellung mit Drehung (S. 74f.)

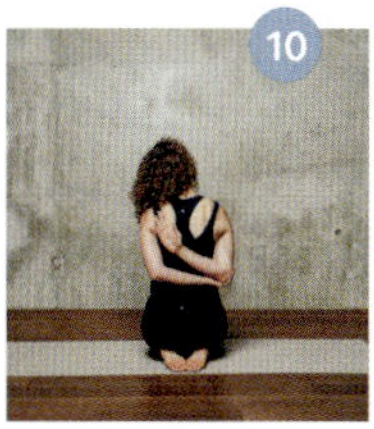

Würdevoller Bogen (S. 83)

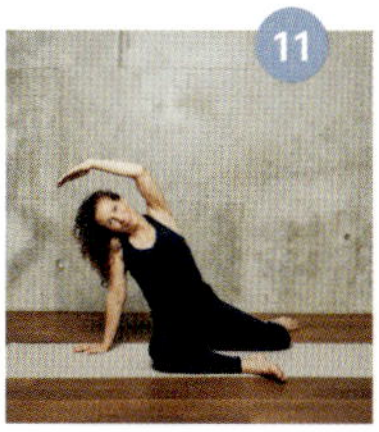

90-90-Position mit Seitbeuge (S. 114f.)

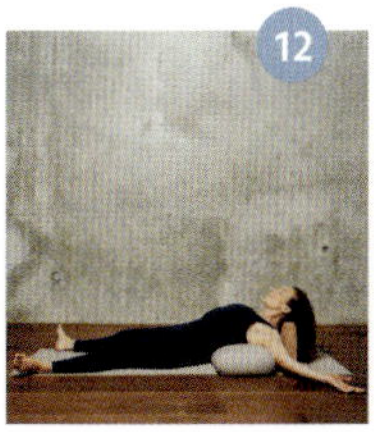

Fisch (S. 131)

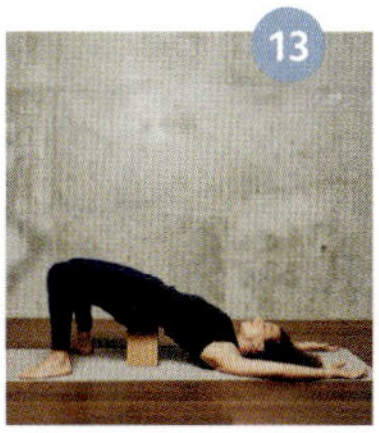

Gestützte Schulterbrücke für die LWS (S. 134)

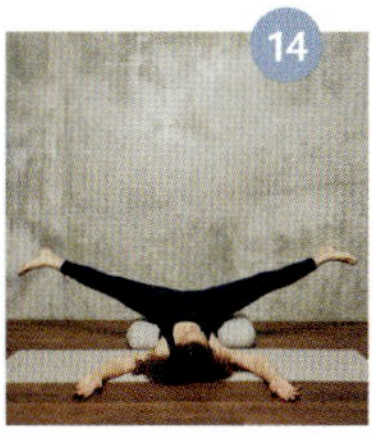

Libelle im Liegen (S. 108ff.)

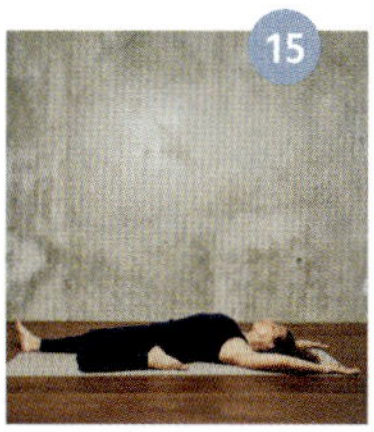

Halber Sattel (S. 136ff.)

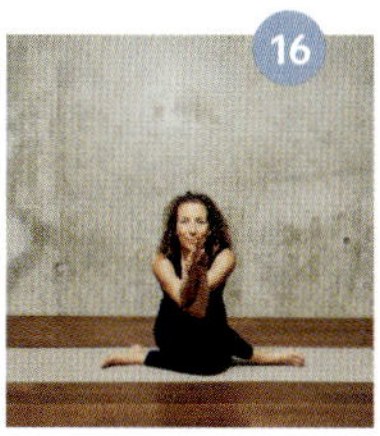

Schnürsenkel mit Adlerarmen (S. 122ff.)

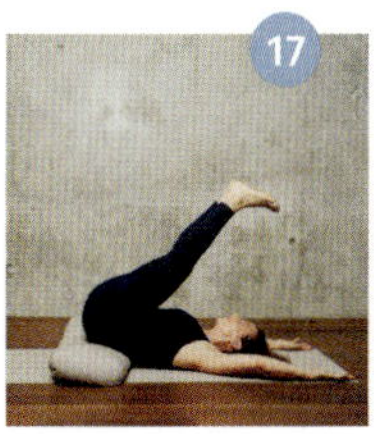

Sanfte Schnecke (S. 148f.)

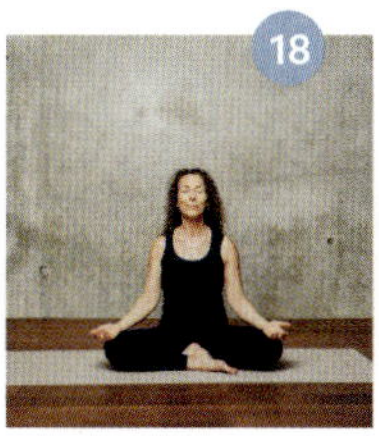

Stille-Meditation (S. 49f.)

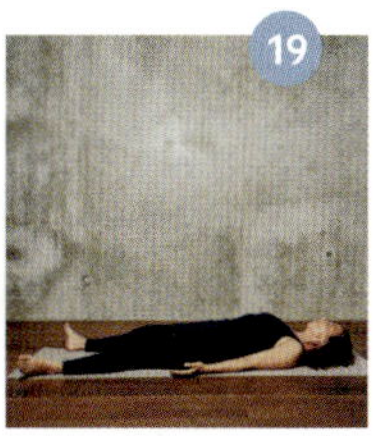

Entspannte Rückenlage (S. 57)

Gewichtszunahme

Viele Frauen kennen es, dass ihr Gewicht um ein paar Kilos pendeln kann, je nachdem, wo sie sich gerade im Zyklus befinden. Die Hormone spielen dabei eine große Rolle, zum Beispiel wenn eine Schilddrüsenunterfunktion besteht. Aber auch Cortisol durch zu viel Stress oder mangelnden Schlaf beeinflusst das Gewicht oder Insulin bei einer schlechten Ernährung. Bei den meisten Frauen bildet sich zu Beginn der Wechseljahre ein kleines Bäuchlein, ohne dass sie etwas an ihrer Ernährung verändert haben. Der Körper versucht dadurch, die Hormonschwankungen auszutarieren, die nun aufgetreten sind, da er für die Produktion von Hormonen Fett braucht. Dies ist eigentlich ein sehr schlauer Mechanismus des Körpers, auf den aber viele Frauen mit Ablehnung reagieren. Das macht wiederum Stress und kann zu noch mehr zusätzlichem Gewicht führen. Ich selbst konnte dieses Bäuchlein durch die Einnahme eines hochwertigen Omega-3-Öls wieder loswerden, da es helfen kann, den Hormonhaushalt wieder zu regulieren und den Stoffwechsel anzukurbeln, der in den Wechseljahren meist langsamer wird.

Ich empfehle es, spätestens ab den Wechseljahren mit Kraftsport zu beginnen, da dies zusätzlich zur Yin-Yoga-Praxis die Knochen stärken kann, die ab nun einem erhöhten Osteoporose-Risiko unterliegen können. Schaue auch in deinem Alltag, wo du dich mehr bewegen könntest: vielleicht mal zu Fuß zum Einkaufen gehen, die Treppe statt des Aufzugs benutzen oder kurze Bewegungseinheiten speziell vor dem Essen einlegen, um den Stoffwechsel anzukurbeln.

Überprüfe deine Ernährung, reduziere Zucker und schaue, dass du genügend Eiweiß zu dir nimmst, da im Alter die Muskelmasse zunehmend abbaut. Trinke ausreichend gutes Wasser und verzichte dabei auf Plastikflaschen, die einen negativen Effekt auf unsere Hormone haben können. Achte auf einen gesunden Schlafrhythmus und Ruhephasen. Deine letzte Mahlzeit solltest du mindestens drei bis vier Stunden vor dem Schlafengehen eingenommen haben, da ein voller Bauch die Schlafqualität mindert. Iss langsam und bewusst, um rechtzeitig zu spüren, wann dein Körper gesättigt ist, und nicht über diese Grenze hinauszugehen.

Aus Sicht der TCM setzt man den Fokus bei Gewichtszunahme auf Milz und Nieren. Bei Süßigkeitenhunger zusätzlich auf das Herz, um die emotionale Komponente dahinter auszugleichen.

REFLEXIONSFRAGEN

- Welche Lebensmittel geben mir Energie und welche rauben sie?
- Habe ich mir zu viel aufgeladen und kompensiere meinen Kummer mit Essen?
- Könnte eine Gewichtszunahme eine Schutzmauer sein, die ich emotional aufbaue? Oder vielleicht sogar ein Zeichen, dass ich mehr Raum einnehmen möchte?
- Brauche ich vielleicht mehr Erdung, die mir mein zusätzliches Gewicht geben könnte?
- Gibt es Altlasten in meinem Leben, die noch verarbeitet werden möchten?

Ich empfehle dir bei Gewichtszunahme die folgende Übungssequenz:

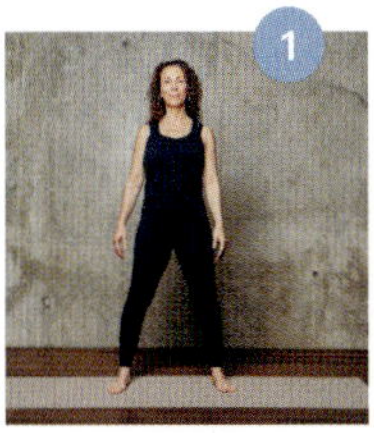

Schüttelübung
(S. 150)

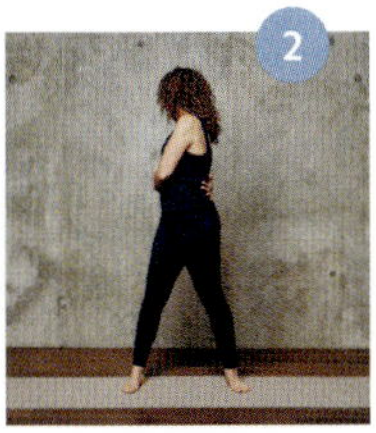

An der Tür des Lebens anklopfen
(S. 151)

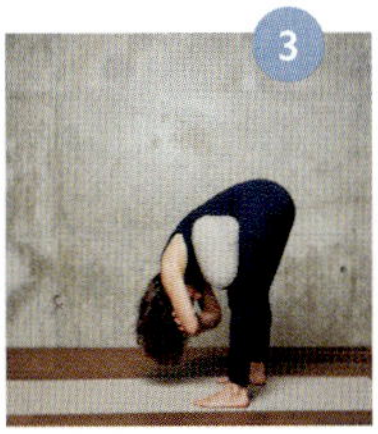

Stehende Vorbeuge mit Rolle
(S. 79ff.)

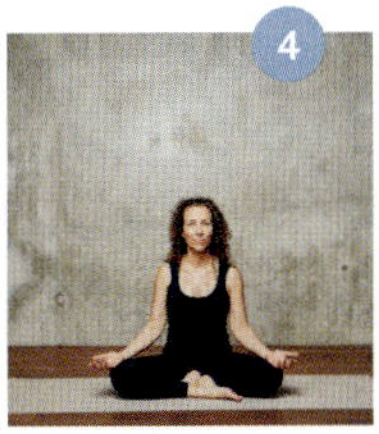

Schneidersitz mit Bewegungsflow
(S. 64f.)

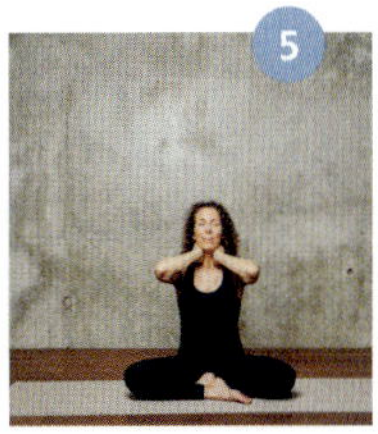

Bhramari-Atmung mit Vagusmassage
(S. 36f., 156f.)

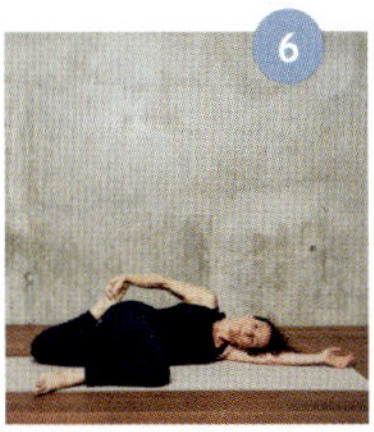

Liegende Katze
(S. 128f.)

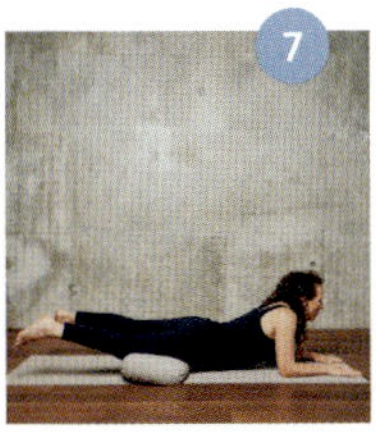

Sphinx mit Rolle unter den Beinen
(S. 139ff.)

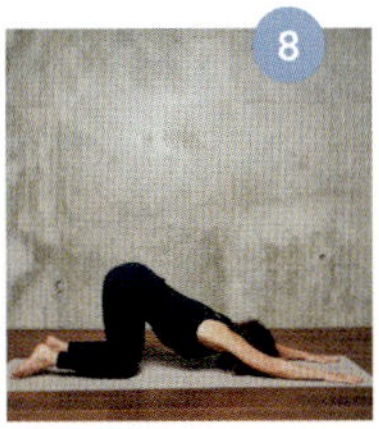

Öffnende Herzstellung
(S. 74f.)

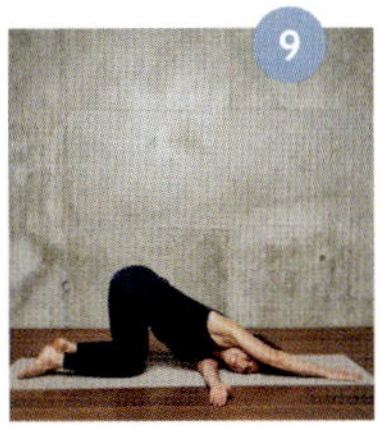

Öffnende Herzstellung mit Drehung
(S. 74f.)

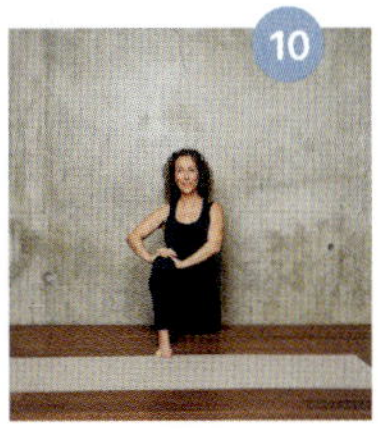

King Arthur an der Wand
(→ Drache, S. 92ff.)

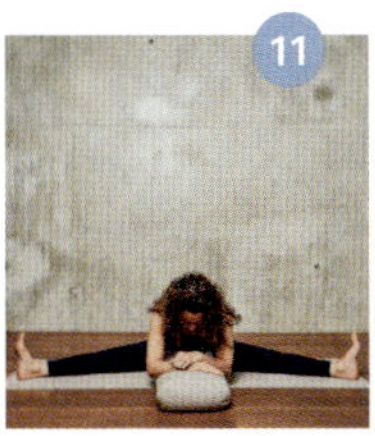

Libelle
(S. 108ff.)

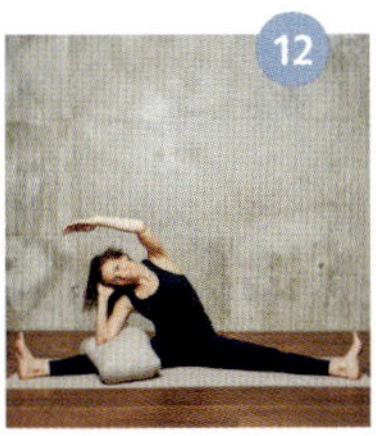

Libelle mit Seitbeuge
(S. 108ff.)

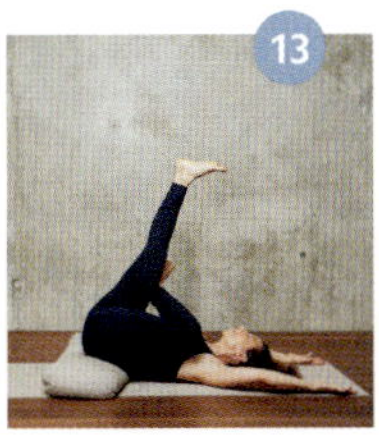

Nadelöhr langes Bein
(S. 112f.)

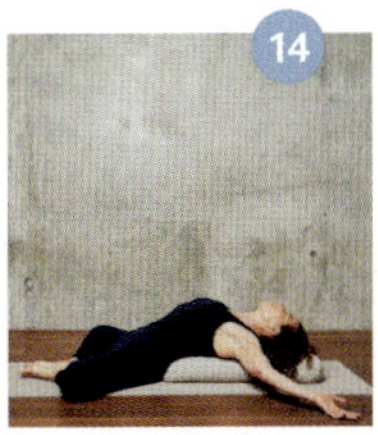

Liegender Schmetterling
(S. 119ff.)

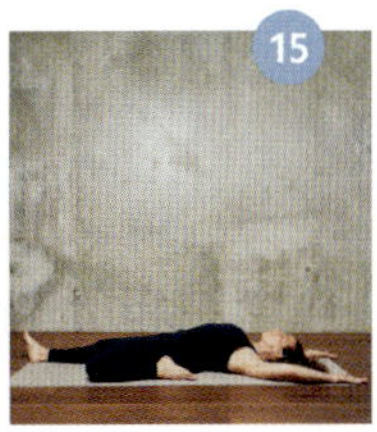

Halber Sattel
(S. 136ff.)

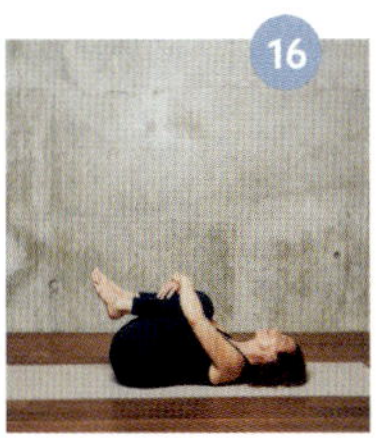

Päckchen
(S. 62f.)

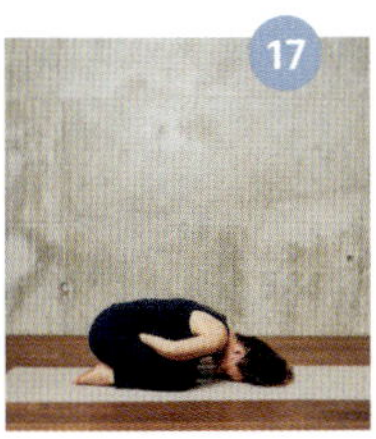

Bauchmassage
(S. 152)

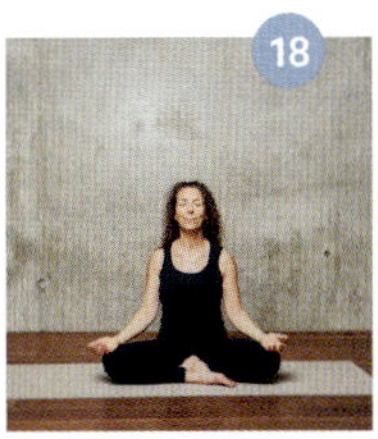

Erdungs-Meditation
(S. 49)

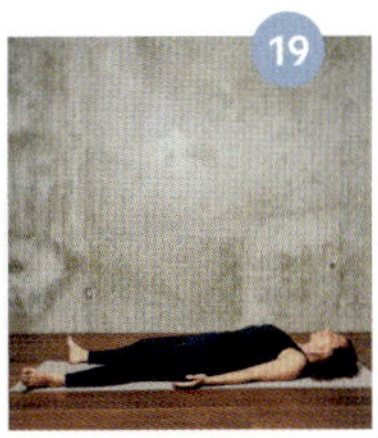

Entspannte Rückenlage
(S. 57)

Haut

Wahrscheinlich kennt es jeder, dass die Haut auf Stress und Hormonschwankungen reagiert: der sogenannte Periodenpickel, der pünktlich vor der Menstruation erscheint, unreine Haut vor einem ersten Date, bei dem wir möglicherweise aufgeregt sind, oder rote Flecken, wenn wir in eine stressige Situation kommen. Östrogen kann auch die Hautfestigkeit und Cellulite, Progesteron hingegen den Feuchtigkeitsgehalt der Haut beeinflussen.

In der Haut spiegelt sich auch die Darmgesundheit wider und sie verrät uns viel über unseren Ernährungsstil. Die Haut kann sich bei gesunder Ernährung sehr gut selbst regulieren und oft tun ihr weniger Kosmetik- und Hygieneprodukte besser als zu viele, zumal in vielen Produkten hormonstörende Substanzen enthalten sein können. Nutze dazu doch mal eine App für deine Einkäufe, um zu schauen, ob die Inhaltsstoffe sauber sind, wenn du die Zutatenliste nicht verstehst.

Und natürlich brauchen wir einen gesunden Schlaf und einen sorgsamen Umgang mit der Sonne. Da die Haut auch als Spiegel der Seele gilt, ist es wichtig, gut auf die eigenen Emotionen zu achten und ihnen genügend Raum zu geben, um sie verarbeiten zu können. Die Haut grenzt unser Inneres gegenüber der äußeren Welt ab. Wenn wir das verstehen, können wir ihre Sprache als Zeichen deuten, zum Beispiel bei Grenzüberschreitung.

Aus Sicht der TCM schaut man bei der Haut besonders nach dem Metall-Element mit Lunge und Dickdarm.

REFLEXIONSFRAGEN

- Fühle ich mich wohl in meiner Haut? Falls nicht, was fehlt mir?
- Werde ich gern berührt, zum Beispiel bei einer Massage? Und berühre ich andere Menschen gern oder halte ich lieber Abstand?
- Fühle ich mich sicher in meinem Umfeld? Werden meine Grenzen überschritten?
- Reagiert meine Haut vielleicht, um andere nicht an mich heranlassen zu müssen? Um mich distanzieren zu dürfen?
- Bin ich zu durchlässig und nehme zu viel von außen auf?
- Wird mir oft gesagt, dass ich zu dünnhäutig bin?
- Fühle ich mich übergangen in meinen Wahrnehmungen?

Ich empfehle dir für eine gesunde Haut die folgende Übungssequenz:

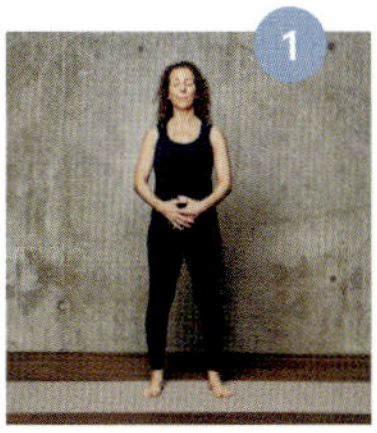

Chi-Atmung
(S. 38f.)

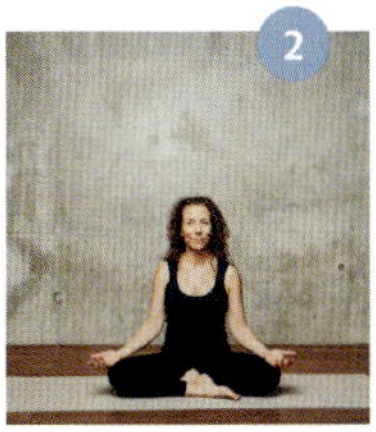

Schneidersitz mit Bewegungsflow
(S. 64f.)

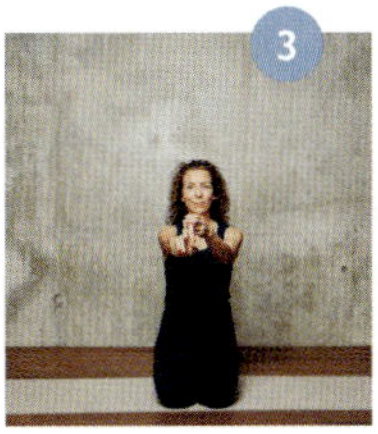

Fingerdehnung für alle Meridiane
(S. 87)

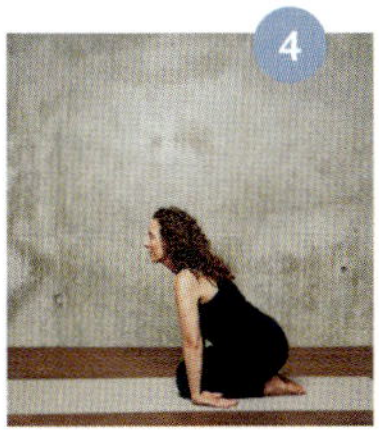

Handrücken-dehnung
(S. 88)

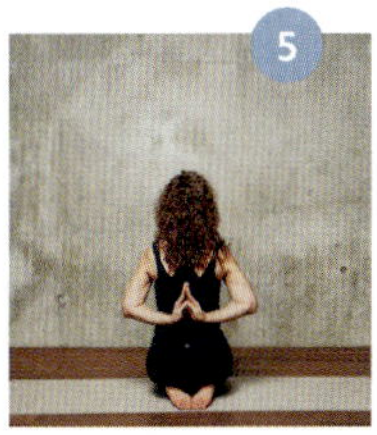

Anjali Mudra hinter dem Rücken
(S. 86)

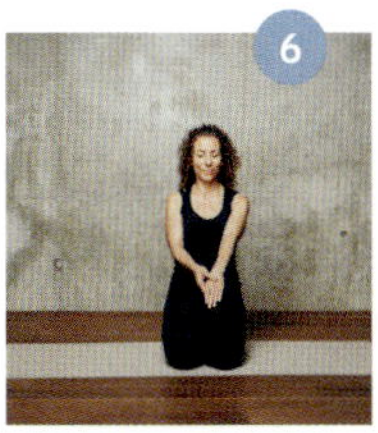

Handrückenmassage, danach Di 4
(S. 84f., 27)

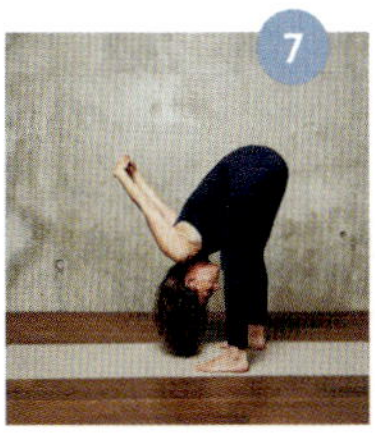

Stehende Vorbeuge mit gefalteten Händen (S. 79ff.)

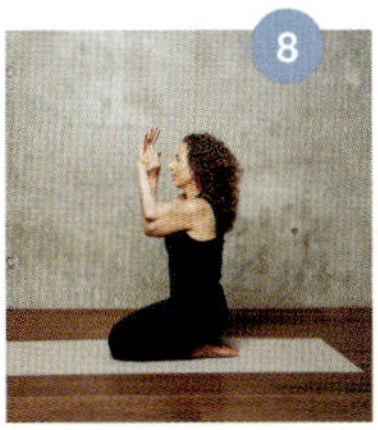

Adlerarme im Fersen- und Ballensitz (S. 67ff.)

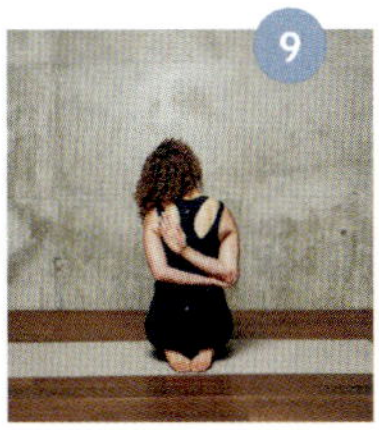

Würdevoller Bogen
(S. 83)

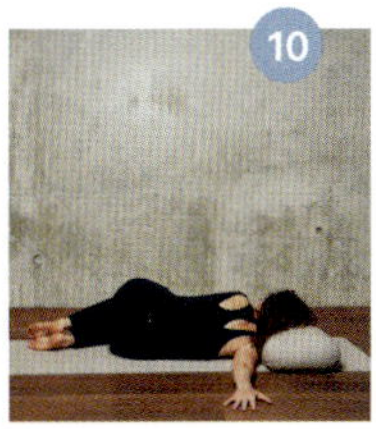

Offene Flügel
(S. 76f.)

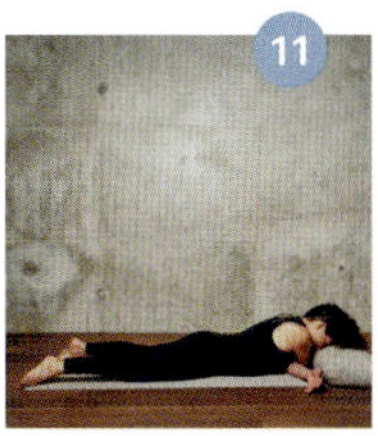

Umarmende Flügel
(S. 82)

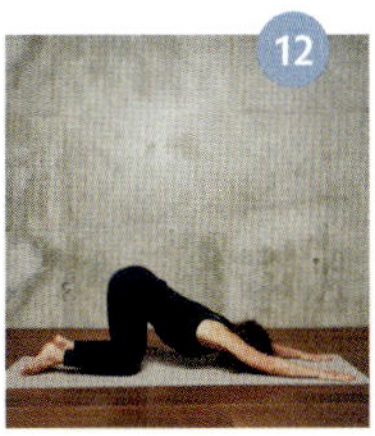

Öffnende Herzstellung
(S. 74f.)

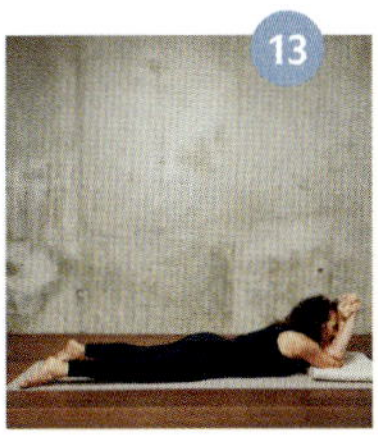

Sphinx mit Adlerarmhaltung
(S. 139ff.)

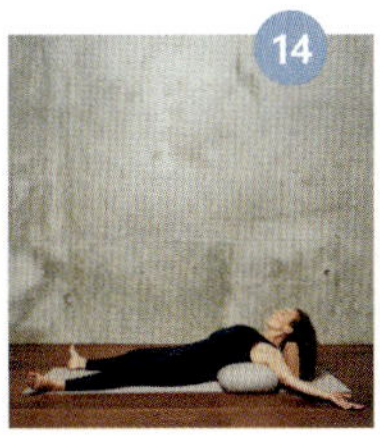

Fisch
(S. 131)

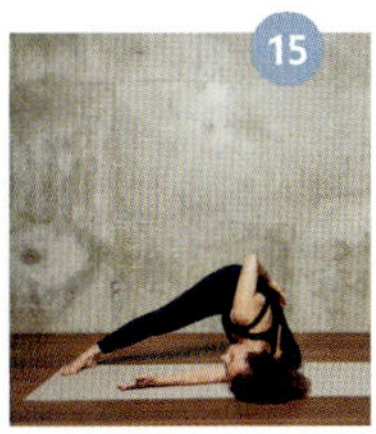

Rolling Panda
(S. 78)

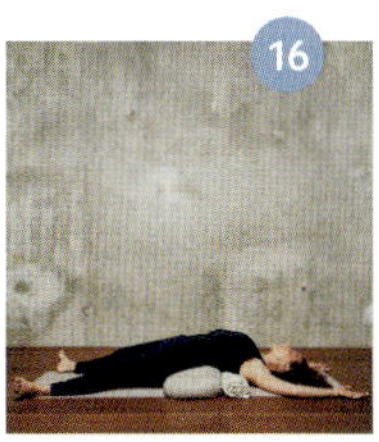

Regenbogenbrücke
(S. 135)

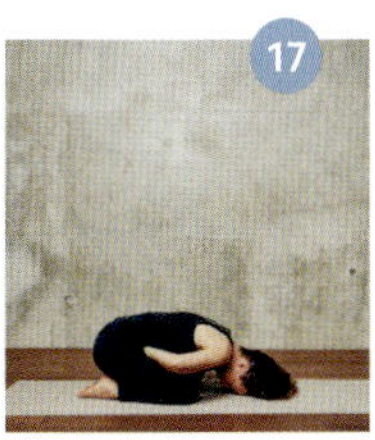

Bauchmassage
(S. 152)

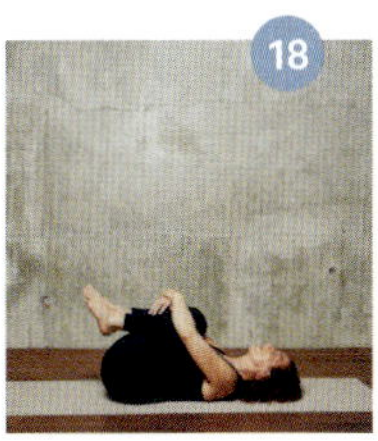

Päckchen
(S. 62f.)

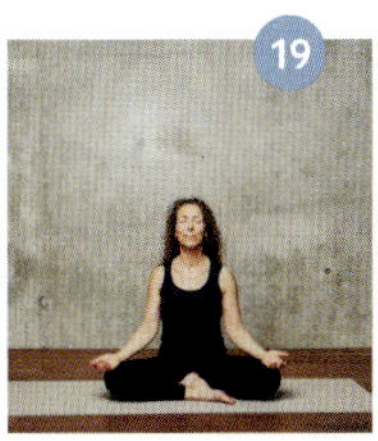

Atem-Meditation
(S. 48)

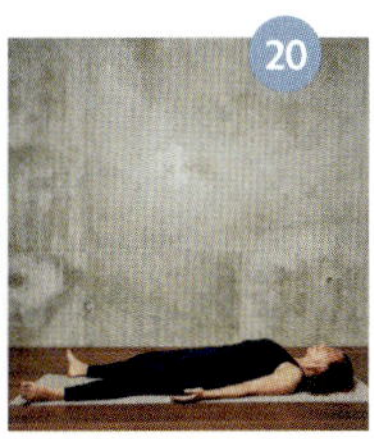

Entspannte Rückenlage
(S. 57)

Hitzewallungen

Hitzewallungen sind wahrscheinlich das bekannteste Symptom der Wechseljahre. Auf hormoneller Ebene hängen sie mit dem Abfall des Östrogenspiegels zusammen. Sie sind nicht zu verwechseln mit Hyperhidrose, bei der man regelmäßig zu stark schwitzt (siehe dazu auch mein Buch *Gesund durch Yin Yoga*). Hitzewallungen können sehr plötzlich auftreten und mehrere Minuten anhalten. Oft ist das mit einem Schamgefühl verbunden, besonders wenn es in sehr unpassenden Momenten auftritt.

Um dir schon mal ein wenig Stress zu nehmen: Du darfst dir klarmachen, dass Hitzewallungen ein vollkommen natürlicher Prozess sind. Denn so ein zusätzlicher Stress kann erst recht dazu führen, dass sich die Hitzewallungen verstärken. Achte auch sonst in deinem Alltag darauf, stressige Situation möglichst zu vermeiden oder dich ihnen mit Gelassenheit zu stellen. Ein Verzicht auf Alkohol, Zigaretten, Kaffee und scharfe Gewürze kann zusätzlich hilfreich sein. Ebenso ein normales Gewicht und Kleidung aus Naturfasern statt Synthetik. Regelmäßig Salbeitee, moderater Sport und Wechselduschen sollten ebenfalls Teil deines Alltags sein. Auch Akupunktur kann unterstützen.

Aus Sicht der TCM legt man bei Hitzewallungen in erster Linie den Fokus auf das Wasser-Element, speziell die Nieren, aber auch die Blase.

REFLEXIONSFRAGEN

- Kann ich meine Hitzewallungen mit bestimmten Situationen oder Auslösern in Verbindung bringen?
- Was passiert innerlich in mir, wenn ich eine Hitzewallung habe? Wie reagiere ich darauf?
- Fühle ich mich von irgendetwas überfordert, was ich in Form von Hitze nach außen abgeben muss?
- Gibt es etwas, das ich unterdrücke und das wie ein Vulkan ausbrechen möchte?
- Wie kann ich mein inneres Feuer wahrnehmen? Habe ich noch genügend Energie?
- Stehen die Hitzewallungen eventuell für einen Transformationsprozess? Wenn ja, was möchte transformiert werden?

Ich empfehle dir bei Hitzewallungen die folgende Übungssequenz:

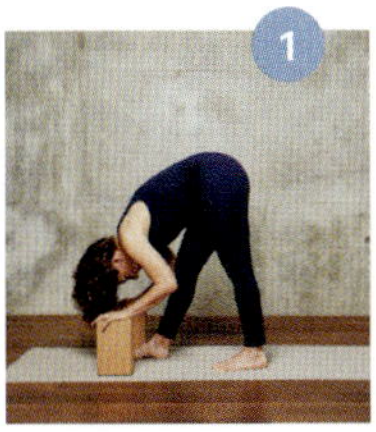

Pyramide
(S. 145)

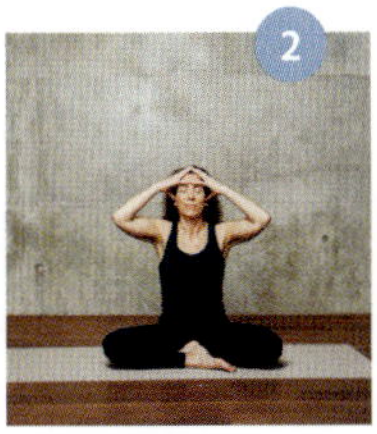

Atmung
Nada Mudra
(S. 41)

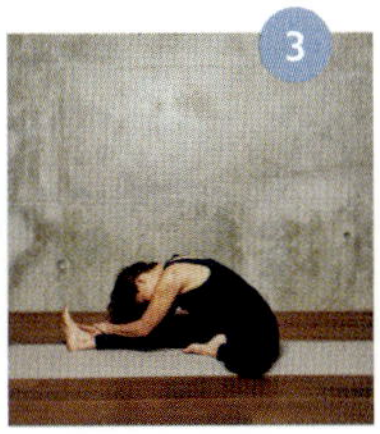

Halber
Schmetterling
(S. 98f.)

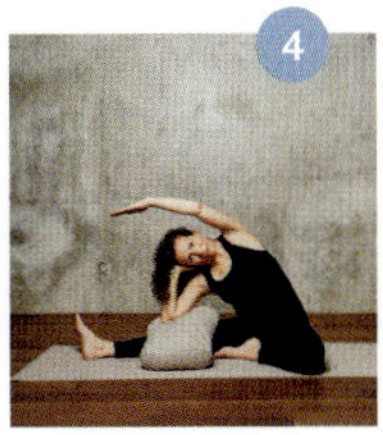

Halber Schmetterling mit Seitbeuge
(S. 98f.)

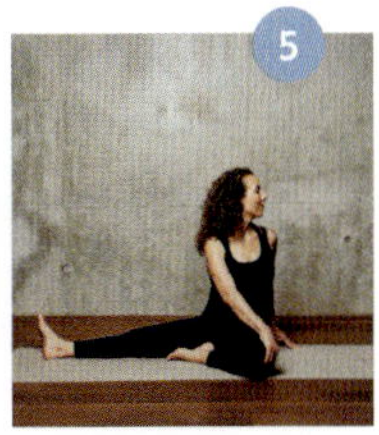

Halber Schmetterling mit Drehung
(S. 98f.)

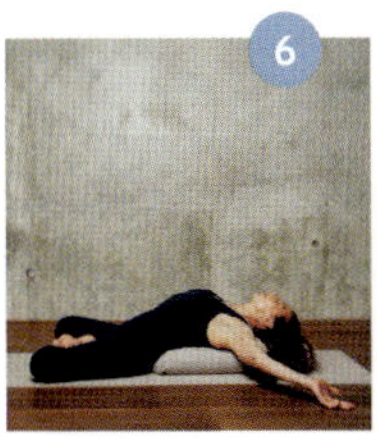

Halber liegender
Lotus
(S. 100f.)

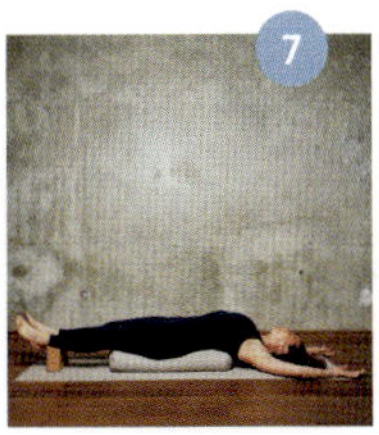

Gestützte Schulterbrücke für die BWS
(S. 132f.)

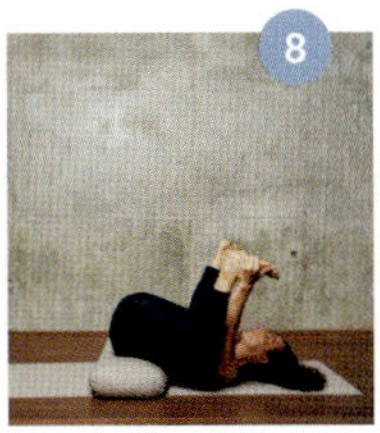

Happy Baby
mit Ni 3
(S. 102f., 30)

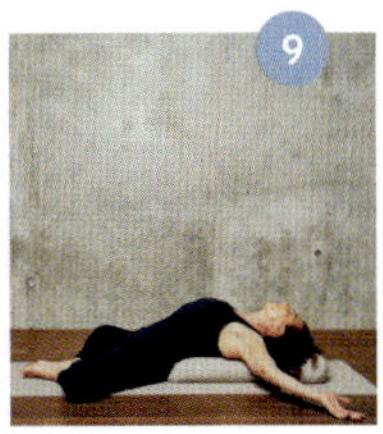

Liegender
Schmetterling
(S. 119ff.)

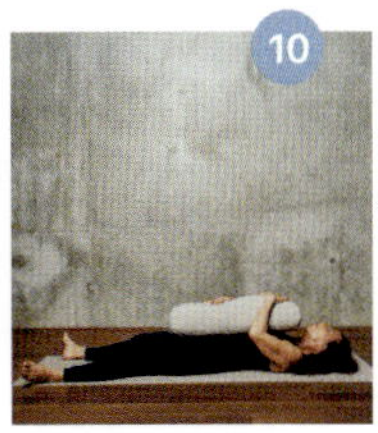

Entspannte
Rückenlage mit
Rolle (S. 57)

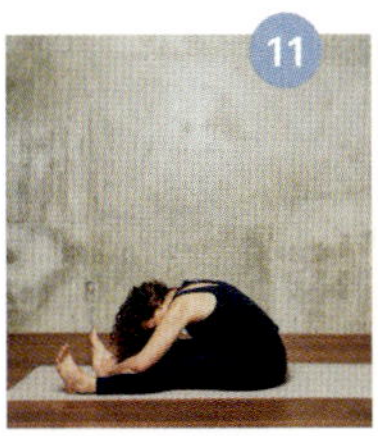

Raupe mit Ni 1,
Ni 3 und Mi 6
(S. 146f., 29, 30)

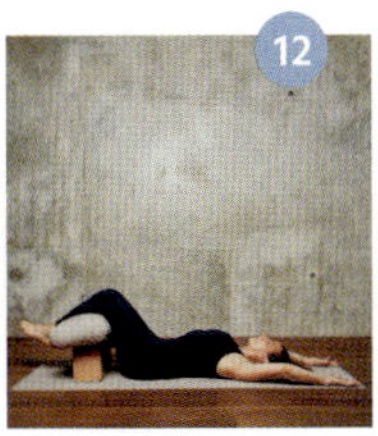

Stonehenge-Pose
(→ Schulterbrücke
BWS, S. 132f.)

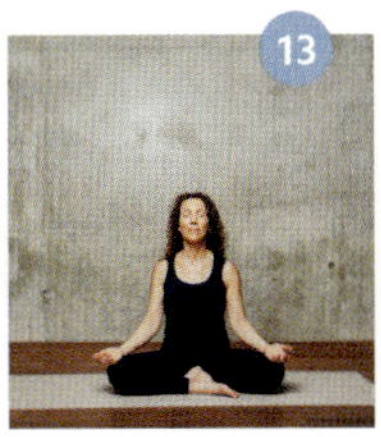

Stille-Meditation
(S. 49f.)

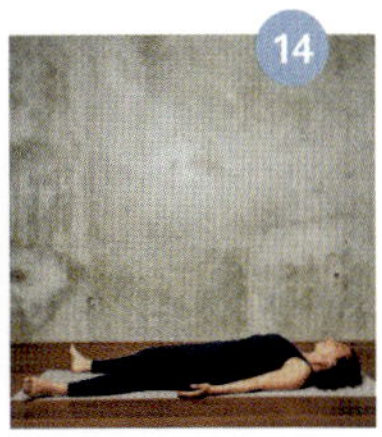

Entspannte
Rückenlage
(S. 57)

Hüftgelenksbeweglichkeit

Viele Menschen bemerken im Alter, dass sie in ihren Bewegungen eingeschränkter werden. Der Körper verändert sich, Knochen können aufgrund von Kalzifizierungen, die sich einlagern können, dicker werden. Das bemerkt man dann auch häufig im Beckenraum beziehungsweise in den Hüftgelenken, die sich nicht mehr so geschmeidig bewegen wie früher. Mit einer gesunden Mobilisierung der Gelenke kann man eine gute Vorsorge betreiben.

Aber es gibt auch andere Hintergründe, warum man sich im Beckenraum »verschließt«, zum Beispiel aufgrund sexueller traumatischer Erfahrungen oder auch Geburtstraumata. Das Becken beheimatet auch die ersten beiden Chakras, also das Wurzel- und Sakralchakra, die Gebärmutter und die Prostata.

Aus Sicht der TCM legt man den Fokus auf die Meridiane, die den schmerzenden Bereich durchlaufen. In der Regel sind das die Meridiane von Gallenblase, Leber, Milz und Nieren, möglicherweise auch Magen.

REFLEXIONSFRAGEN

- Wenn ich liebevoll in meinen Beckenraum hineinatme, was nehme ich dort wahr?
- Kann ich in meinem Beckenraum entspannt loslassen?
- Kann ich diesen Bereich als mein Kraftzentrum und Ort der Verwurzelung spüren?
- Welche Emotionen oder Erinnerungen kann ich in meinem Beckenraum spüren?
- Gibt es etwas, das mich in meinem Leben ausbremst, sodass ich mich selbst in meiner Beweglichkeit einschränke?
- Habe ich Glaubenssätze oder übernommene Meinungen über Sexualität, die mich daran hindern, mich so auszuleben, wie ich das gern hätte?
- Fühle ich mich irgendwo in meinem Leben wie eingefroren?

Ich empfehle dir für bewegliche Hüftgelenke die folgende Übungssequenz:

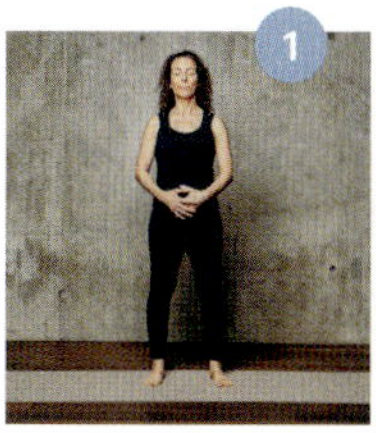

Chi-Atmung
(S. 38f.)

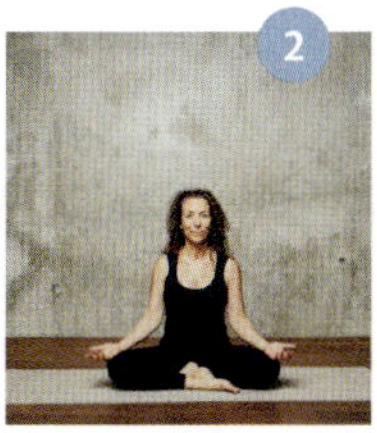

Schneidersitz mit Bewegungsflow
(S. 64f.)

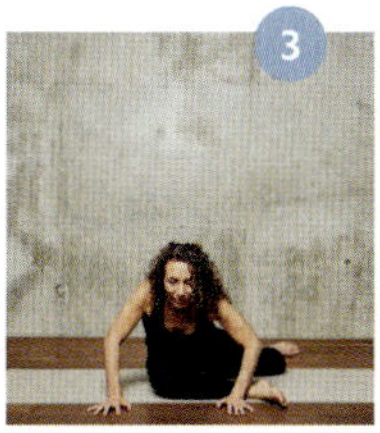

90-90-Position
(S. 114f.)

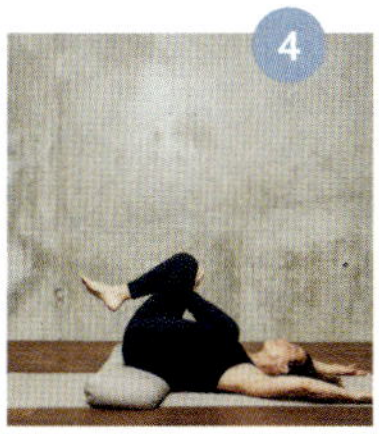

Nadelöhr
(S. 112f.)

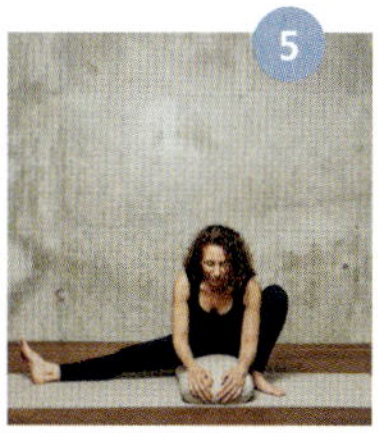

Kranich
(S. 106f.)

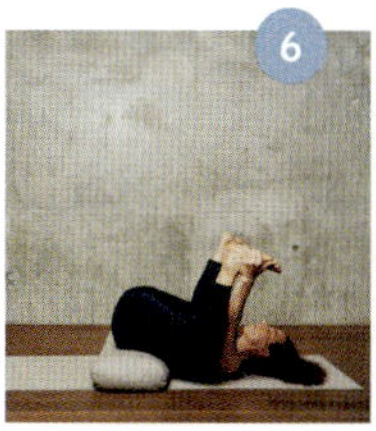

Happy Baby
(S. 102f.)

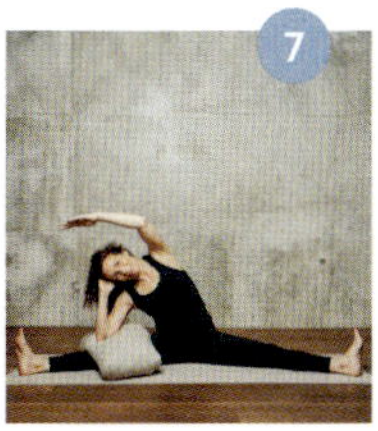

Libelle mit Seitbeuge
(S. 108ff.)

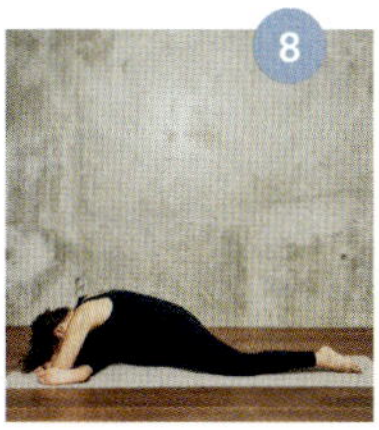

Schlafender Schwan
(S. 118)

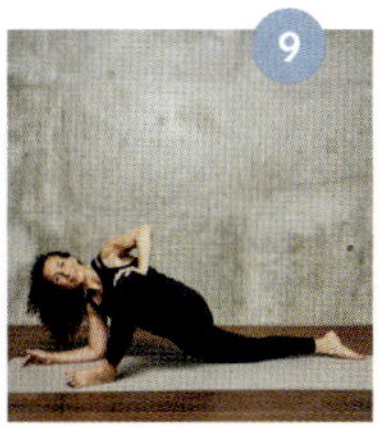

Drache mit Drehung
(S. 92ff.)

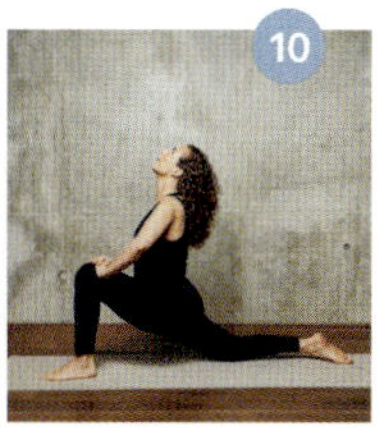

Drache aufgerichtet
(S. 92ff.)

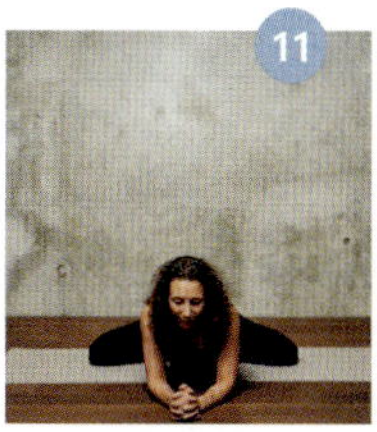

Frosch
(S. 96f.)

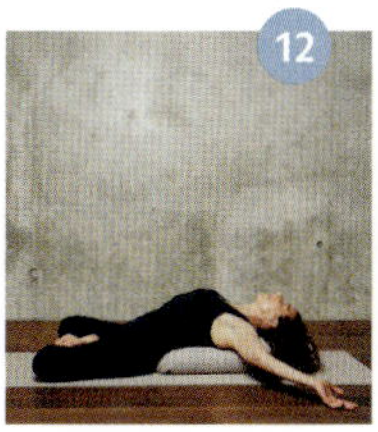

Halber liegender Lotus
(S. 100f.)

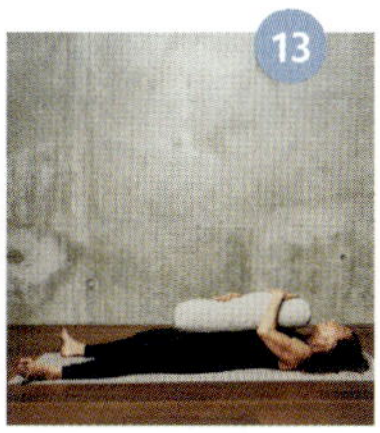

Entspannte Rückenlage mit Rolle (S. 57)

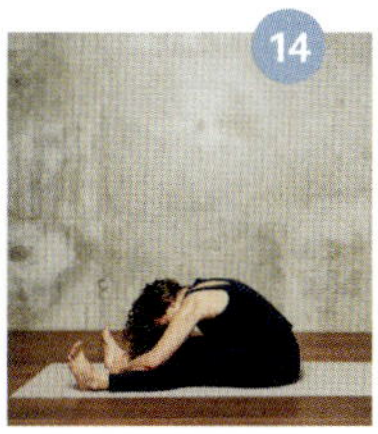

Raupe
(S. 146f.)

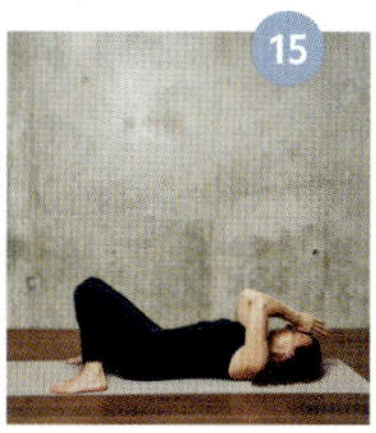

Entspannungspose
(S. 58)

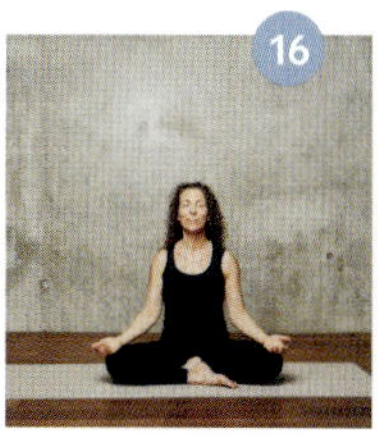

Erdungs-Meditation
(S. 49)

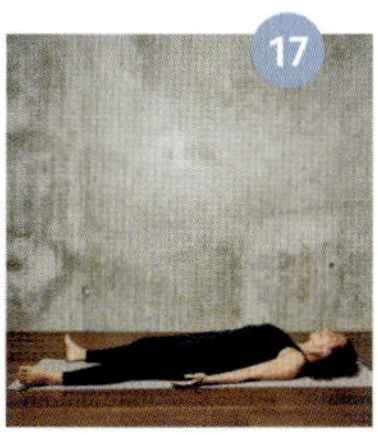

Entspannte Rückenlage
(S. 57)

Kinderwunsch

Wir alle wissen, dass ein ausgeglichener Hormonspiegel eine wichtige Rolle bei der Erfüllung eines Kinderwunsches spielt. Häufig liegt ein unerfüllter Kinderwunsch aber auch an zu viel Stress, da der Wunsch manchmal so groß ist, dass im Leben des Paares kaum noch etwas anderes Raum findet. Sex läuft nach Terminplan ab und verliert oft seine Unbeschwertheit. Nicht selten hört man, dass sich eine Schwangerschaft einstellt, wenn das Paar seinen Kinderwunsch aufgegeben hat und sich zum Beispiel einen entspannten gemeinsamen Urlaub gönnt. Die psychische Komponente ist nicht zu unterschätzen, wenn wir eine kleine Seele zu uns einladen möchten.

Eine große Rolle spielt dabei das Thema Wärme, sowohl bei der Ernährung wie auch im Unterleib. Die TCM spricht hierbei vom Nest, in das sich die befruchtete Eizelle einnisten möchte. Dieses Nest darf nicht kalt sein. Deshalb arbeitet man in der TCM gern mit Wärme für den Unterleib.

Es kann den Kinderwunsch negativ beeinflussen, eingeschaltete Handys in den Hosentaschen zu tragen, da sie von dort aus nächster Nähe die Geschlechtsorgane bestrahlen und die Fruchtbarkeit reduzieren können. Ebenso rate ich Frauen dazu, auf Nabelpiercings zu verzichten. An der Vorderseite des Körpers läuft das Konzeptionsgefäß entlang, das für die Yin-Energie sehr wichtig ist. Durch ein Nabelpiercing kann diese Energie unterbrochen werden, was sich energetisch negativ bemerkbar machen kann.

Aus Sicht der TCM hat die Fruchtbarkeit in erster Linie mit dem Funktionskreis Niere, also dem Wasser-Element, zu tun. Dabei werden nochmals verschiedene Muster unterschieden, sodass es unterstützend sein kann, mit einem TCM-Therapeuten zu arbeiten, der schauen kann, ob es sich eher um einen Nieren-Yin- oder Nieren-Yang-Mangel oder aber um eine andere Ursache handelt, zum Beispiel eine Leber-Chi-Stagnation oder einen Blutmangel.

REFLEXIONSFRAGEN

- Leidet mein Körper eventuell unter Nährstoffmängeln, die eine Einnistung verhindern?
- Spüre ich unbewusst Ängste in mir, dieser Aufgabe nicht gerecht werden zu können?
- Gibt es Glaubenssätze aus meiner Familie zum Thema Kinder, die ich unbewusst übernommen habe?
- Stehe ich unter Druck, ein Kind zu bekommen? Kann ich mich stattdessen auf andere Aufgaben konzentrieren, die mich nähren und mir Entspannung schenken?

HINWEIS: Je nach Jahreszeit kannst du ausprobieren, deine Yin-Sequenz mit einer Wärmflasche für den unteren Bauchraum zu unterstützen. Gern kannst du auch deine Hände auf den Unterleib legen und dir vorstellen, wie du heilsame Energie hineinfließen lässt.

Ich empfehle dir bei Kinderwunsch die folgende Übungssequenz:

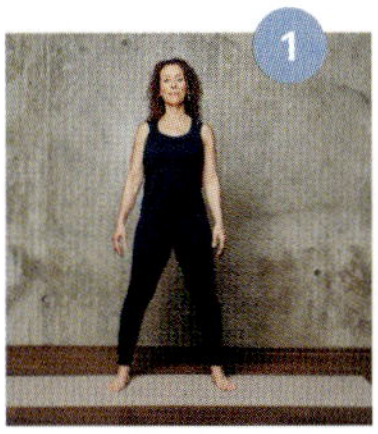

Schüttelübung
(S. 150)

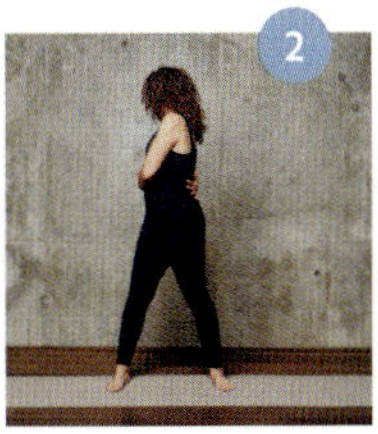

An der Tür des Lebens anklopfen
(S. 151)

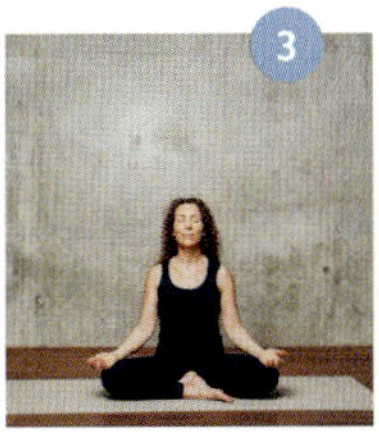

Atmung Kosmischer Zyklus
(S. 40)

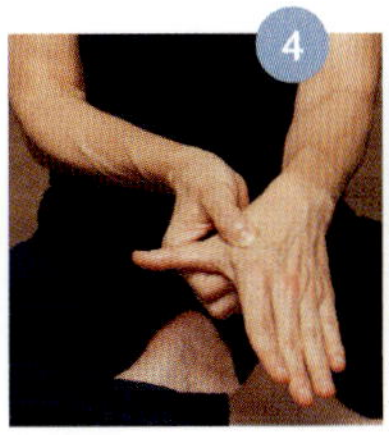

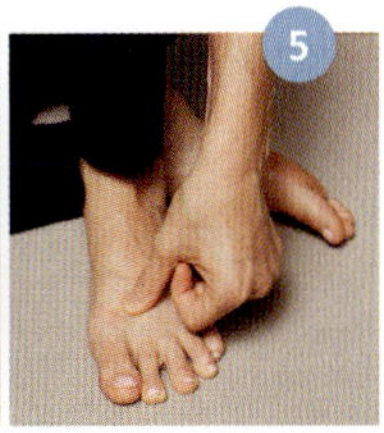

Akupressur The Four Gates
(S. 29)

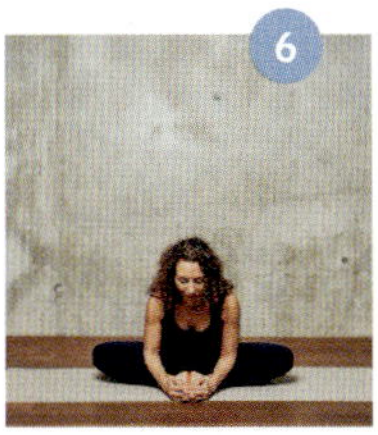

Schmetterling mit Ni 1
(S. 119ff., 29)

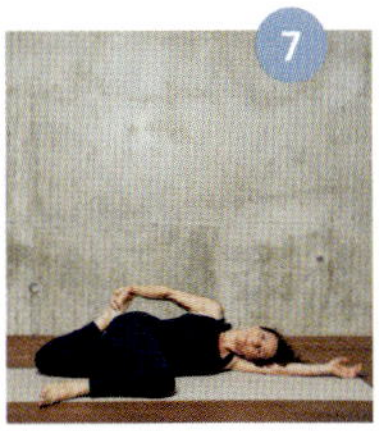

Liegende Katze
(S. 128f.)

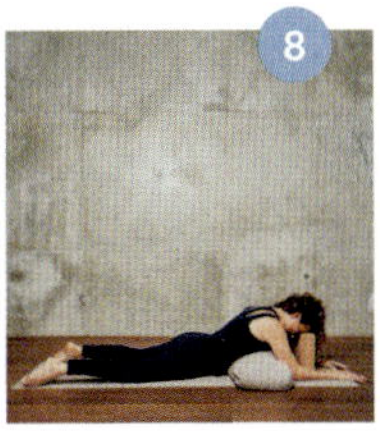

Sphinx mit Rolle
(S. 139ff.)

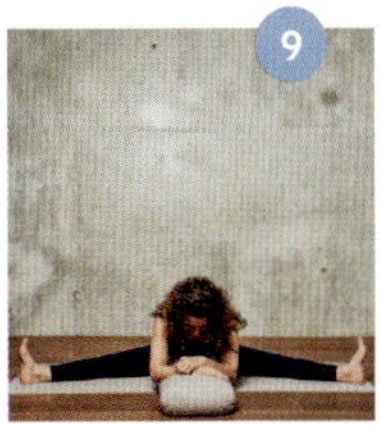

Libelle
(S. 108ff.)

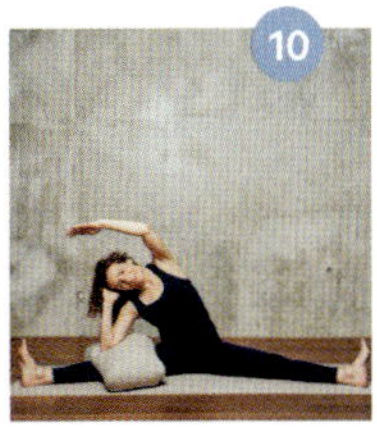

Libelle mit Seitbeuge
(S. 108ff.)

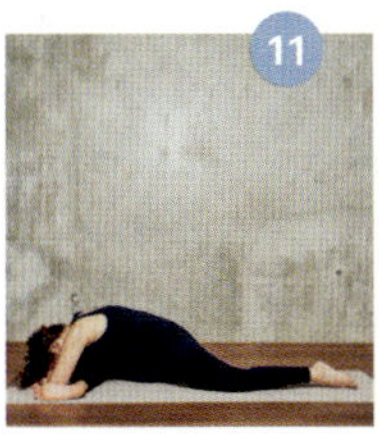

Schlafender Schwan
(S. 118)

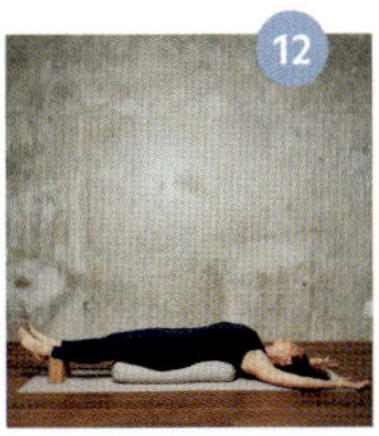

Gestützte Schulterbrücke für die BWS
(S. 132f.)

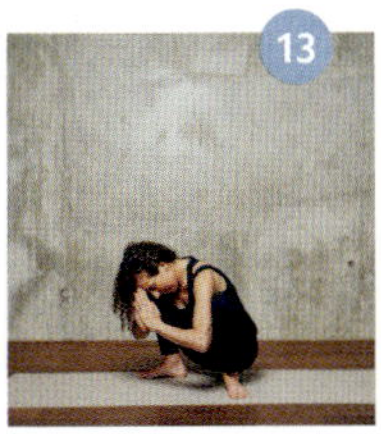

Hocke
(S. 104f.)

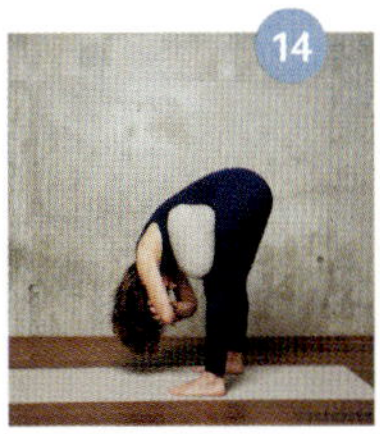

Stehende Vorbeuge mit Rolle
(S. 79ff.)

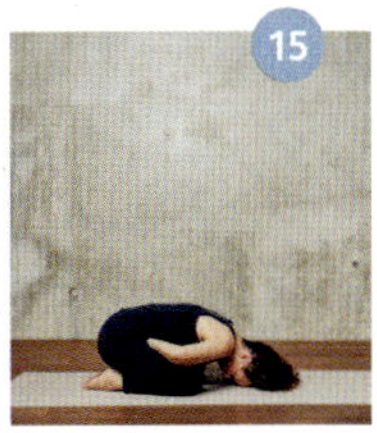

Bauchmassage
(S. 152)

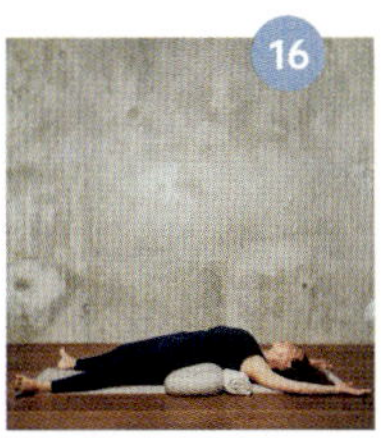

Regenbogenbrücke mit KG 4/6
(S. 135, 32, 33)

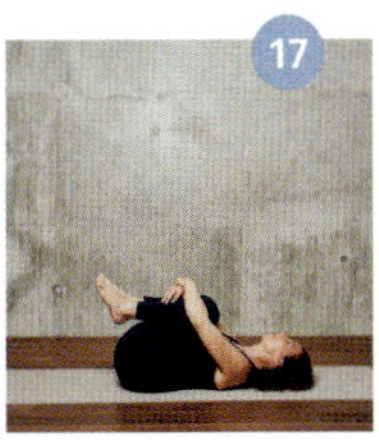

Päckchen
(S. 62f.)

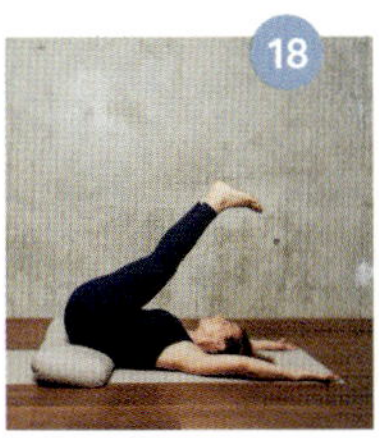

Sanfte Schnecke
(S. 148f.)

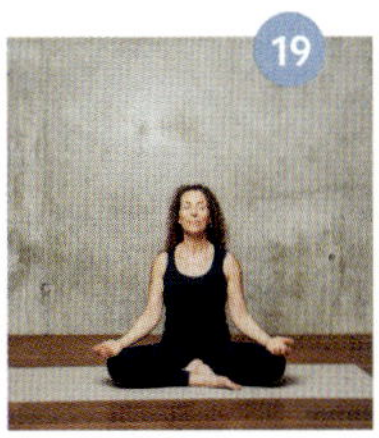

Erdungs-Meditation
(S. 49)

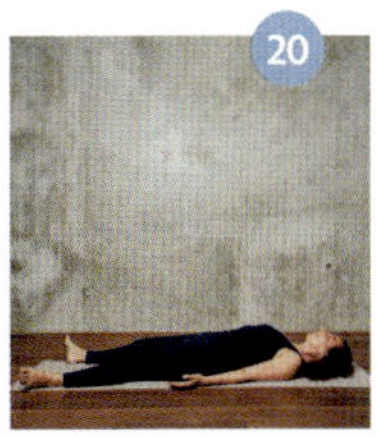

Entspannte Rückenlage
(S. 57)

Konzentrationsschwäche und Gedächtnisstörungen

Konzentrationsschwäche und Gedächtnisstörungen können durch Hormone unterschiedlich beeinflusst werden, zum Beispiel durch Stresshormone. Vielleicht warst du schon mal in einer Situation, in der du für eine Prüfung gelernt und dich gut vorbereitet gefühlt hast, aber im Moment der Prüfung litt dein System unter so einem Stress, dass du einen Blackout hattest und dich an nichts mehr erinnern konntest.

Auch zu Beginn der Wechseljahre, wenn der Östrogenspiegel starke Schwankungen erfährt, kann sich das ungünstig auf das Gehirn auswirken. Meist handelt es sich aber nur um einen Übergang, bis sich die Hormone wieder eingependelt haben. Es ist wichtig, auf guten Schlaf zu achten, weiterhin in Bewegung zu bleiben, körperlich und geistig, und sich mit gesunder Ernährung und einem hochwertigen Omega-3-Öl zu versorgen. Du kannst auch mal einen Bluttest machen lassen, um zu schauen, ob dir Nährstoffe fehlen, die du gezielt supplementieren könntest.

Aus Sicht der TCM liegt der Fokus bei Konzentrationsschwäche und Gedächtnisstörungen auf der Milz und auf den Nieren, bei einer Leber Chi Stagnation auch auf der Leber.

REFLEXIONSFRAGEN

- Kann ich meine Konzentrationsschwäche und Gedächtnisstörungen mit bestimmten Situationen in Verbindung bringen? Wann treten sie am ehesten auf?
- Habe ich zu viel Stress? Schlafe ich zu wenig? Fühle ich mich überfordert? Und gönne ich mir im Gegenzug genügend Pausen?
- Ernähre ich mich gesund oder brauche ich immer mal wieder Zucker, Zigaretten oder Alkohol, um mich zu trösten? Nehme ich im Gegenzug genügend Nährstoffe auf?
- Kann ich mich schlecht abgrenzen und nehme mehr auf, als ich verarbeiten kann?
- Könnten die Probleme ein unbewusster Mechanismus sein, damit man mehr Rücksicht auf mich nimmt? Damit man mir nicht noch mehr Aufgaben überträgt?
- Gibt es ein altes Thema, das mich belastet und das ich auf diesem Wege unbewusst ausschalten möchte?

Ich empfehle dir bei Konzentrationsschwäche und Gedächtnisstörungen die folgende Übungssequenz:

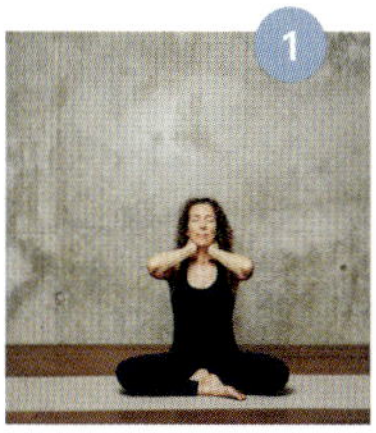

Bhramari-Atmung
(S. 36f.)

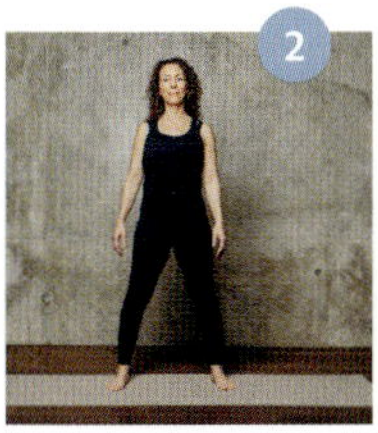

Klopfmassage
(S. 154f.)

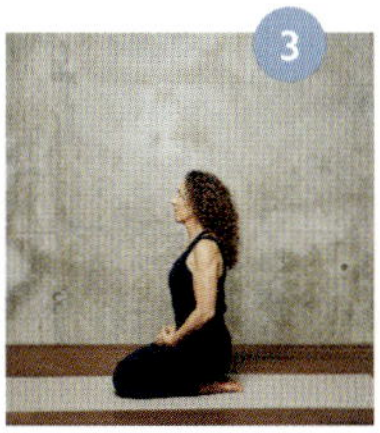

Fersen- und Ballensitz
(S. 59, 90f.)

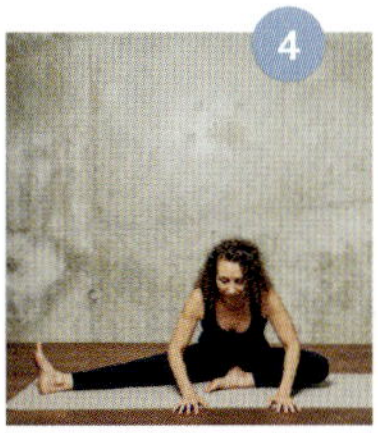

Halbe Libelle
(S. 108ff.)

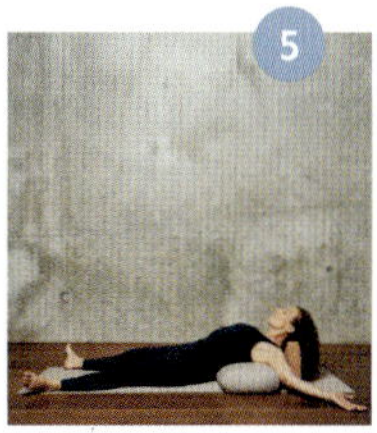

Fisch
(S. 131)

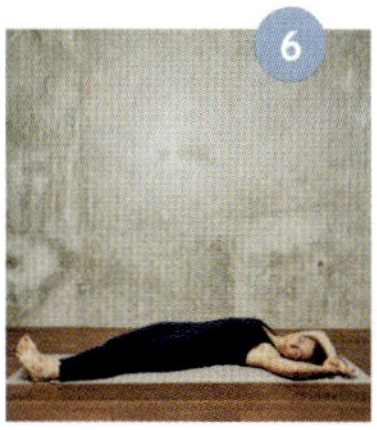

Liegender Halbmond
(S. 143)

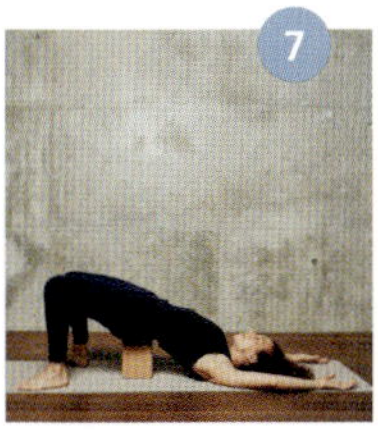

Gestützte Schulterbrücke für die LWS
(S. 134)

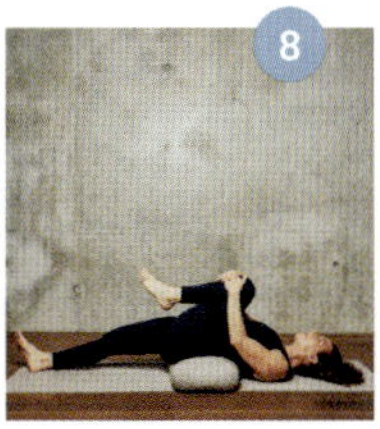

Liegender Drache
(S. 130)

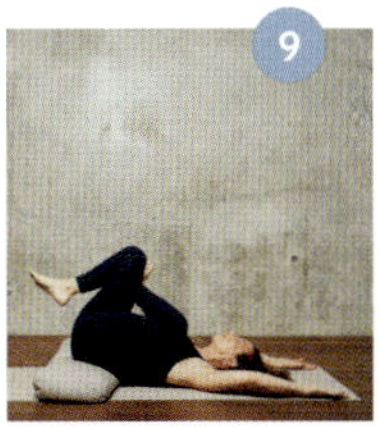

Nadelöhr
(S. 112f.)

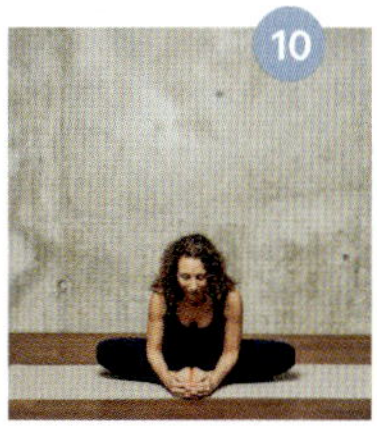

Schmetterling
(S. 119ff.)

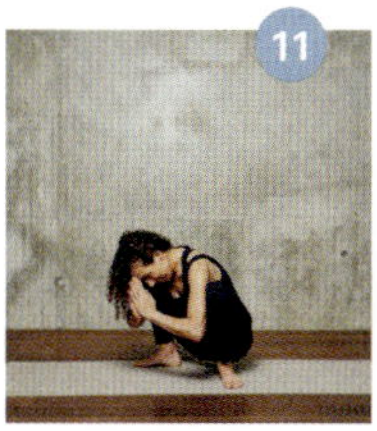

Hocke
(S. 104f.)

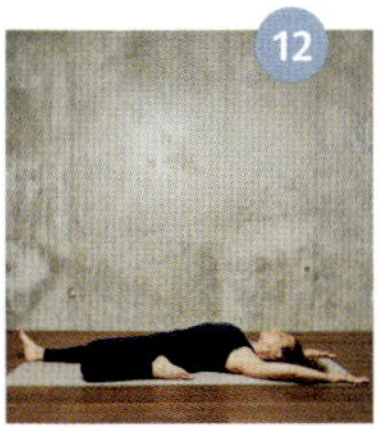

Halber Sattel
(S. 136ff.)

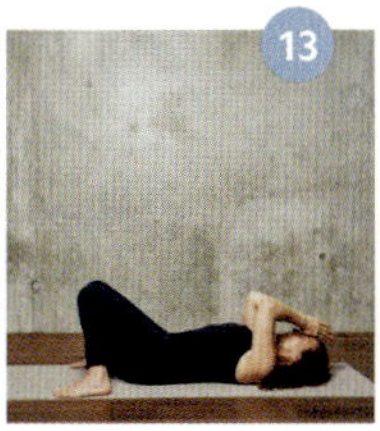

Entspannungspose
(S. 58)

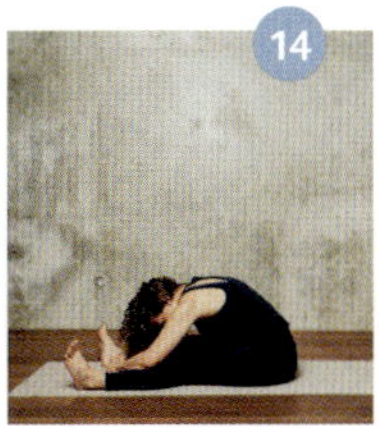

Raupe
(S. 146f.)

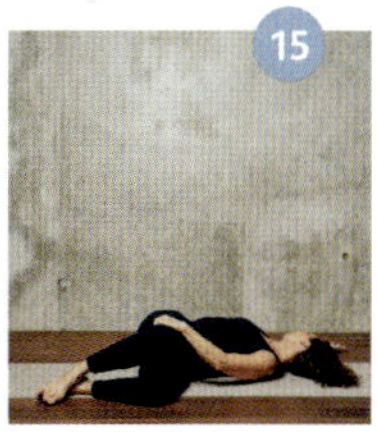

Korkenzieher
(S. 125ff.)

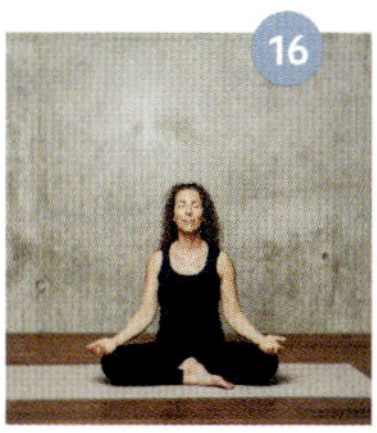

Mindfulness-Meditation
(S. 50)

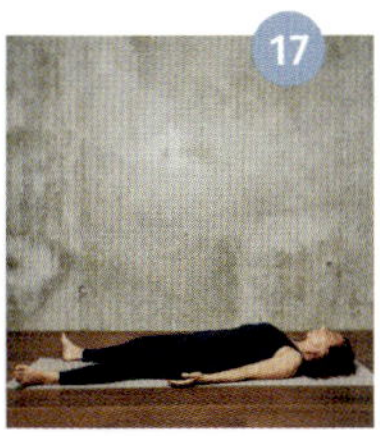

Entspannte Rückenlage
(S. 57)

Leistungsminderung und verringerte Belastbarkeit

Eine Leistungsminderung oder geringere Belastbarkeit kann verschiedene Gründe haben. Vielleicht bist du einfach überfordert mit deinen täglichen Aufgaben und der Körper zieht die Notbremse, damit du dir endlich die Ruhe gönnen kannst, die du brauchst, um wieder regenerieren zu können. Er zeigt dir, dass du gerade nicht zur Verfügung stehst. Möglicherweise hast du ein Ereignis hinter dir, das mehr Zeit braucht, um verarbeitet zu werden, zum Beispiel eine Trennung von einem geliebten Menschen, ein traumatisches Erlebnis oder einen Jobverlust.

Auf Hormonebene kann man das Problem so erklären, dass wir weniger belastbar sind, wenn wir beispielsweise chronisch gestresst sind und dadurch unser Cortisolspiegel leidet. Aber auch unsere Schilddrüsen- und Geschlechtshormone können eine Rolle spielen.

Aus Sicht der TCM sieht man hier eine Einschnürung des Leber-Chi, sodass es dem Körper nicht mehr in ausreichender Menge zur Verfügung steht. Eine zu hohe und chronische Stressbelastung kann auch auf Kosten der Nieren gehen. Wir legen in der Sequenz deshalb den Fokus auf das Holz-Element und unterstützen auch das Wasser-Element.

REFLEXIONSFRAGEN

- Wann fühle ich mich am wenigsten belastbar? Hängt dies mit einer Tageszeit zusammen? Oder mit meinem Zyklus, falls ich noch menstruiere?
- Kann ich mir zu dieser Zeit häufiger kleine Pufferzonen einbauen?
- Gibt es Themen oder Menschen in meinem Umfeld, die mir meine Energie besonders stark rauben? Bin ich noch glücklich in meinem Job?
- Gibt es ein unverarbeitetes Thema oder einen ungelösten Konflikt in mir?
- Was ist die eigentliche Botschaft hinter dieser Thematik?
- Was brauche ich, um mich selbst noch besser nähren zu können?

Ich empfehle dir bei geringer Belastbarkeit die folgende Übungssequenz:

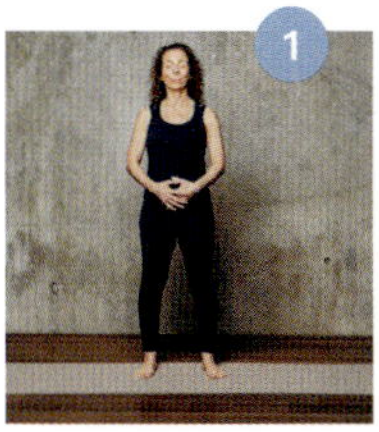

Chi-Atmung
(S. 38f.)

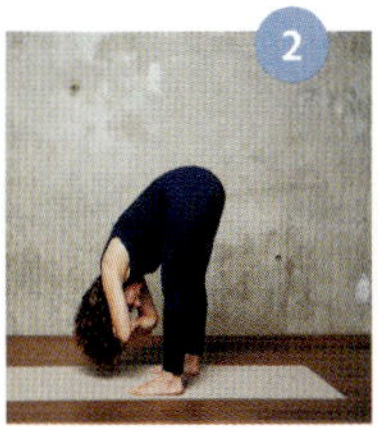

Stehende Vorbeuge
(S. 79ff.)

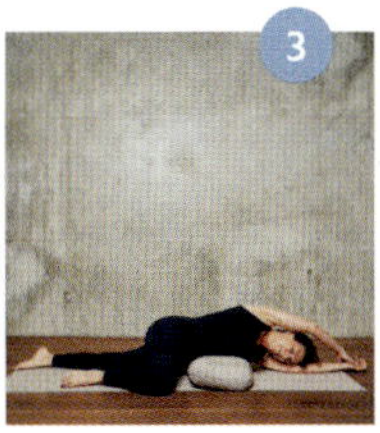

Liegende Banane
(S. 142)

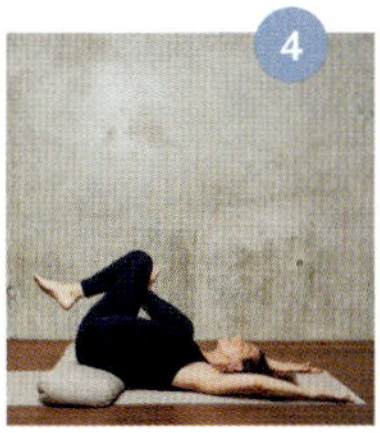

Nadelöhr
(S. 112f.)

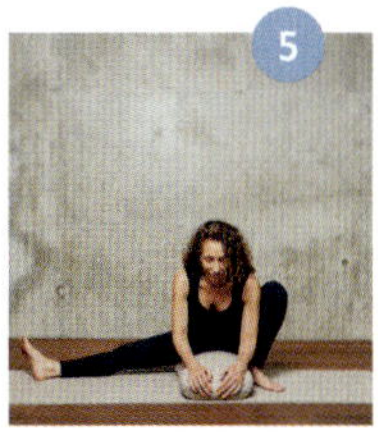

Kranich
(S. 106f.)

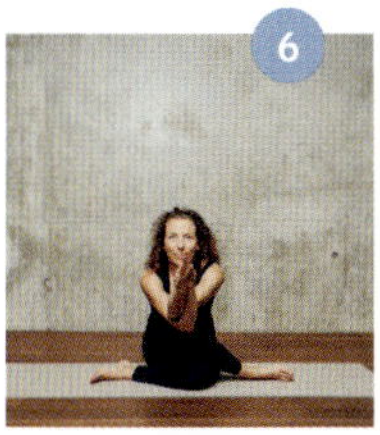

Schnürsenkel
mit Adlerarmen
(S. 122ff.)

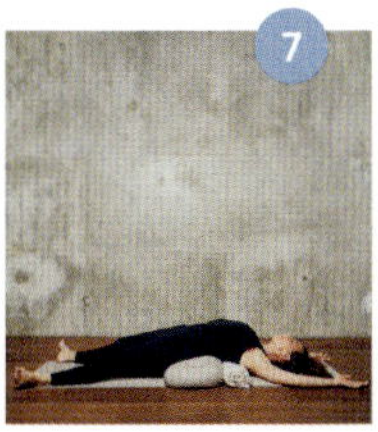

Regenbogenbrücke
(S. 135)

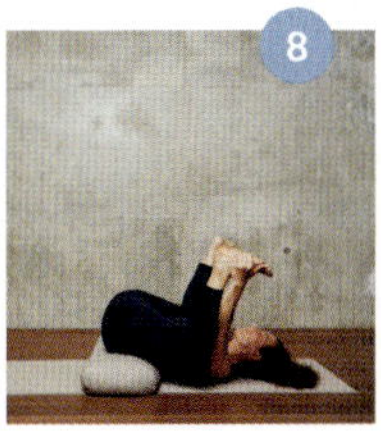

Happy Baby
(S. 102f.)

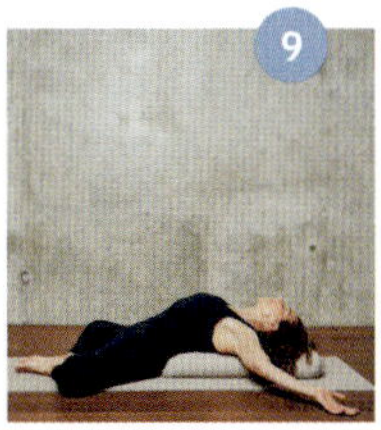

Liegender
Schmetterling
(S. 119ff.)

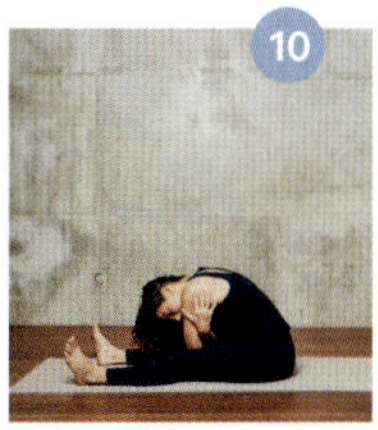

Raupe mit
Selbstumarmung
(S. 146f.)

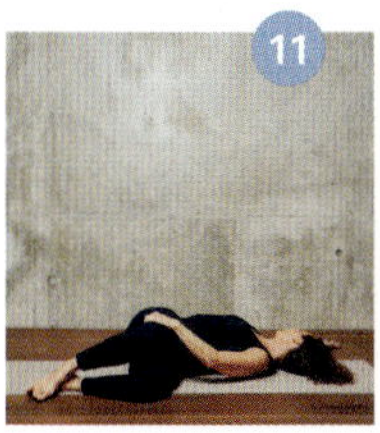

Korkenzieher
(S. 125ff.)

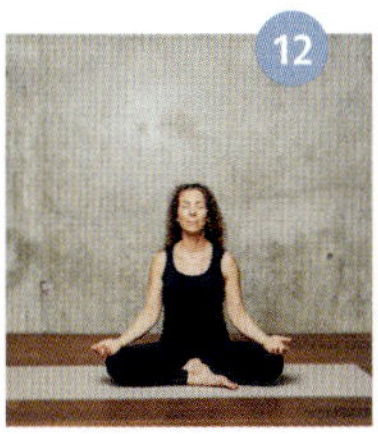

Stille-Meditation
(S. 49f.)

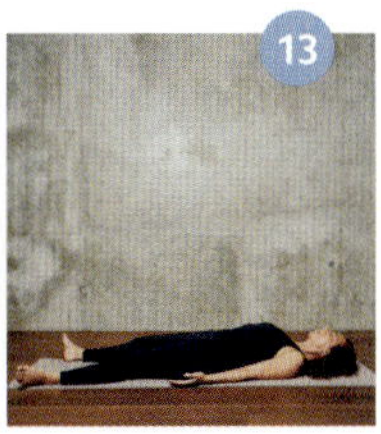

Entspannte
Rückenlage
(S. 57)

Libidoverlust

Libidoverlust ist weiter verbreitet, als man denkt. Wir leben in einer Gesellschaft, in der wir mit Nacktheit und Sexualität in den Medien übersättigt werden. Aber natürlich spielen auch Hormone eine wichtige Rolle, zum einen die Geschlechtshormone, aber auch die Stresshormone. Wenn eine Frau die Pille einnimmt, dann leidet ganz häufig die Libido darunter, weil der Körper erkennt, dass er keinen Nachwuchs zeugen kann. Wenn wir dauerhaft gestresst sind, hat der Körper andere Aufgaben zu erledigen, als sich um seine Fortpflanzung zu kümmern, und (bei einer Frau) zudem ein Kind körperlich versorgen zu müssen. Der natürliche Fortpflanzungstrieb wird dann gedrosselt oder gar ausgeschaltet.

Ein Libidoverlust kann Männer wie Frauen gleichermaßen betreffen. So kann er zum Beispiel auftreten, wenn man im Job übermäßig gefordert wird oder neben dem Job noch Haushalt und Kinder versorgt werden müssen und man dadurch zu wenig Schlaf und Regenerationszeit bekommt. Es kann auch zu einem Libidoverlust kommen, wenn wir nicht wirklich mit dem Menschen zusammen sind, mit dem wir unsere Sexualität teilen möchten, oder wenn wir uns auseinandergelebt haben. Häufig tritt auch im Laufe des Alterungsprozesses ein Libidoverlust auf, da die Qualität der Spermien und Eizellen abnimmt und eine gesunde Schwangerschaft so nicht mehr gewährleistet werden kann.

Aus Sicht der TCM entsteht Libidoverlust bei emotionaler Belastung oder im Zusammenhang mit dem Alterungsprozess. Deshalb setzt man den Fokus auf die Nieren im Wasser-Element und/oder auf die Chi-Stagnation in der Leber im Holz-Element.

REFLEXIONSFRAGEN

- Wie stehe ich zu meinem Körper? Finde ich mich attraktiv oder lehne ich meinen Körper ab, weil ich vielleicht ein paar Kilos zu viel oder ein paar Schönheitsmakel habe?
- Nehme ich mir genügend Zeit für meine Selbstfürsorge, auch um meinen Körper liebevoll zu umsorgen?
- Bin ich in der Vergangenheit emotional verletzt worden, besonders in meiner Partnerschaft, und möchte mich nun vor weiteren Verletzungen schützen?
- Habe ich das Gefühl, dass ich partnerschaftlich mit dem richtigen Menschen zusammen bin und wir auch biologisch gut zueinanderpassen?
- Trage ich Glaubensmuster in mir, die ich aufbrechen könnte? Vielleicht, dass Sexualität schmutzig ist oder dass ich zu alt dafür bin? Verursacht dies in mir Schuld und Scham?
- Habe ich Angst vor Schwangerschaft oder Ansteckung mit sexuellen Krankheiten?
- Gab es ein Erlebnis, das mir die Freude und Leichtigkeit an meiner Sexualität genommen hat, zum Beispiel das Überschreiten meiner Grenzen?

Ich empfehle dir bei verringerter Libido die folgende Übungssequenz:

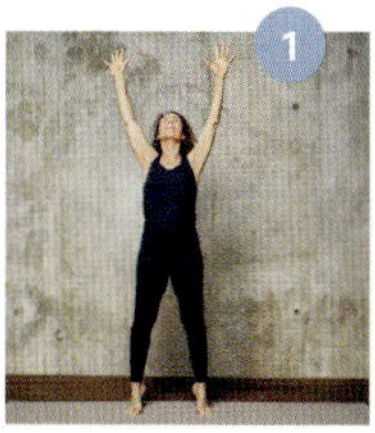

Atmung So Ham
(S. 46)

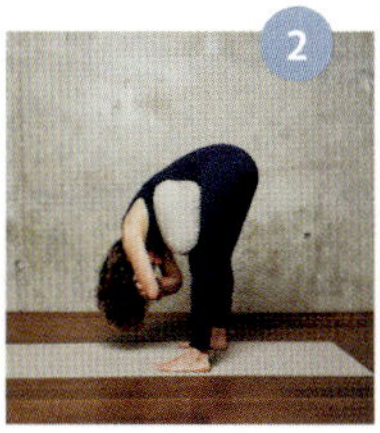

Stehende Vorbeuge mit Rolle
(S. 79ff.)

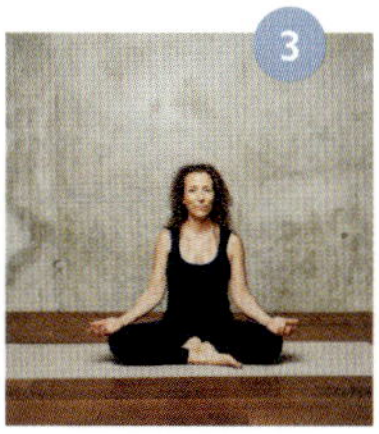

Schneidersitz mit Bewegungsflow
(S. 64f.)

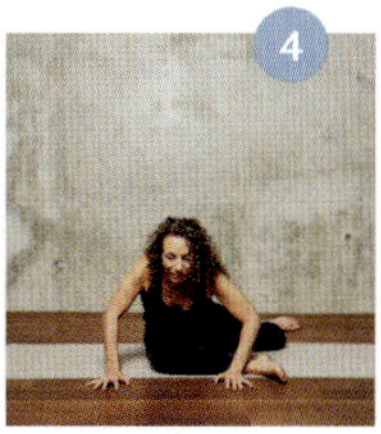

90-90-Position
(S. 114f.)

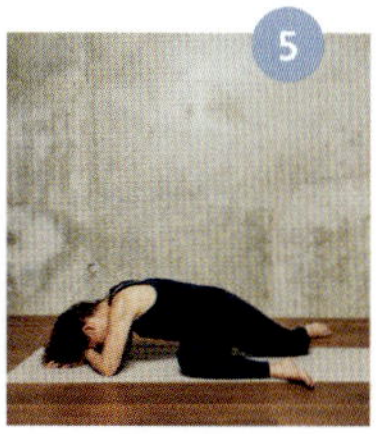

90-90-Position mit Drehung
(S. 114f.)

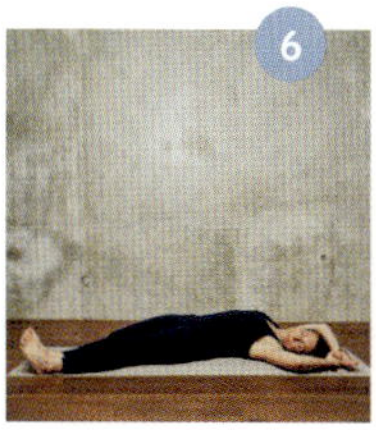

Liegender Halbmond
(S. 143)

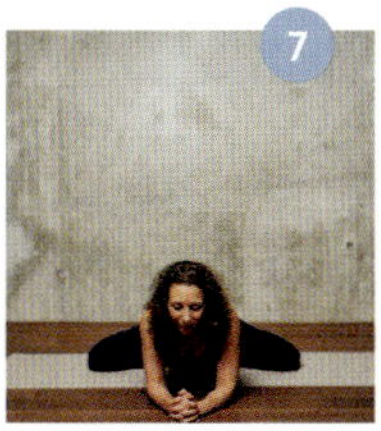

Frosch
(S. 96f.)

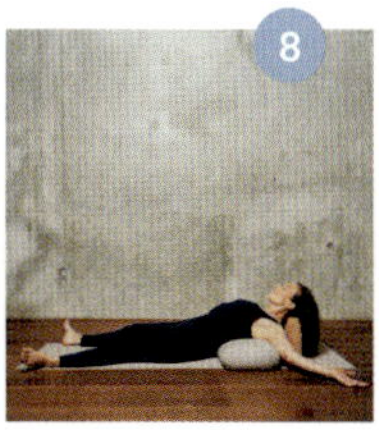

Fisch
(S. 131)

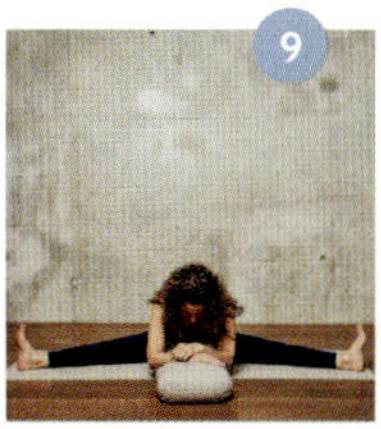

Libelle
(S. 108ff.)

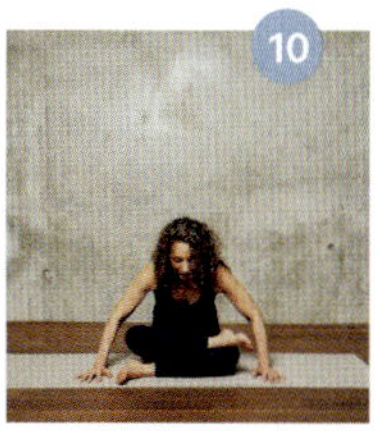

Quadrat
(S. 116f.)

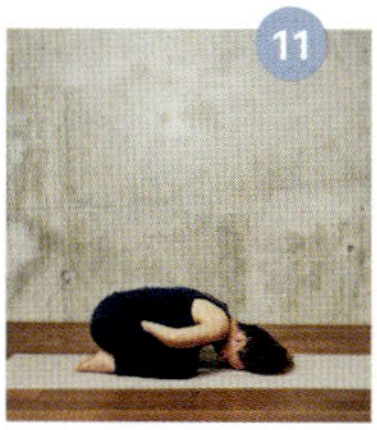

Bauchmassage
(S. 152)

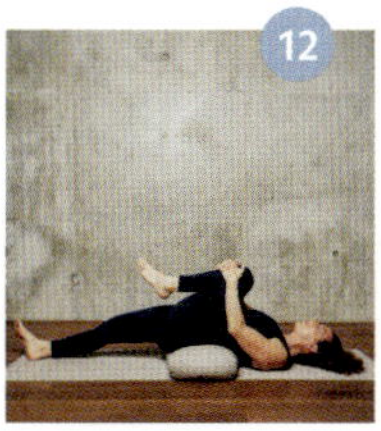

Liegender Drache
(S. 130)

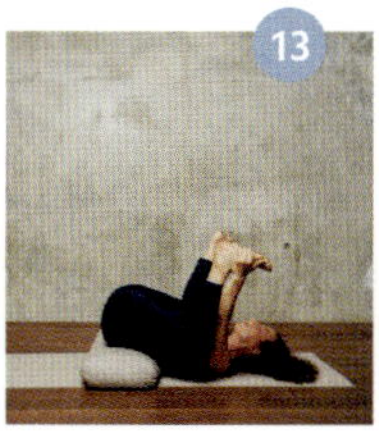

Happy Baby
(S. 102f.)

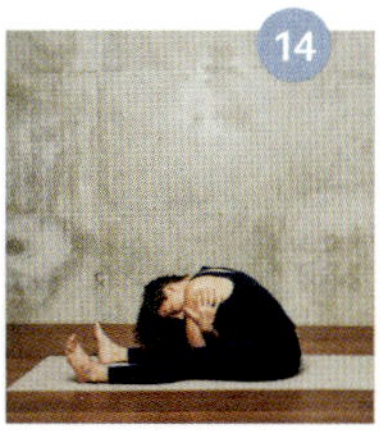

Raupe mit Selbstumarmung
(S. 146f.)

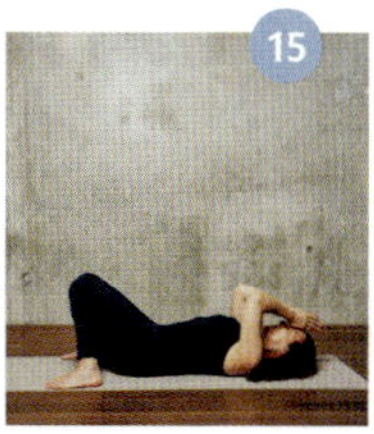

Entspannungspose
(S. 58)

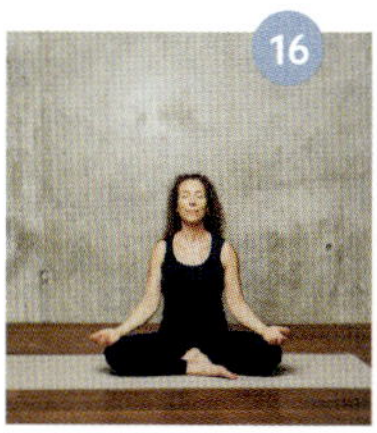

Erdungs-Meditation
(S. 49)

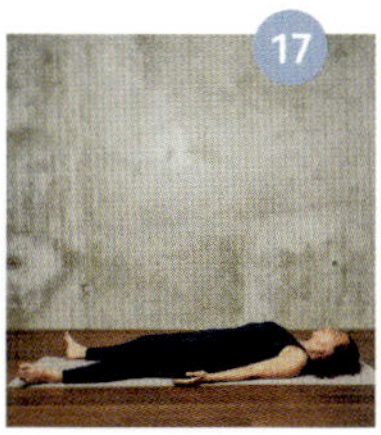

Entspannte Rückenlage
(S. 57)

Menstruationsbeschwerden

Hormonell bedingt können Menstruationsbeschwerden verschiedene Ursachen haben, zum Beispiel ein Übermaß an Prostaglandinen, die kurz vor und während der Menstruation ausgeschüttet werden, um Kontraktionen in der Gebärmutter zu erzeugen, die die Schleimhaut abstoßen sollen. Aber auch eine Dysbalance von Östrogen und Progesteron kann eine Rolle spielen. Ganz häufig hängen Menstruationsbeschwerden außerdem damit zusammen, wie die Wochen vor der Menstruation verlaufen sind. Hattest du viel Stress, zu wenig Schlaf, eine schlechte Ernährung, zu viel Alkohol, zu wenig Bewegung oder emotionale Konflikte? In meinem Buch *Gesund durch Yin Yoga* findest du weitere Impulse und eine Sequenz dazu.

Aus Sicht der TCM sind Menstruationsbeschwerden ein komplexes Thema, sodass es empfehlenswert sein kann, mit einem TCM-Therapeuten zu arbeiten. In der hier vorgestellten Sequenz legen wir den Fokus auf die Meridiane von Nieren, Leber und Milz, die sich günstig auswirken können.

REFLEXIONSFRAGEN

- Kann ich meine Weiblichkeit vollkommen annehmen oder habe ich Schwierigkeiten damit? Wenn ja, welche?
- Gönne ich meinem Körper genügend Pausen oder fordert er die nötige Ruhe während meiner Menstruation schmerzhaft ein?
- Welches Bild habe ich von meiner Menstruation? Ist sie mir lästig? Fühle ich mich in dieser Zeit eingeschränkt? Oder kann ich sie als eine heilige Zeit der Reinigung und des Rückzugs ansehen?
- Wie ging es meiner Mutter und Großmutter mit ihrer Menstruation? Habe ich Glaubenssätze von ihnen übernommen, die ich wieder zurückgeben kann?
- Kann ich generell gut loslassen? Und wie sieht es damit während meiner Menstruation aus?
- Bin ich während meiner Menstruation empfindsamer und verbinde ich mich liebevoll mit meinem Körper? Oder powere ich weiter durch mein Leben, arbeite ganz normal, mache weiterhin mein normales Sportprogramm und bin für alle verfügbar?

Ich empfehle dir bei Menstruationsbeschwerden die folgende Übungssequenz:

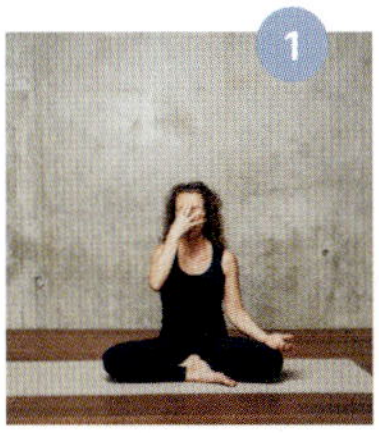

Mondatmung (S. 42)

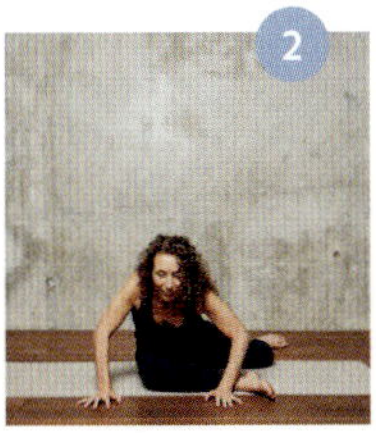

90-90-Position (S. 114f.)

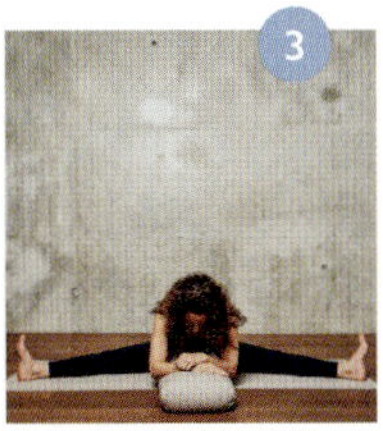

Libelle (S. 108ff.)

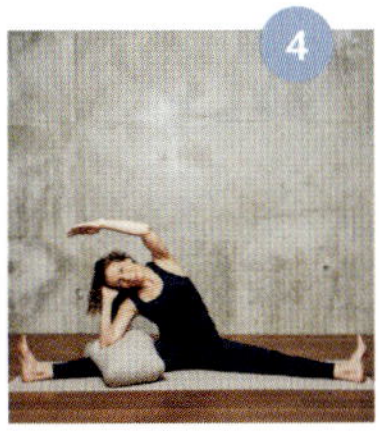

Libelle mit Seitbeuge (S. 108ff.)

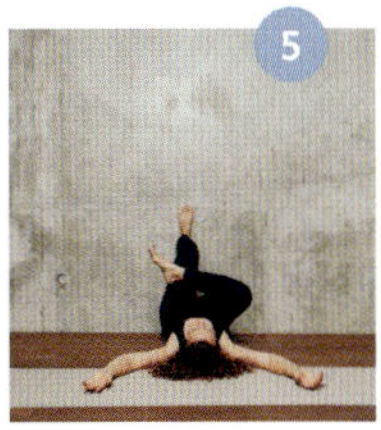

Nadelöhr an der Wand (S. 112f.)

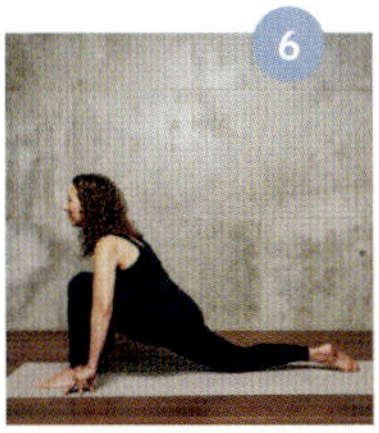

Drache mit Mi 6 (S. 92ff., 30)

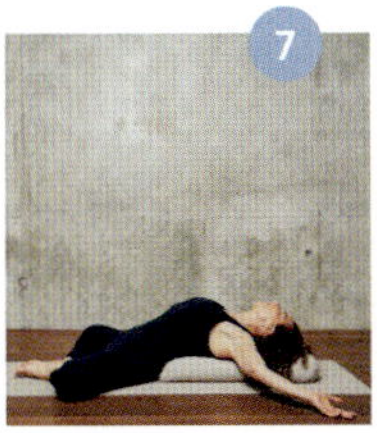

Liegender Schmetterling mit KG 4/6 (S. 119ff., 32, 33)

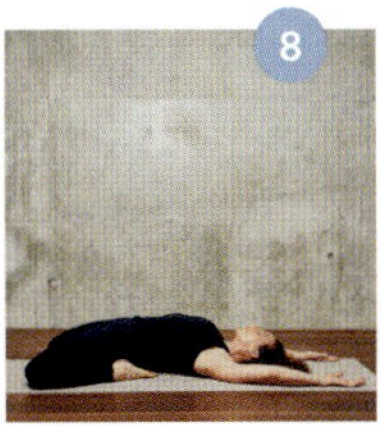

Sattel (S. 136ff.)

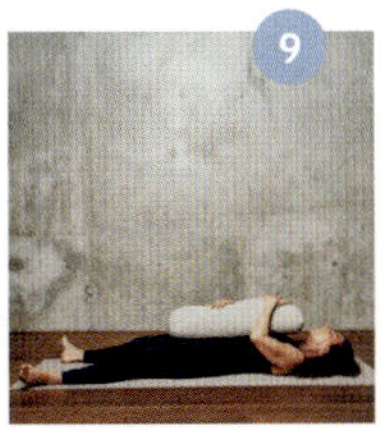

Entspannte Rückenlage mit Rolle (S. 57)

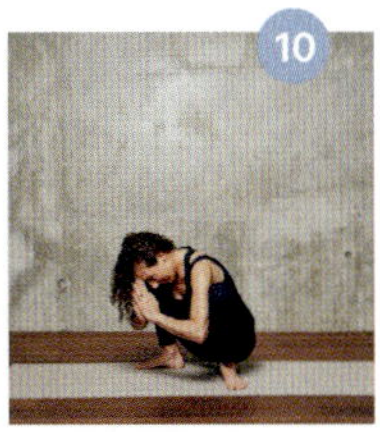

Hocke (S. 104f.)

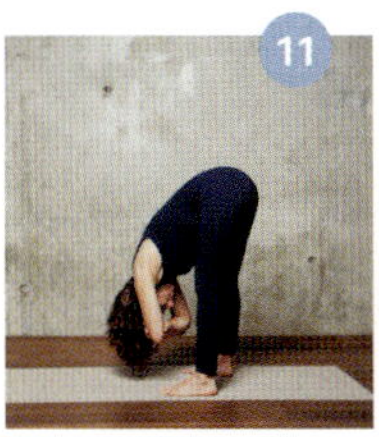

Stehende Vorbeuge ohne Armdehnung (S. 79ff.)*

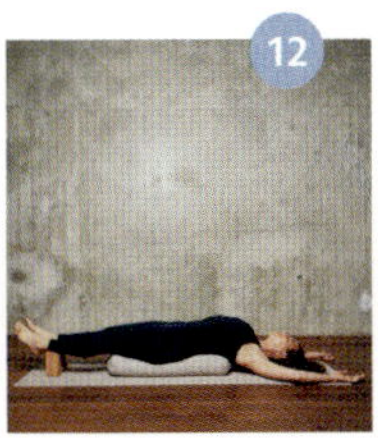

Gestützte Schulterbrücke für die BWS (S. 132f.)

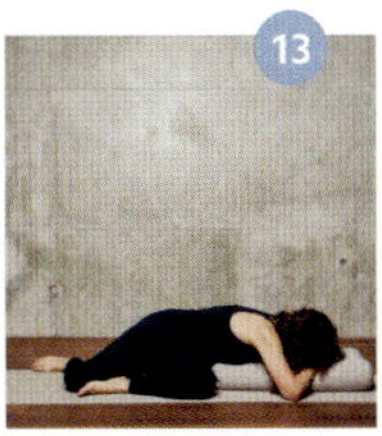

Sitzender Korkenzieher auf der Rolle (S. 125ff.)

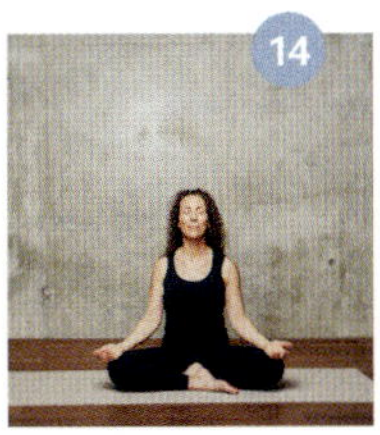

Mindfulness-Meditation (S. 50)

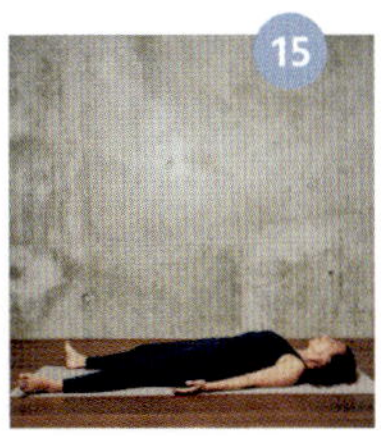

Entspannte Rückenlage (S. 57)

---

* Während der Menstruation alternativ Raupe, S. 146f.

Mitte stärken

Die Mitte zu stärken, ist uns im Westen eher unbekannt, in der TCM spielt dies aber eine wesentliche Rolle für unsere Gesundheit. Man kümmert sich dabei liebevoll um das Verdauungssystem, speziell Magen und Milz, um das Nahrungs-Chi aufnehmen zu können und das Blut zu stärken. Das Blut gilt als Träger des Chi. Wenn unsere Mitte schwach ist, dann fühlen wir uns häufig müde, antriebslos, greifen gern zu Süßigkeiten, haben Verdauungsbeschwerden, Konzentrationsschwierigkeiten, werden anfällig für Krankheiten oder wirken durch zu viele Wassereinlagerungen aufgeschwemmt. Eine gesunde Mitte zu haben bedeutet, stark und voller Energie zu sein. Auch unser hormonelles Gleichgewicht beeinflusst unsere Mitte und Verdauung.

Ein Schlüssel ist hier natürlich die Ernährung. Du tust gut daran, deinen Magen bei einem Essen nicht vollständig zu füllen, sondern immer noch ein wenig Platz zu lassen. Auch mag deine Milz warmes Essen. Ab und an ein wenig Rohkost kann sie verkraften, aber im Winter mag sie das gar nicht gern. So würde man im Winter zum Beispiel eher ein warmes Porridge mit sanft gedünstetem Obst zum Frühstück wählen statt eines kalten Smoothies. Auch Zucker belastet die Mitte und Milchprodukte können verschleimend wirken. Regelmäßige Mahlzeiten sind nährend für den Körper (bitte kein Snacken zwischendurch), damit er nicht in Stress verfällt wegen einer vermeintlichen Hungersnot. Aber auch gesunder Schlaf, Bewegung und kleine Ruhezeiten im Alltag sind wichtig. Sei bitte auch vorsichtig mit Alkohol und Gluten.

Aus Sicht der TCM setzt man den Fokus auf das Erd-Element mit Magen und Milz. Die Erde steht auch im Zyklus der fünf Elemente für die Mitte.

REFLEXIONSFRAGEN

- Wie fühle ich mich nach meinen Mahlzeiten? Habe ich Energie und bin voller Tatendrang? Oder bin ich müde und brauche erst einmal etwas Ruhezeit zum Verdauen?
- Weiß ich, welche Lebensmittel mir Energie geben und welche ich weniger vertrage? Falls nicht, ist ein kleines Journal hilfreich, um Notizen dazu zu machen.
- Esse ich, weil ich Hunger habe, oder snacke ich gern zwischendurch, um mich von etwas abzulenken, mich zu trösten oder weil ich Langeweile habe?
- Fühle ich mich mit meiner Mitte verbunden? Habe ich ein gutes Bauchgefühl und höre darauf?
- Habe ich Glaubenssätze meiner Familie zum Thema Essen übernommen?
- Kann ich dem Fluss des Lebens vertrauen oder mache ich mir viele Sorgen und grübele häufig?

Ich empfehle dir zur Stärkung der Mitte die folgende Übungssequenz:

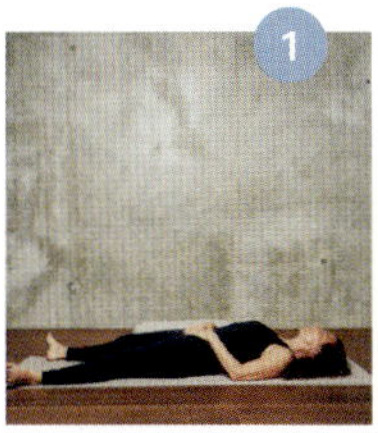

Vollatmung im Liegen (S. 44f.)

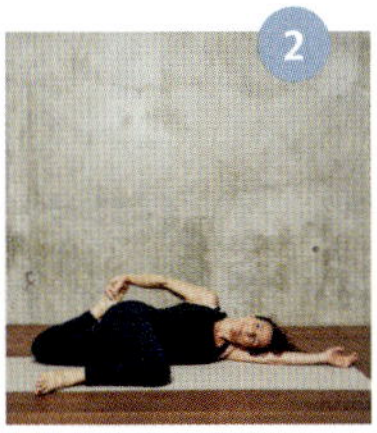

Liegende Katze (S. 128f.)

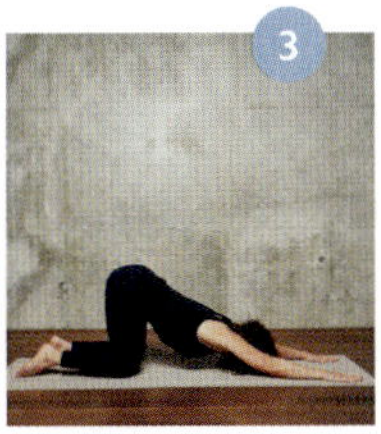

Öffnende Herzstellung (S. 74f.)

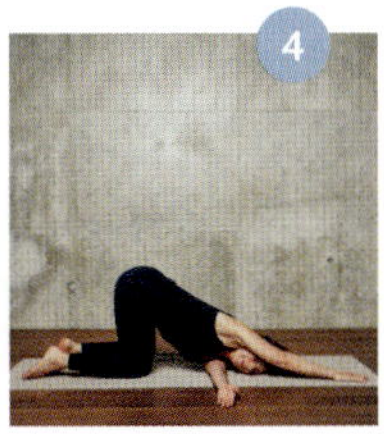

Öffnende Herzstellung mit Drehung (S. 74f.)

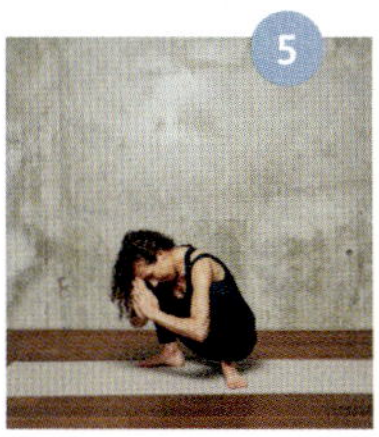

Hocke (S. 104f.)

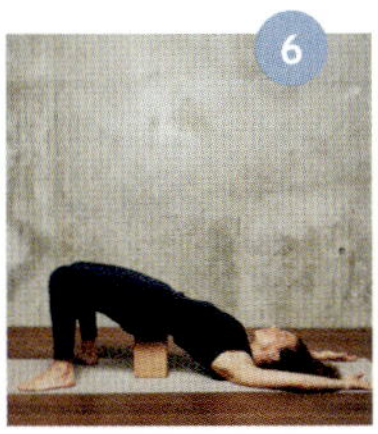

Gestützte Schulterbrücke für die LWS (S. 134)

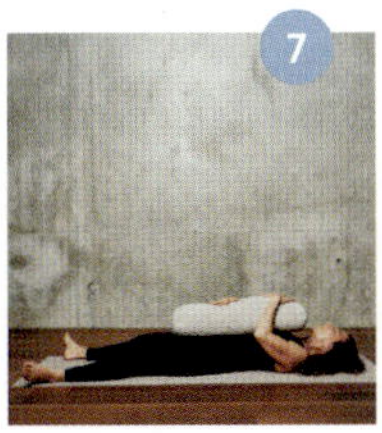

Entspannte Rückenlage mit Rolle (S. 57)

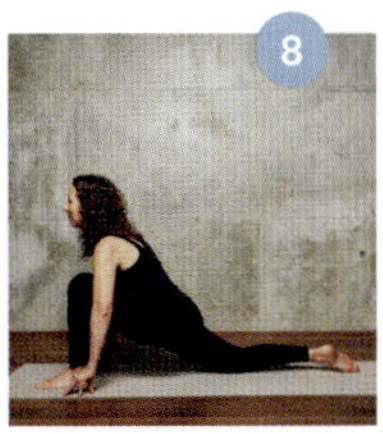

Drache mit Ma 36 (S. 92ff., 32)

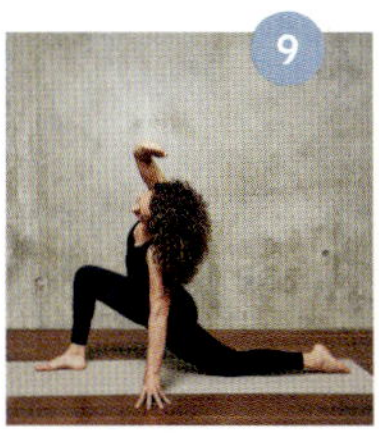

Drache mit Seitbeuge (S. 92ff.)

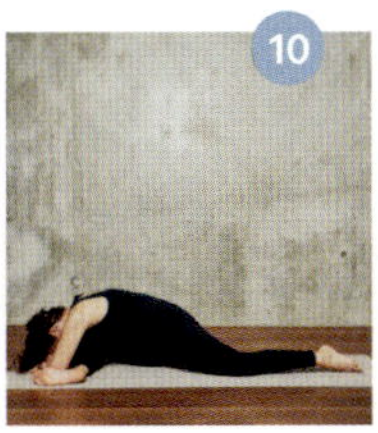

Schlafender Schwan (S. 118)

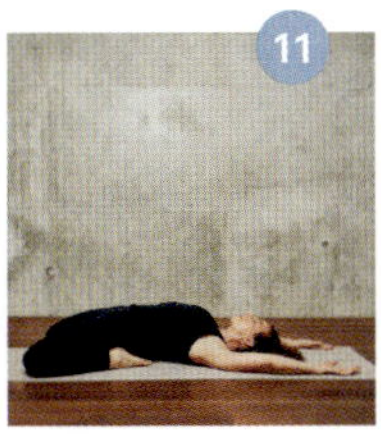

Sattel (S. 136ff.)

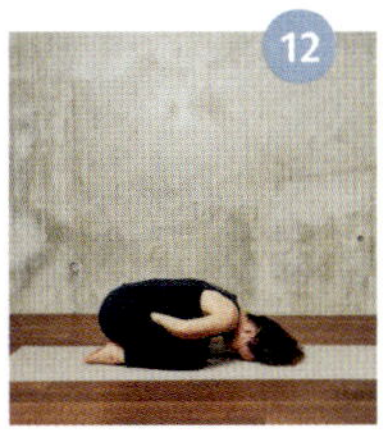

Bauchmassage (S. 152)

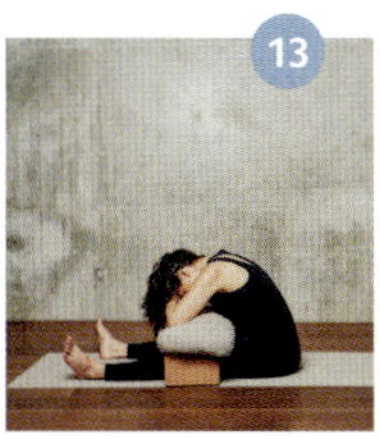

Raupe mit Rolle (S. 146f.)

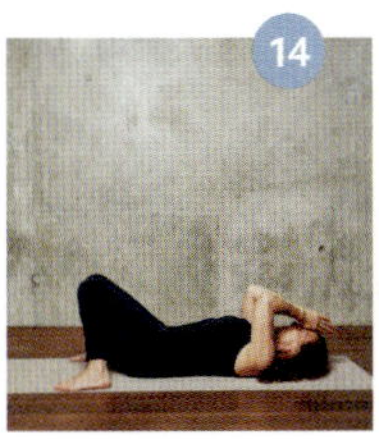

Entspannungspose (S. 58)

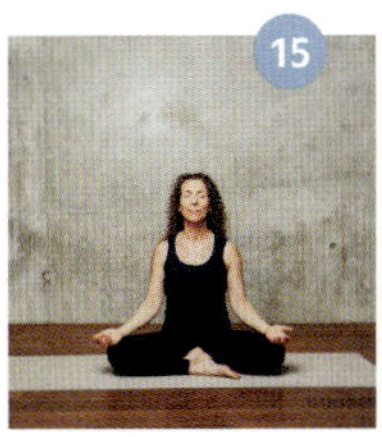

Erdungs-Meditation (S. 49)

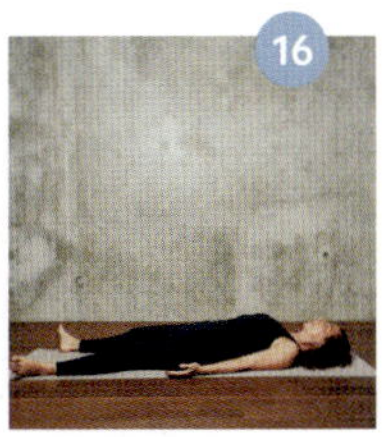

Entspannte Rückenlage (S. 57)

Müdigkeit und Schlafstörungen

Zahlreiche Hormone beeinflussen unseren Schlaf. So steigt der Cortisolspiegel morgens an und weckt uns, abends fährt er wieder herunter. Bei einem Ungleichgewicht kann es genau andersherum sein: Wir kommen morgens nicht in die Gänge und abends drehen wir auf. Widme dich deshalb am Abend Dingen, die dich entspannen, zum Beispiel einer Yin-Yoga-Praxis, einem Spaziergang, einer Lektüre, einer Meditation oder einem Vollbad. Ich glaube, dass ein guter Schlaf das wichtigste Medium zur Regeneration des Körpers und zur Hormonregulierung ist.

Auch das Schlafhormon Melatonin ist wichtig. Es wird bei Dunkelheit produziert, deshalb solltest du dein Schlafzimmer vollständig abdunkeln. Weitere Hormone, die den Schlaf beeinflussen können, sind unsere Schilddrüsen- und Geschlechtshormone sowie das Insulin. Darum solltest du mindestens drei bis vier Stunden vor dem Schlafengehen nichts mehr essen. So ist dein Körper in der Nacht nicht noch mit dem Verdauungsprozess beschäftigt und kann sich stattdessen der Regeneration widmen.

Magnesium vor dem Schlafengehen kann dir zu einem besseren Schlaf verhelfen. Wenn du abends noch viel Zeit an deinen elektronischen Geräten verbringst, dann nutze gern eine Blaulichtfilterbrille, da das Gehirn sonst aufgrund des Blaulichts davon ausgeht, dass es immer noch Tag ist, und sich nur schwer auf den Schlaf einstellen kann.

Und bitte schalte nachts unbedingt deinen WLAN-Router aus. Diese Strahlung beeinflusst unseren Schlaf enorm. Auch ein Handy im Empfangsmodus hat nichts auf deinem Nachtschrank zu suchen.

Aus Sicht der TCM unterscheidet man zwischen Einschlaf- und Durchschlafstörungen. Bei Einschlafstörungen besteht meist eine Disharmonie zwischen Herz und Niere. Bei Durchschlafstörungen haben wir meist einen Milz-Chi- und Blutmangel. Bei Müdigkeit und Einschlafstörungen schaut man eher auf Herz und Niere, bei Durchschlafstörungen eher auf Milz und Leber.

REFLEXIONSFRAGEN

- Wie könnte ein entspannendes Schlafritual aussehen, das mich jeden Abend auf einen erholsamen Schlaf einstellt?
- Welche Faktoren beeinflussen meinen Schlaf ungünstig? Streitsituationen, zu viel Bildschirmzeit, aufregende Nachrichten oder Filme, zu spätes Essen?
- Kann ich mir tagsüber genügend Zeit nehmen, um das Erlebte zu verarbeiten, sodass ich es nicht in der Nacht tun muss?
- Verstehe ich die Rhythmen von Yin und Yang, in diesem Fall, dass Yang zum Tag gehört und Yin zur Nacht?
- Kann ich gut loslassen? Falls nicht, wo fällt es mir noch schwer und was braucht es, um besser loslassen zu können?

Ich empfehle dir bei Müdigkeit und Schlafstörungen die folgende Übungssequenz:

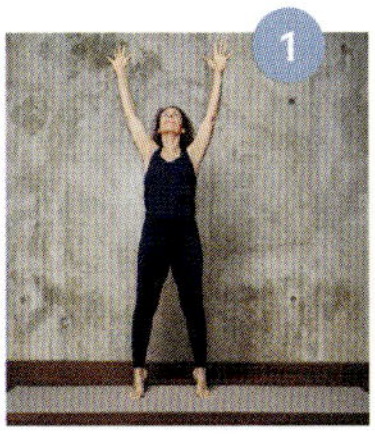

Atmung So Ham (S. 46)

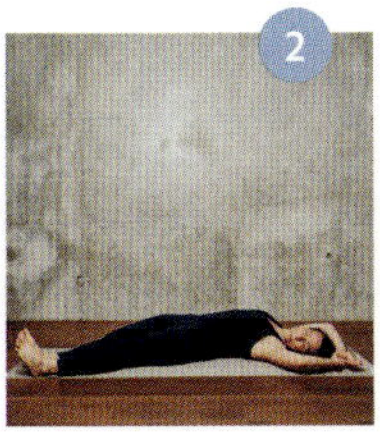

Liegender Halbmond mit He 7 (S. 143, 31)

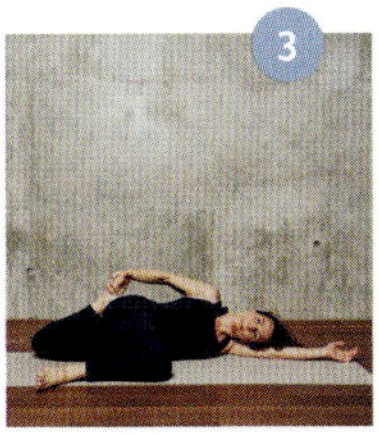

Liegende Katze (S. 128f.)

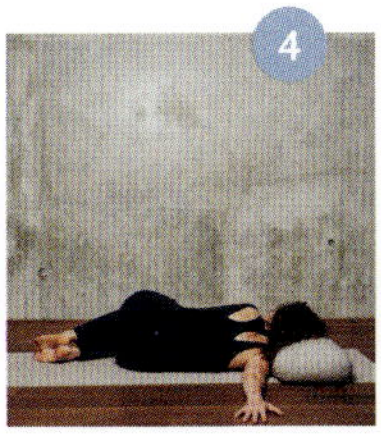

Offene Flügel (S. 76f.)

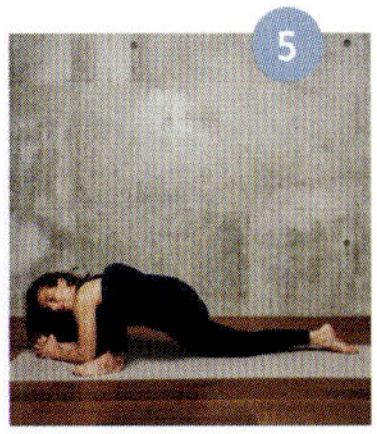

Gecko mit Ni 3 (→ Drache, S. 92ff., 30)

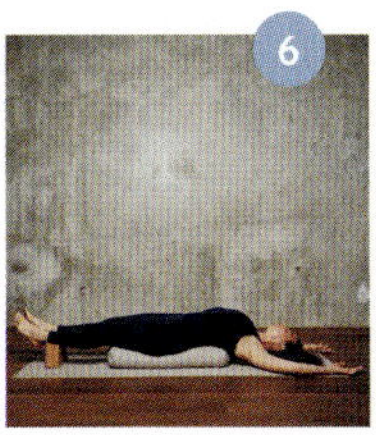

Gestützte Schulterbrücke für die BWS (S. 132f.)

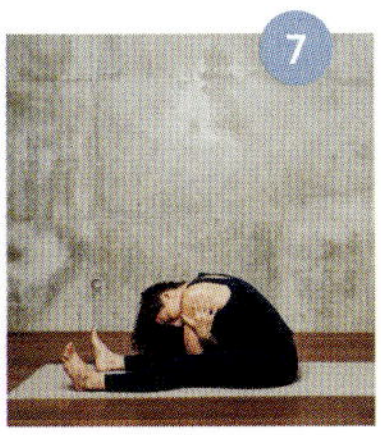

Raupe mit Selbstumarmung (S. 146f.)

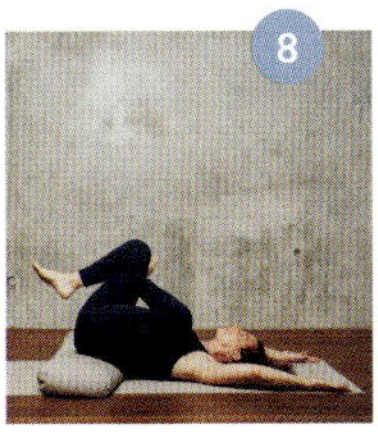

Nadelöhr (S. 112f.)

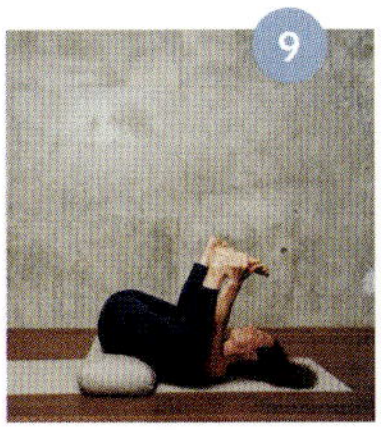

Happy Baby (S. 102f.)

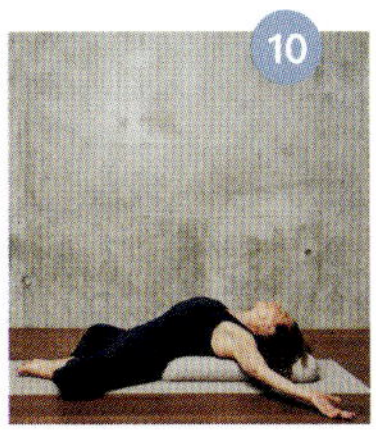

Liegender Schmetterling (S. 119ff.)

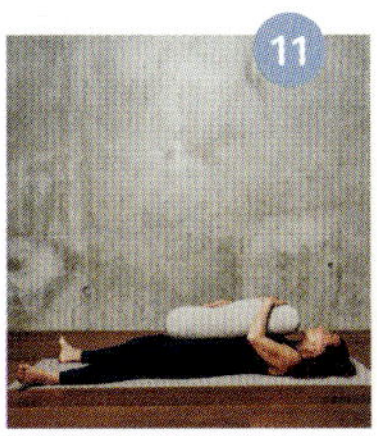

Entspannte Rückenlage mit Rolle (S. 57)

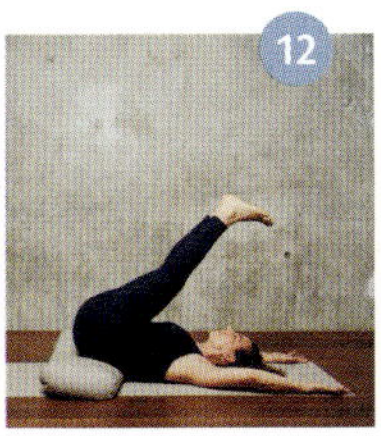

Sanfte Schnecke (S. 148f.)

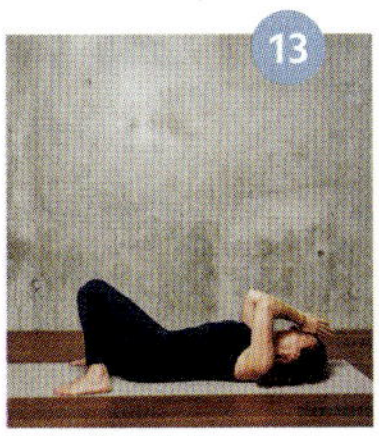

Entspannungspose (S. 58)

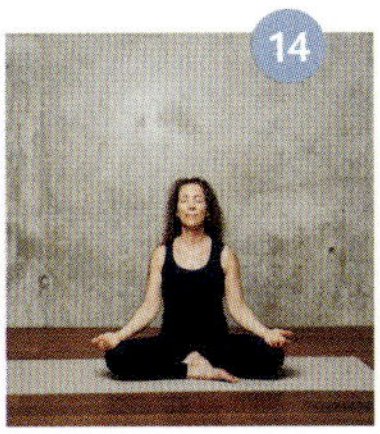

Stille-Meditation (S. 49f.)

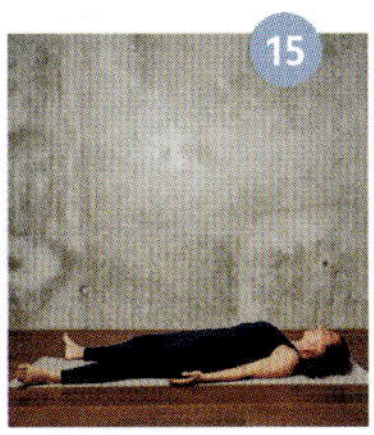

Entspannte Rückenlage (S. 57)

PCOS (polyzystisches Ovarialsyndrom)

PCOS ist vermutlich die am häufigsten auftretende Hormonstörung bei Frauen, die noch einen Zyklus haben. Die Reifung der Eizelle ist gestört, was regelmäßige Eisprünge verhindert. Es bilden sich dann viele kleine Follikel an den Eierstöcken, die eine Schwangerschaft erschweren. Als eine der Ursachen wird eine Insulinresistenz vermutet, die häufig durch eine sehr kohlenhydratlastige Ernährung verursacht wird. Aber auch eine Östrogendominanz, vermehrte männliche Hormone oder eine Verschiebung der Schilddrüsenhormone sind mögliche Ursachen.

Ich war früher selbst von PCOS betroffen und verschiedene Ärzte haben mir Unfruchtbarkeit vorhergesagt. Eine niederschmetternde Diagnose, da ich unbedingt Kinder haben wollte. Aber ich habe meine Ernährung umgestellt (ich hatte zu viel Brot und häufig zu kalt gegessen), meinen Stress reduziert, Yoga in mein Leben integriert und habe zwei gesunde Kinder zur Welt gebracht. Wir haben enorme Selbstheilungskräfte, wenn wir lernen, die Sprache unseres Körpers zu verstehen.

Schaue bitte, dass du den Wärmehaushalt deines Körpers verbesserst. Nutze dazu auch Wärmflaschen für deinen Unterbauch und unteren Rücken und achte auf wärmende Lebensmittel. Wie schon an mehreren Stellen erwähnt, mag der Körper kein kaltes Nest für den Nachwuchs, halte also deine Gebärmutter warm. Vermeide Getränke aus dem Kühlschrank oder mit Eiswürfeln und reduziere den Rohkostanteil in deiner Ernährung, um dem Körper wieder die Wärme zu schenken, die er benötigt. Und bitte verzichte auf dein Handy in der Nähe deines Unterleibs, zum Beispiel in der Hosentasche.

Aus Sicht der TCM versucht man bei PCOS, das Nieren-Yang zu tonisieren, um Nässe und Schleim aus dem Körper auszuleiten. Dazu setzen wir den Fokus auf die Nieren, die Leber und die Milz, aber auch auf die Blase, um indirekt das Nieren-Yang zu stärken. Zusätzlich schaut man auf den Chong Mai und das Konzeptionsgefäß, die den außerordentlichen Meridianen zugeordnet werden. In der Sequenz werden beide mit abgedeckt.

REFLEXIONSFRAGEN

- Esse ich zu einseitig, zu viele Kohlenhydrate oder häufig Fertigprodukte?
- Welche Beziehung habe ich zu meinem Zyklus? Bin ich davon genervt oder fühle ich mich mit den einzelnen Phasen verbunden?
- Nehme ich mir genügend Raum für Rückzug und Regeneration? Wie ist mein Schlaf?
- Wo fühle ich mich möglicherweise blockiert, nicht im Fluss?
- Gibt es ungelöste Konflikte in mir, besonders auf emotionaler oder sexueller Ebene?

HINWEIS: Wenn du möchtest, nimm dir gern eine Wärmflasche für deine Praxis mit dazu und schaue, in welchen Positionen du sie auf Unterbauch oder Rücken legen könntest.

Ich empfehle dir bei PCOS die folgende Übungssequenz:

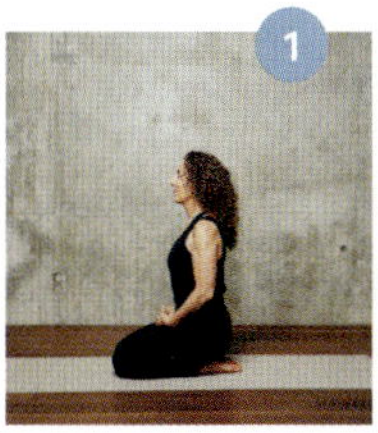

Fersen- und Ballensitz (S. 59, 90f.)

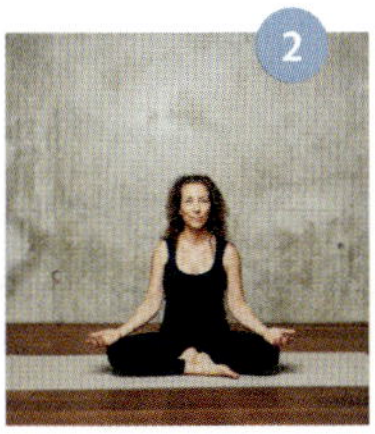

Schneidersitz mit Bewegungsflow (S. 64f.)

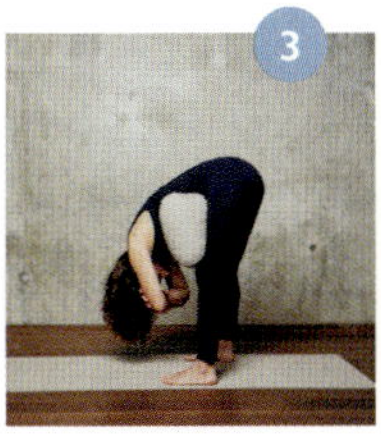

Stehende Vorbeuge mit Rolle (S. 79ff.)

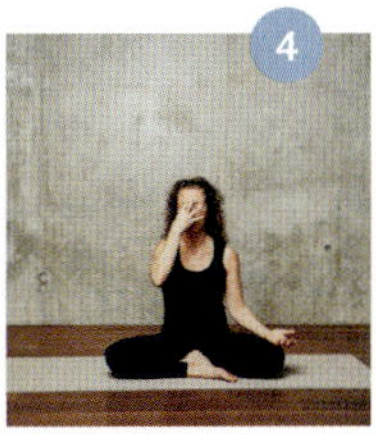

Mondatmung (S. 42f.)

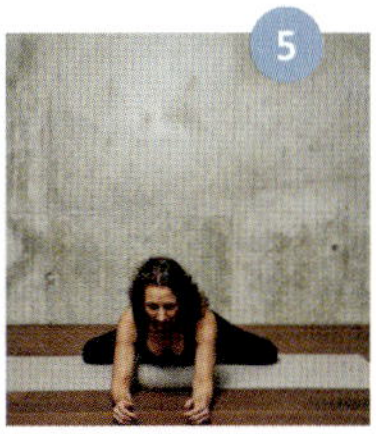

Frosch mit Rolle (S. 96f.)

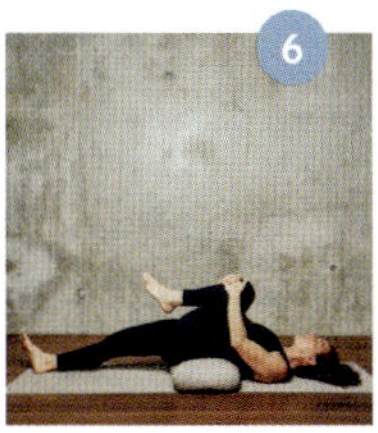

Liegender Drache (S. 130)

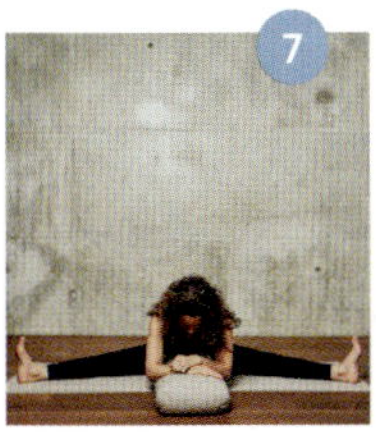

Libelle (S. 108ff.)

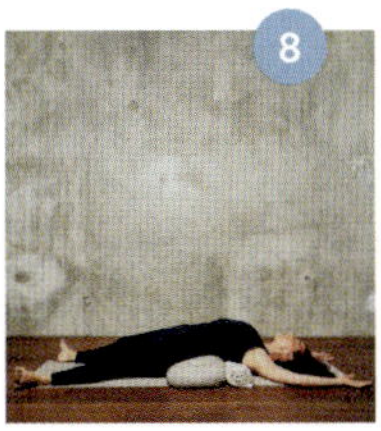

Regenbogenbrücke mit KG 4/6 (S. 135, 32, 33)

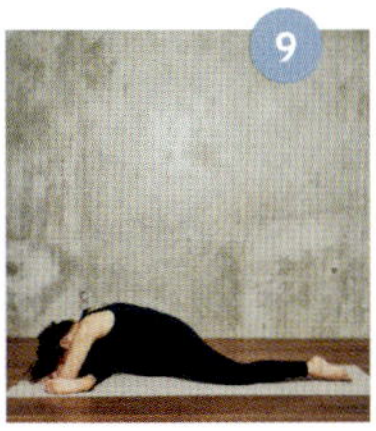

Schlafender Schwan (S. 118)

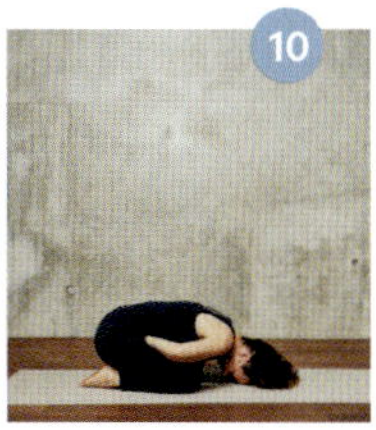

Bauchmassage (S. 152)

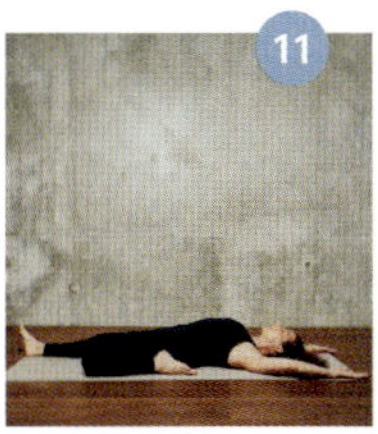

Halber Sattel (S. 136ff.)

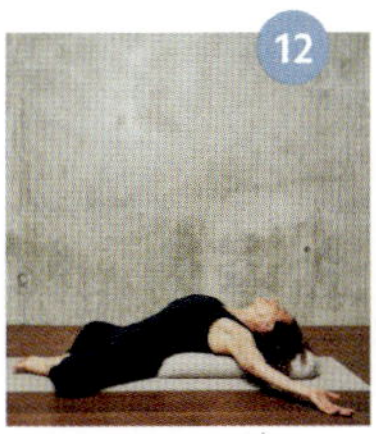

Liegender Schmetterling (S. 119ff.)

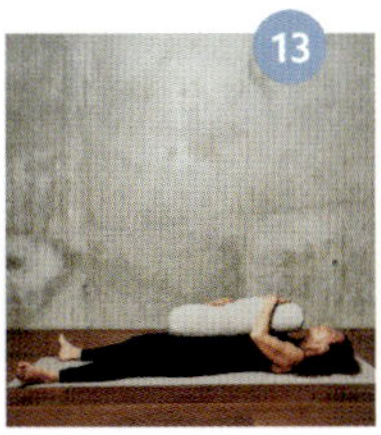

Entspannte Rückenlage mit Rolle (S. 57)

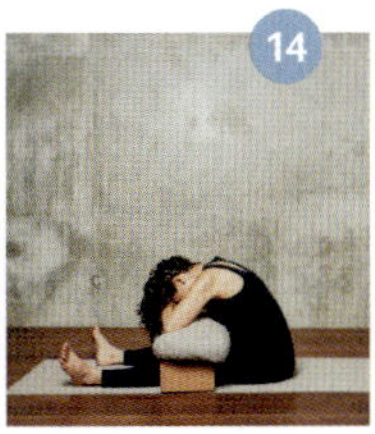

Raupe mit Rolle (S. 146f.)

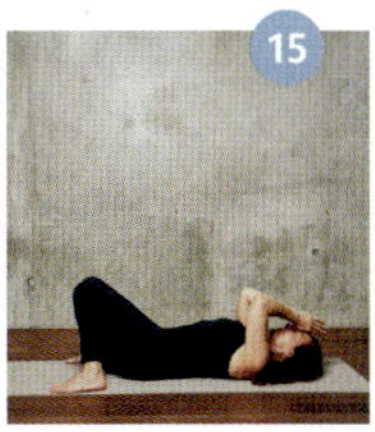

Entspannungspose (S. 58)

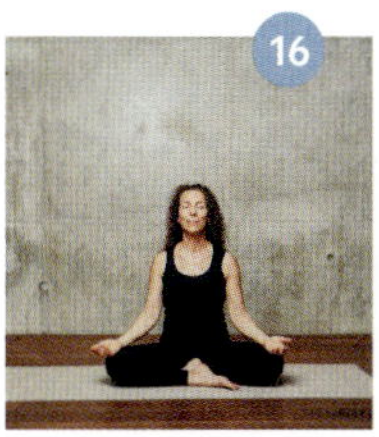

Organ-Meditation für die Eierstöcke (S. 51)

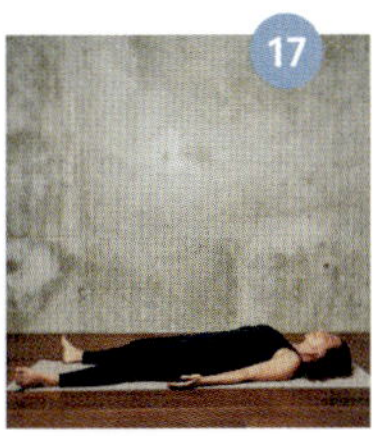

Entspannte Rückenlage (S. 57)

PMS (prämenstruelles Syndrom)

PMS zeigt sich bei einigen Frauen typischerweise zwischen der Zeit nach dem Eisprung und vor dem Einsetzen der Menstruation. Manchmal dauert es nur wenige Tage, manchmal aber auch länger. Es kann sich vielfältig zeigen, zum Beispiel durch Schmerzen im Unterleib, in den Brüsten, im Rücken oder im Kopf, Wassereinlagerungen, Reizbarkeit, Schlafstörungen, erhöhte Traurigkeit oder Stimmungsschwankungen. Auf hormoneller Basis vermutet man eine Dysbalance zwischen Östrogen und Progesteron, das vermehrt nach dem Eisprung in der zweiten Zyklushälfte gebildet wird. Wahrscheinlich sind bis zu 40 Prozent der Frauen im gebärfähigen Alter davon betroffen.

Auch bei PMS kann unser Lebenswandel eine große Rolle spielen, indem wir regelmäßige Bewegung in unseren Alltag integrieren, für einen guten Schlaf und eine gesunde Ernährung sorgen, uns Ruhezeiten gönnen, auf Alkohol und Nikotin verzichten, Stress reduzieren und unser Umfeld auf toxische Beziehungen (sowohl partnerschaftlich wie auch freundschaftlich) überprüfen. Zusätzlich sollte auf Umweltfaktoren geachtet werden, wie zum Beispiel auf Schimmelbildung in unserem Zuhause.

Aus Sicht der TCM setzt man bei PMS den Fokus auf das Holz-Element, speziell auf die Leber, um eine Leber-Chi-Stagnation zu lösen.

REFLEXIONSFRAGEN

- Bringe ich meine Symptome mit bestimmten Auslösern in Zusammenhang? Sind sie jeden Monat da oder nur gelegentlich? Was wiederholt sich jedes Mal?
- Gehe ich in dieser Zeit liebevoll mit mir selbst um und lausche nach innen oder schiebe ich die Symptome zur Seite, um weiterhin belastbar zu sein und meinen Tätigkeiten nachkommen zu können?
- Habe ich einen gesunden Zugang zu meiner Sexualität oder ist PMS unbewusst ein Mittel, um körperlichen Kontakt zu vermeiden?
- Wünsche ich mir mehr Rückzug und Zeit nur für mich?
- Was würde mir helfen, meine Symptome zu lindern? Um was bittet mich mein Körper, wenn ich genau hinhöre?
- Sind die Beschwerden ein Thema, das auch meine Mutter und Großmutter schon kannten? Was könnte dahinterstecken?

HINWEIS: Wenn du möchtest, nimm dir gern eine Wärmflasche für deine Yogapraxis mit dazu und schaue, in welchen Positionen du sie dir auf deinen Unterbauch oder an den Rücken legen könntest.

Ich empfehle dir bei PMS die folgende Übungssequenz:

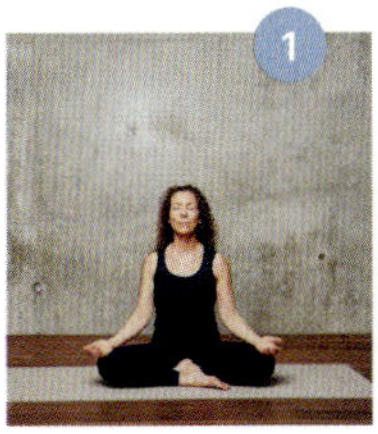

Atmung
Kosmischer Zyklus
(S. 40)

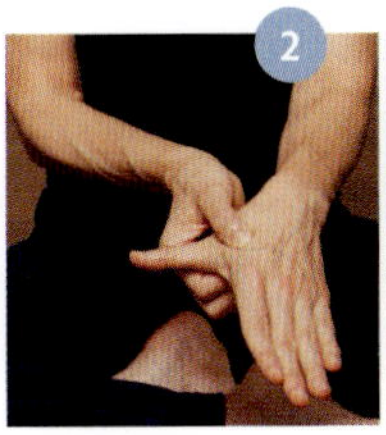

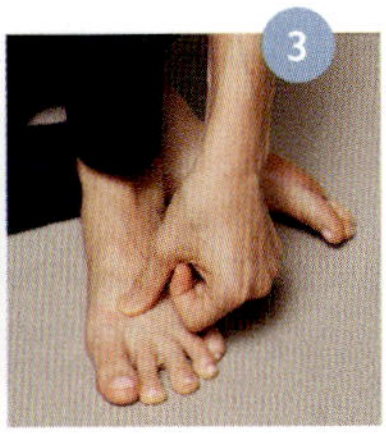

Akupressur The Four Gates
(S. 29)

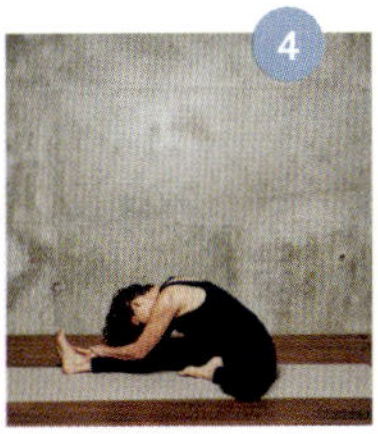

Halber
Schmetterling
(S. 98f.)

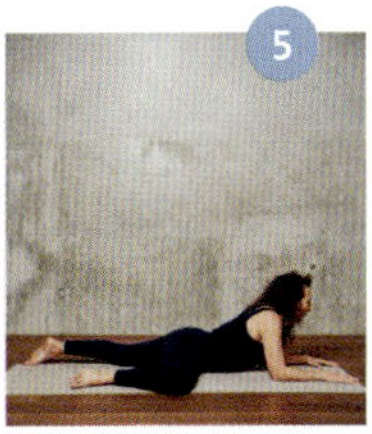

Sphinx mit an-
gebeugtem Bein
(S. 139ff.)

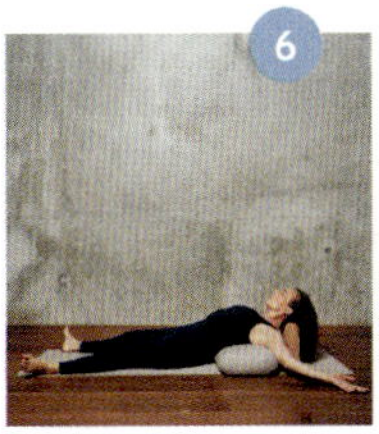

Fisch
(S. 131)

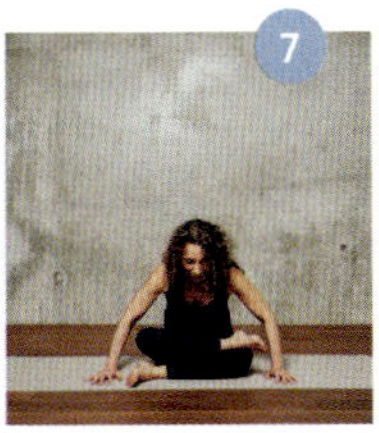

Quadrat
(S. 116f.)

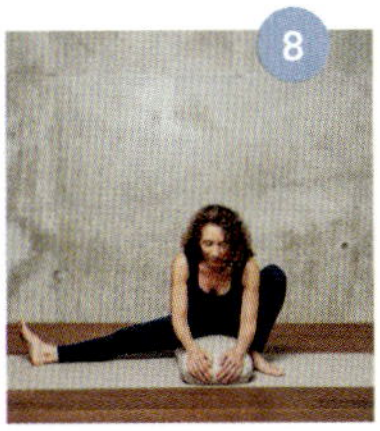

Kranich
(S. 106f.)

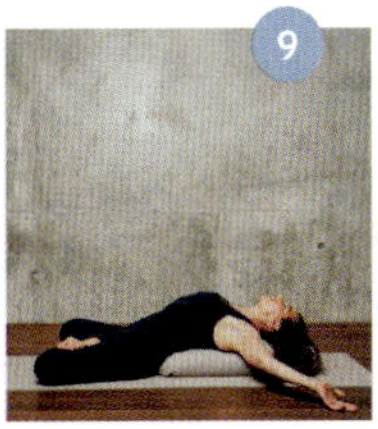

Halber liegender
Lotus
(S. 100f.)

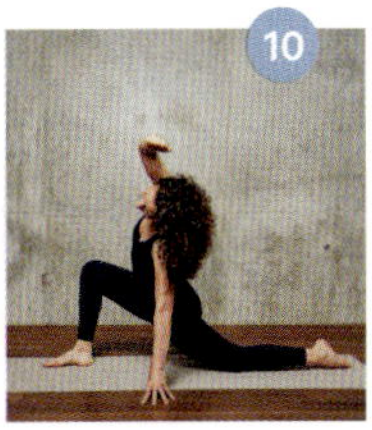

Drache mit
Seitbeuge
(S. 92ff.)

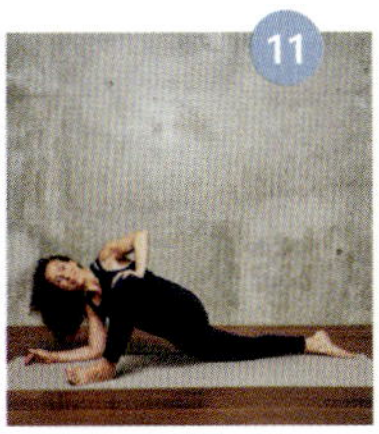

Drache mit
Drehung
(S. 92ff.)

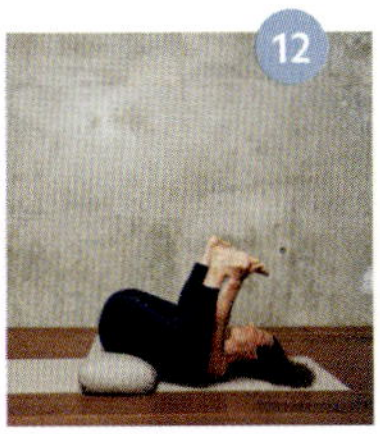

Happy Baby
(S. 102f.)

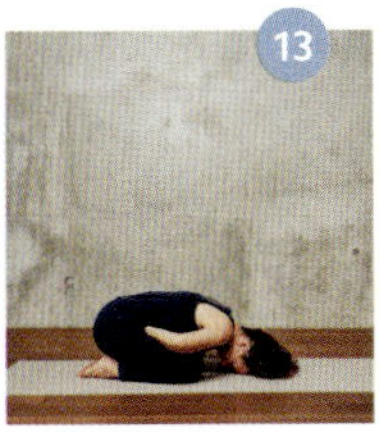

Bauchmassage
(S. 152)

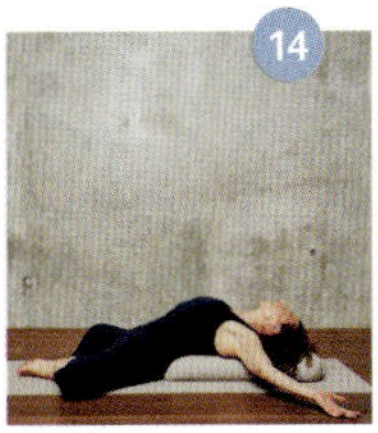

Liegender
Schmetterling
(S. 119ff.)

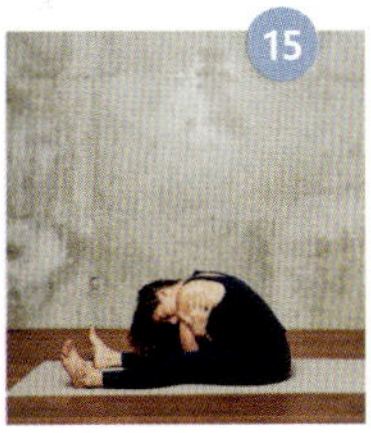

Raupe mit
Selbstumarmung
(S. 146f.)

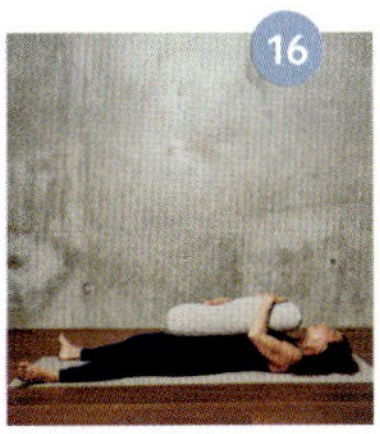

Entspannte
Rückenlage mit
Rolle (S. 57)

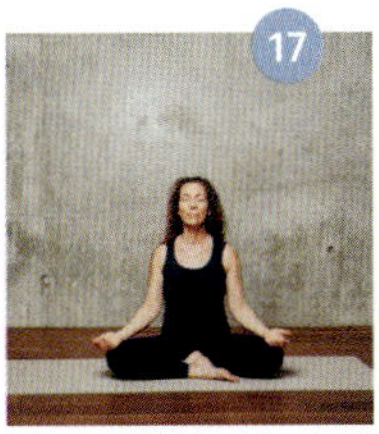

Stille-Meditation
(S. 49f.)

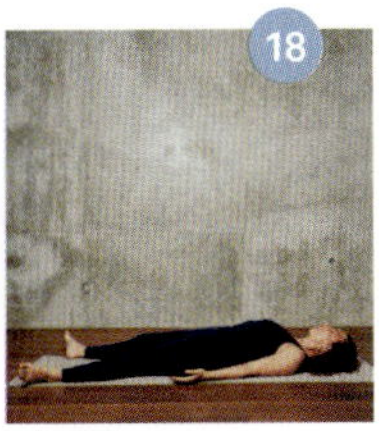

Entspannte
Rückenlage
(S. 57)

Rückenschmerzen

Auch bei Rückenschmerzen können Hormone eine Rolle spielen. Viele Frauen kennen das während der Menstruation, Schwangerschaft oder in den Wechseljahren, was speziell durch den Abfall des Östrogens ausgelöst sein kann, aber bei dauerhaftem Stress auch durch einen erhöhten Cortisolspiegel, der sowohl Männer wie auch Frauen betreffen kann. Bei Männern kann zudem ein niedriger Testosteronspiegel zu Rückenschmerzen führen. Je nach Intensität des Schmerzes dürfen die Übungen gerne sanfter ausfallen, angepasst oder ausgelassen werden. Dennoch sollten sie regelmäßig praktiziert werden.

Ich war früher selbst chronische Rückenschmerz-Patientin, ausgelöst durch ein Übermaß an Sport. Diese Beschwerden konnte ich loswerden, als ich nach jahrelangem einseitigem Yang-Training (Kampfsport und Krafttraining) verstanden hatte, dass der Körper sowohl Yin wie auch Yang braucht, also zum Beispiel eine Yin-Yoga-Praxis, um den Fokus auf die Faszien zu setzen, aber auch ein aktives Training, um die Muskulatur zu stärken. Beides geht Hand in Hand und nährt sich gegenseitig. Achte bitte darauf, dass du ein normales Gewicht hast, da jedes zusätzliche Kilo deinen Rücken belastet.

Aus emotionaler Sicht spielt das Thema Ängste bei Rückenschmerzen eine große Rolle, sodass du dich auch damit auseinandersetzen darfst. Der Blasenmeridian verläuft über den Rücken, der den Ängsten, aber auch der Weisheit zugeordnet wird. Rückenschmerzen können uns signalisieren, dass es Zeit ist, den Stress wieder herunterzufahren oder dich aus eventuellen toxischen Beziehungen oder einem Arbeitsumfeld, das nicht mehr zu dir passt, zu lösen. Manchmal sind es aber auch physische Ursachen wie falsches Schuhwerk oder eine durchgelegene Matratze, die deinem Rücken schaden.

Aus Sicht der TCM gibt es verschiedene Muster bei Rückenschmerzen. Eingedrungene Kälte wird besser durch ausgleichende Wärme. Aber auch Chi- und Blutstagnation, Nieren-Yang- wie auch Nieren-Yin-Mangel werden durch Wärme gelindert. Chronische Schmerzen in der Halswirbelsäule hängen oft mit einer Leber-Chi-Stagnation zusammen. Wir setzen in der hier vorgestellten Sequenz den Fokus auf das Wasser-Element mit den Meridianen von Nieren und Blase und behandeln damit auch indirekt den Du Mai entlang der Oberkörperrückseite mit, der den Sondermeridianen zugeordnet wird.

REFLEXIONSFRAGEN

- Wann treten meine Rückenschmerzen auf? Gibt es bestimmte Auslöser?
- Seit wann habe ich sie? Ist dem ein Ereignis vorausgegangen?
- Habe ich zu viel zu tragen? Auch für andere? Gibt es etwas, das ich zurückgeben darf?
- Habe ich unterdrückte oder ungelöste Ängste in mir? Spüre ich zu viel Druck im Leben?
- Möchte mein Rückenschmerz mich ausbremsen, um einen neuen Weg einschlagen zu können?

Ich empfehle dir bei Rückenschmerzen die folgende Übungssequenz:

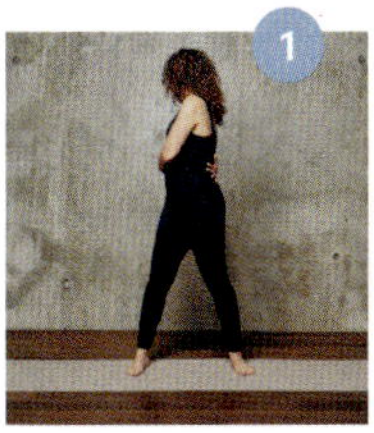

An der Tür des Lebens anklopfen (S. 151)

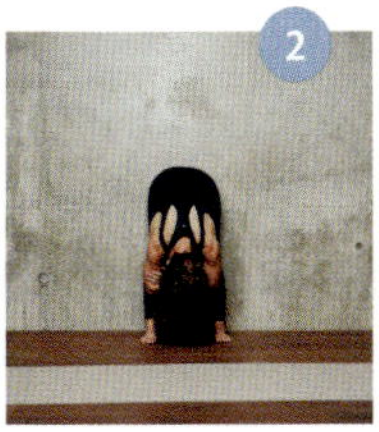

Stehende Vorbeuge an der Wand (S. 79ff.)

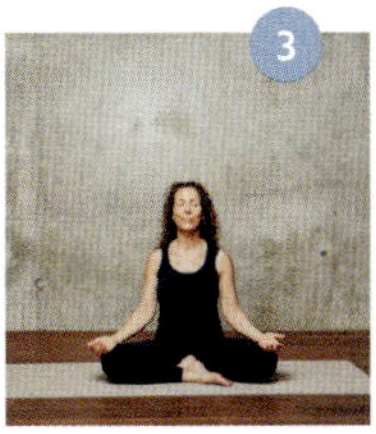

Atmung Kosmischer Zyklus (S. 40)

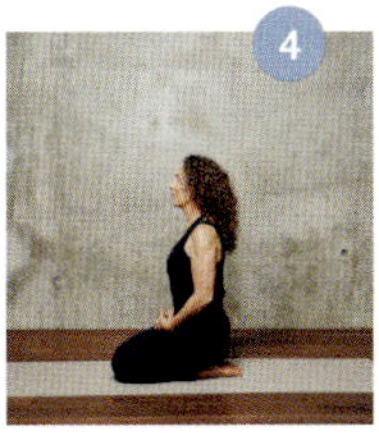

Fersen- und Ballensitz (S. 59, 90f.)

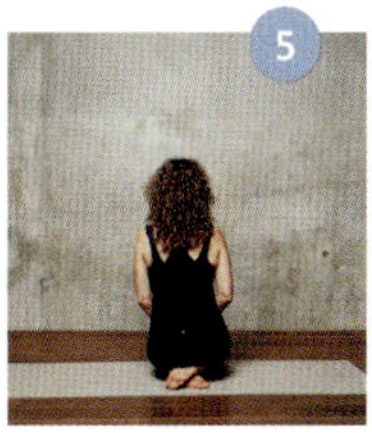

Fersensitz, Fußrücken in Fußsohle (S. 90f.)

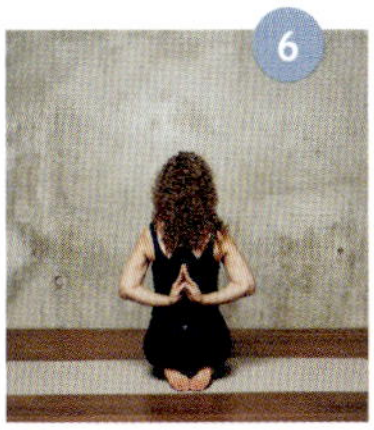

Anjali Mudra hinter dem Rücken (S. 86)

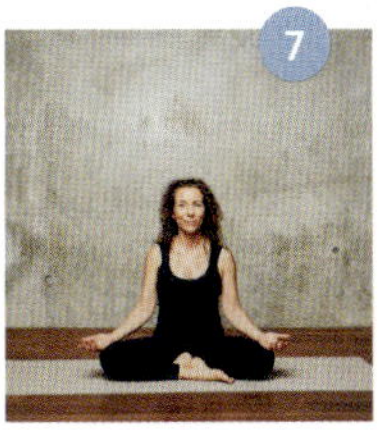

Schneidersitz mit Bewegungsflow (S. 64f.)

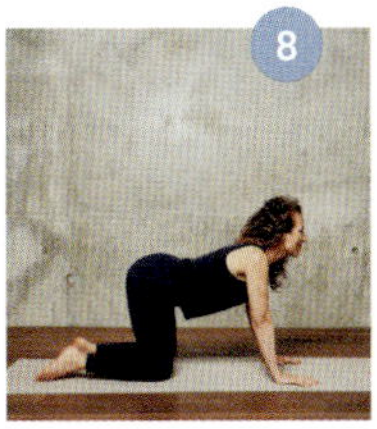

Wirbelsäulenflossing (S. 153)

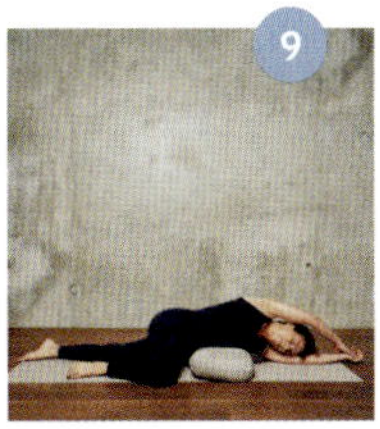

Liegende Banane (S. 142)

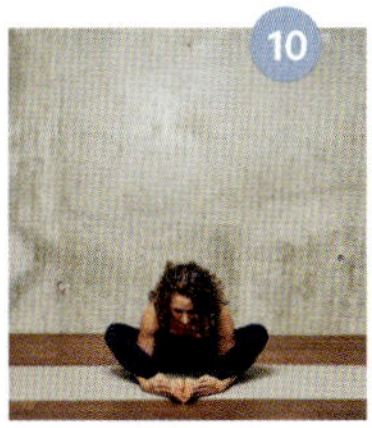

Schildkröte (→ Schmetterling, S. 119ff.)

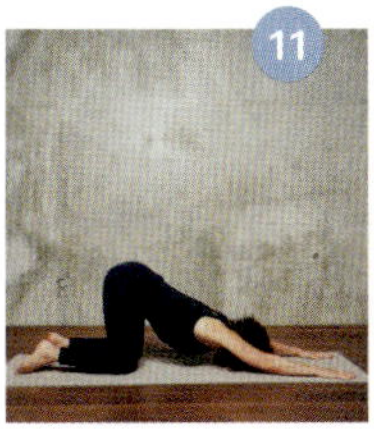

Öffnende Herzstellung (S. 74f.)

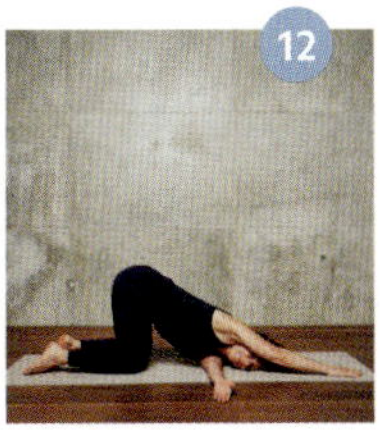

Öffnende Herzstellung mit Drehung (S. 74f.)

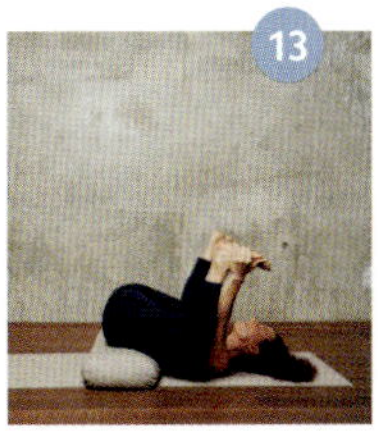

Happy Baby (S. 102f.)

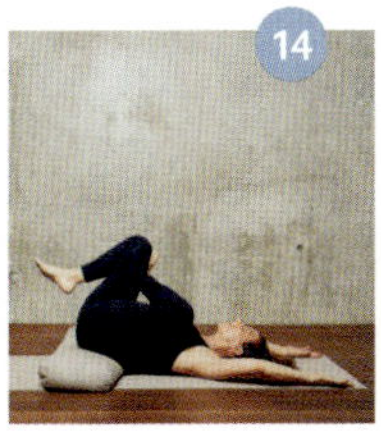

Nadelöhr (S. 112f.)

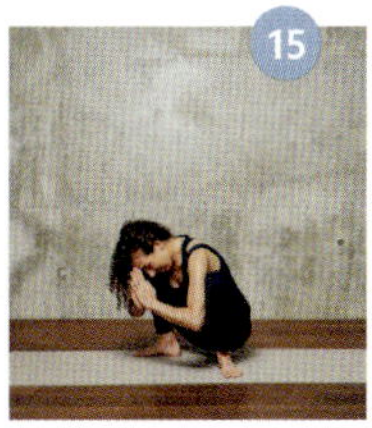

Hocke (S. 104f.)

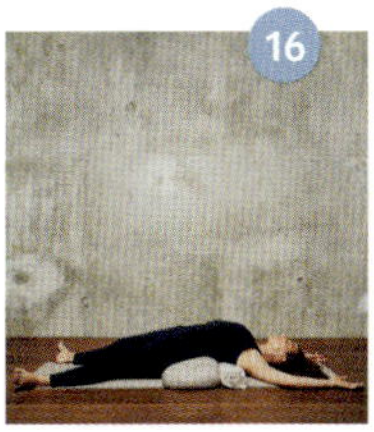

Regenbogenbrücke (S. 135)

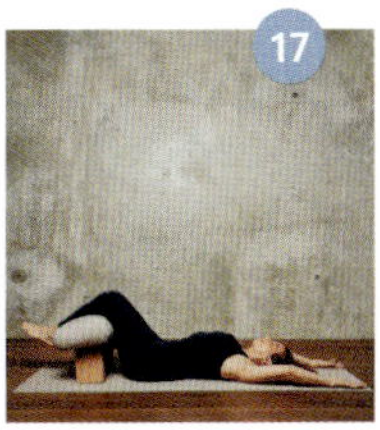

Stonehenge-Pose (→ Schulterbrücke BWS, S. 132f.)

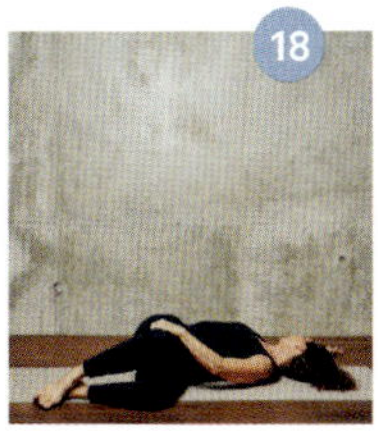

Korkenzieher (S. 125ff.)

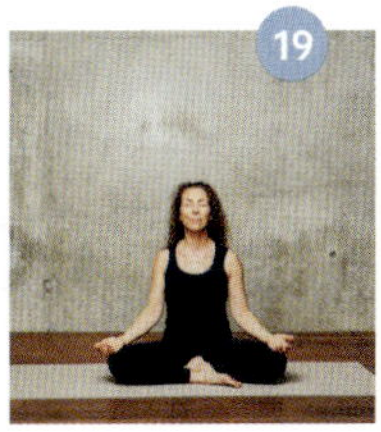

Erdungs-Meditation (S. 49)

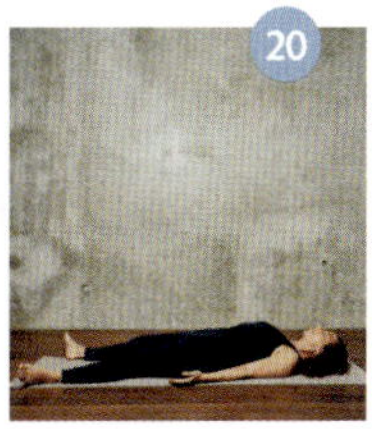

Entspannte Rückenlage (S. 57)

Schilddrüse regulieren

Die Schilddrüse ist eine Hormondrüse, die verschiedene Hormone produziert. Besonders bekannt sind die Über- und Unterfunktion der Schilddrüse. Dieses kleine Organ an der Vorderseite des Halses steuert fast alle wichtigen Körperfunktionen durch den hormonellen Regelkreis. Die Schilddrüse beeinflusst vor allem unseren Stoffwechsel, aber auch unsere Fruchtbarkeit, Muskelfunktionen, das Gehirn, die Verdauung, den Herzschlag und den Blutdruck. Auch wenn du dauerhaft müde und antriebslos bist und du dich schlecht konzentrieren kannst, kann die Schilddrüse dahinterstecken.

Wenn du vermutest, dass deine Schilddrüse nicht optimal arbeitet, lasse am besten zunächst deine Jod- und Selenwerte durch einen Bluttest prüfen.

Auch wenn du Probleme mit deiner Stimme, dem Sprechen oder der Kommunikation im Allgemeinen hast, schaue gern auch einmal nach der Schilddrüse, die energetisch einen engen Zusammenhang mit unserem fünften Chakra, also dem Halschakra, hat. Die Stimmbänder liegen hier in unmittelbarer Nähe und können dadurch beeinflusst werden.

Aus Sicht der TCM hängt das Hormonsystem eng mit dem Funktionskreis der Niere, also dem Wasser-Element, zusammen. Man schaut dabei, ob ein Nieren-Yin- oder Nieren-Yang-Mangel im Vordergrund steht, um einen entsprechenden Schwerpunkt zu setzen. Ich empfehle dir, dazu mit einem TCM-Therapeuten zu arbeiten, der dir dabei helfen kann, dies herauszufinden.

REFLEXIONSFRAGEN

- Wie steht es um meinen Energiehaushalt? Habe ich viel Energie und stürze mich in meine Aufgaben oder fühle ich mich jeden Tag am Limit und bin froh, wenn ich mit meinen Aufgaben hinterherkomme?
- Wie nehme ich meinen Hals wahr? Fühlt er sich oft dick an? Habe ich immer mal wieder einen Kloß im Hals? Womit könnte das zusammenhängen?
- Würde ich gern öfter etwas sagen, halte mich dann aber zurück oder schlucke es sogar herunter?
- Habe ich Ängste, meine innere Wahrheit zu kommunizieren, da ich befürchte, dafür abgelehnt zu werden?
- Wurde mir als Kind oft »der Mund verboten«? Wurde mir vermittelt, dass es nicht wichtig ist, was ich zu sagen habe?
- Was möchte nun durch meine Stimme in die Welt kommen?

Ich empfehle dir zur Regulierung der Schilddrüse die folgende Übungssequenz:

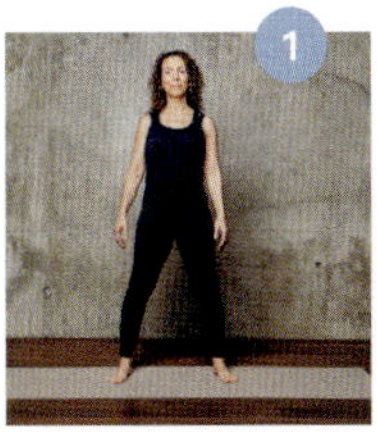

Klopfmassage
(S. 154f.)

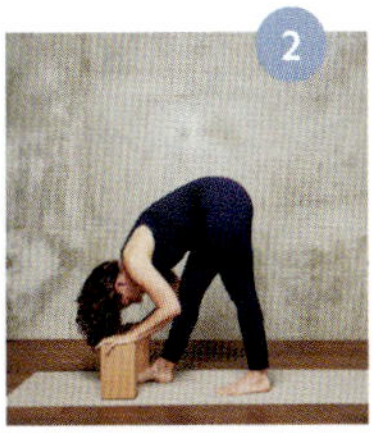

Pyramide
(S. 145)

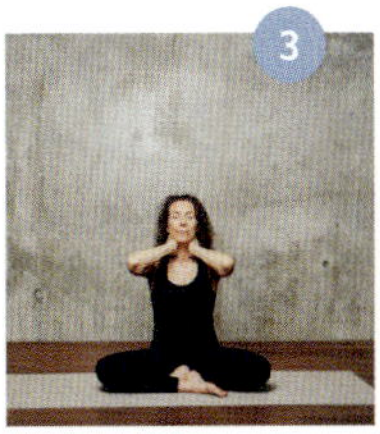

Bhramari-Atmung
(S. 36)

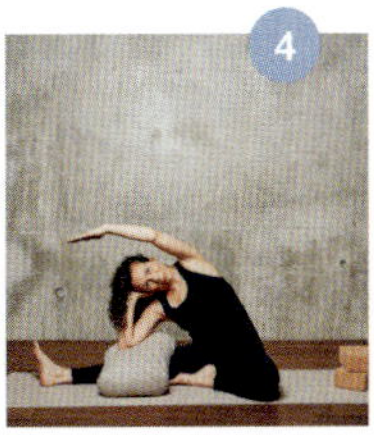

Halber Schmetterling mit Seitbeuge
(S. 98f.)

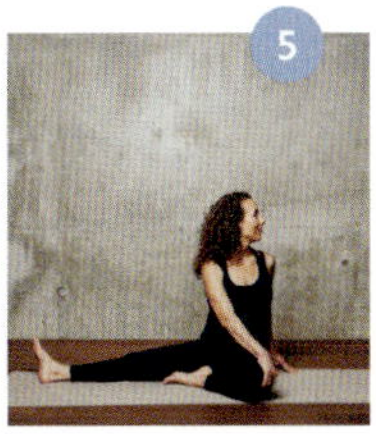

Halber Schmetterling mit Drehung
(S. 98f.)

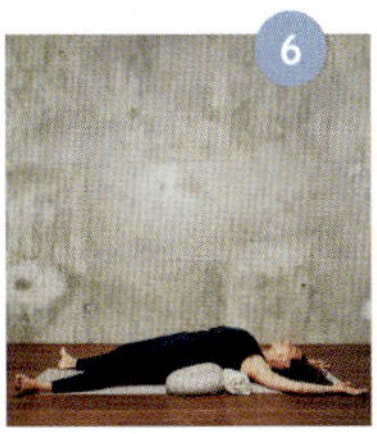

Regenbogenbrücke
(S. 135)

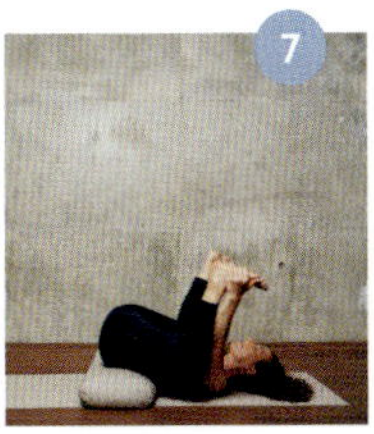

Happy Baby
(S. 102f.)

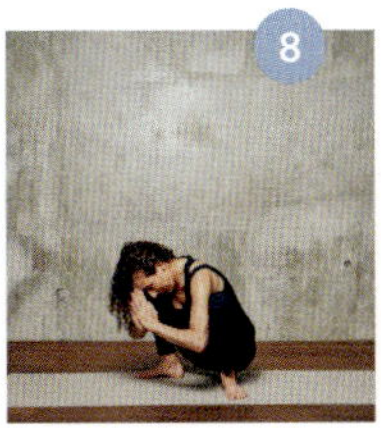

Hocke
(S. 104f.)

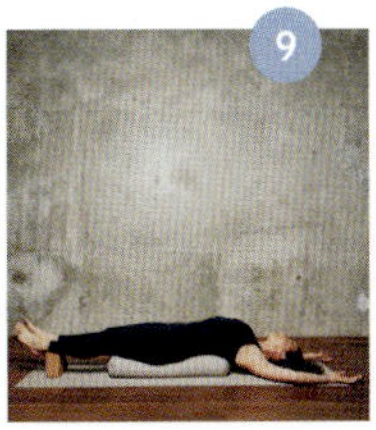

Gestützte Schulterbrücke für die BWS
(S. 132f.)

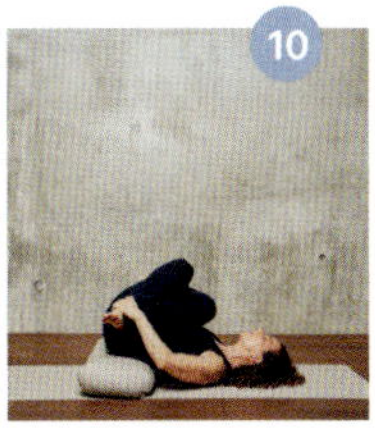

Schnürsenkel im Liegen
(S. 122ff.)

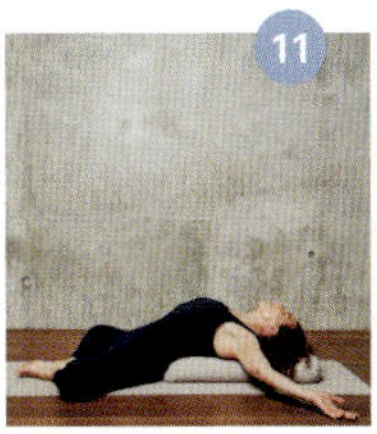

Liegender Schmetterling
(S. 119ff.)

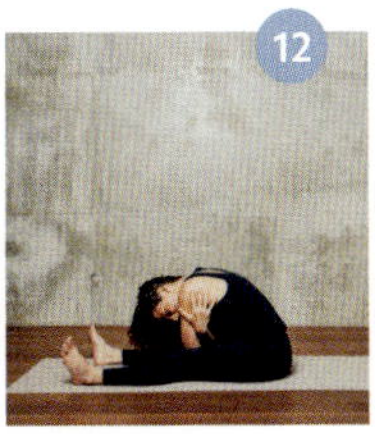

Raupe mit Selbstumarmung
(S. 146f.)

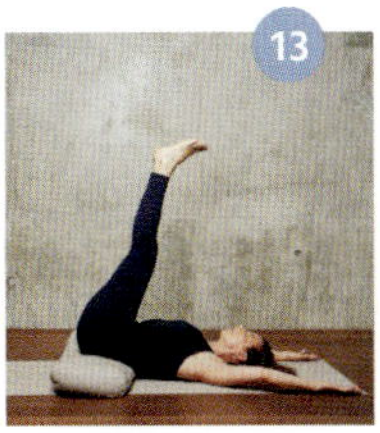

Seegras
(S. 148f.)

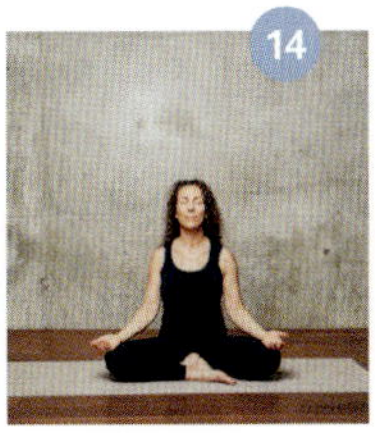

Stille-Meditation
(S. 49f.)

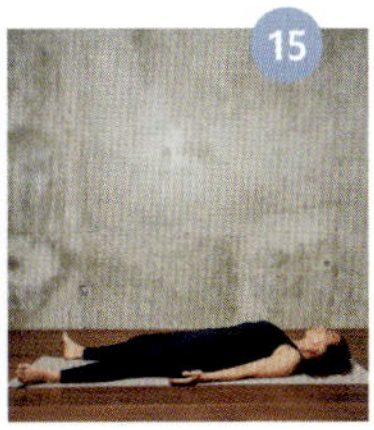

Entspannte Rückenlage
(S. 57)

Schwangerschaft

In der Schwangerschaft stellen sich alle Hormone um, da der Körper eine völlig neue und große Aufgabe erhält. Die meisten Frauen fühlen sich wohl, wenn die häufigen Anfangsbeschwerden im ersten Trimester wie Übelkeit und Erbrechen weg sind, aber natürlich gibt es auch Ausnahmen, wie Schwangerschaftsdiabetes, Stimmungsschwankungen, Sodbrennen, Wassereinlagerungen, Verdauungsbeschwerden oder Rückenschmerzen, die nicht gerade zum Wohlbefinden beitragen.

Aus all diesen Gründen ist es wichtig, die Schwangerschaft ganz bewusst zu erleben. Nimm dir Zeit für dich selbst, um dich liebevoll auf das neue Abenteuer einlassen zu können. Gehe mit deinem Körper in einen guten Kontakt, um zu schauen, was du brauchst, und gönne dir immer wieder Ruhezeiten, da dein Körper auf Hochtouren arbeitet. Auch das emotionale Gleichgewicht ist sehr wichtig, da traumatische Erfahrungen in der Schwangerschaft auf das ungeborene Kind übertragen werden können.

Deine Yin-Yoga-Praxis wird in der Schwangerschaft etwas anders aussehen als sonst. Bitte sei hier noch achtsamer mit deinen Dehnungen, da das Hormon Relaxin deinen Körper verändert. Du wirst dich wahrscheinlich flexibler fühlen, aber natürlich kannst du dich trotzdem verletzen, wenn du über deine Grenzen hinausgehst. Sanfte Dehnungen können eine Wohltat für dich sein, um den oben genannten möglichen Beschwerden entgegenwirken zu können. Bitte achte dabei darauf, dass du keine zu intensiven Rückbeugen machst, den Bauchraum eher außen vor lässt und auf jeden Fall auf Drehungen im Bauchraum verzichtest.

Viele Schwangere im fortgeschrittenen Stadium liegen nicht mehr gern auf dem Rücken und bevorzugen die Seitlage. Bei Vorbeugen kannst du die Beine weiter öffnen und mit mehr Hilfsmitteln arbeiten. Experimentiere gern mit der Haltezeit und dem Einsatz der Hilfsmittel und schaue, dass du dich zu jeder Zeit in deiner Praxis wohlfühlst. Gern kannst du die vorgeschlagene Sequenz auch kürzen und dir nur einzelne Positionen heraussuchen.

Wenn du es bisher noch nicht getan hast, dann setze dich spätestens jetzt bitte mit dem Thema gesunde Ernährung auseinander, da dein Körper nun besonders viele Nährstoffe braucht, um gleichzeitig zwei Menschen damit versorgen zu können.

Aus Sicht der TCM legt man den Fokus in der Schwangerschaft auf den Funktionskreis Niere im Wasser-Element, da die Nieren die vorgeburtliche Essenz speichern, und dazu noch auf die Milz. Auch die Meridiane von Leber und Herz können sanft mit einfließen, wenn es in der Schwangerschaft zum Beispiel Konfliktpotenzial mit dem Partner gibt oder viel Stress vorherrscht, der natürlich vermieden werden sollte.

REFLEXIONSFRAGEN

- Kann ich mir genügend Ruhezeiten nehmen und nach innen spüren, um zu schauen, was ich nun brauche?
- Erlaube ich es mir, in meinem Umfeld um Hilfe zu bitten, wenn ich mich überfordert fühle?
- Freue ich mich auf dieses neue Lebenskapitel? Oder spüre ich Ängste in mir aufkommen? Falls ja, welche sind das und sind sie wirklich begründet?
- Habe ich Vertrauen in mich und meinen Körper, dass ich die natürliche Aufgabe schaffen kann, meinem Baby in den nächsten Monaten in mir Raum zu geben und es wachsen zu lassen?
- Gibt es Themen aus meiner Familie, die ich an mein Baby nicht mehr weitergeben möchte? Falls ja, was braucht es, um sie zu heilen?

Ich empfehle dir in der Schwangerschaft die folgende Übungssequenz:

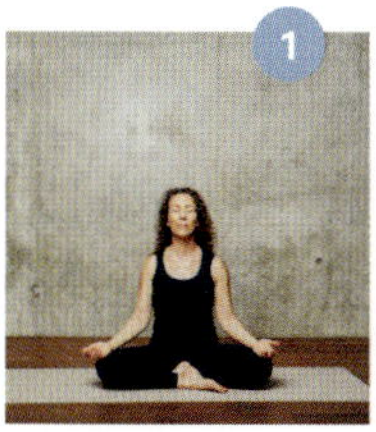

Atmung Kosmischer Zyklus (S. 40)

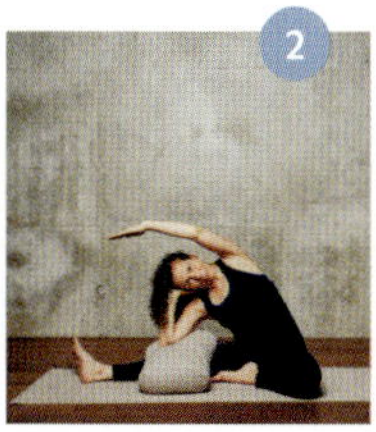

Halber Schmetterling mit Seitbeuge (S. 98f.)

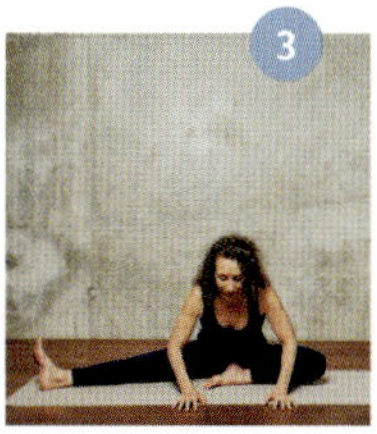

Halbe Libelle (S. 108ff.)

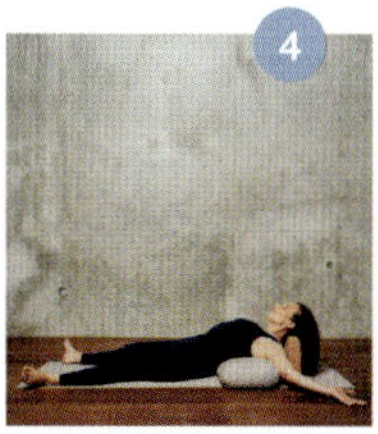

Fisch (S. 131)

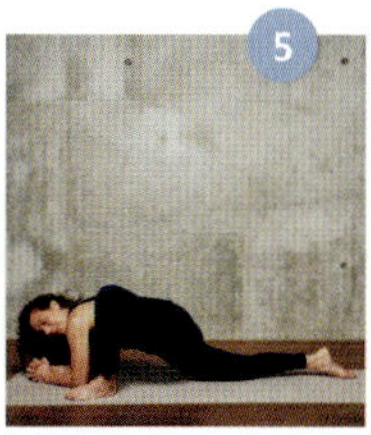

Gecko (→ Drache, S. 92ff.)

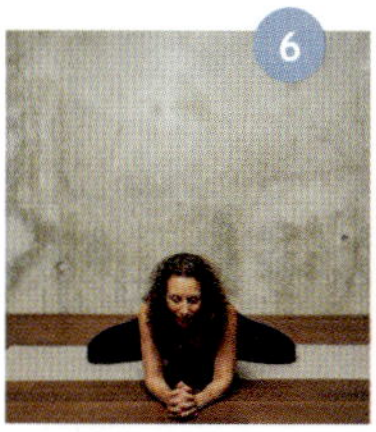

Frosch (S. 96f.)

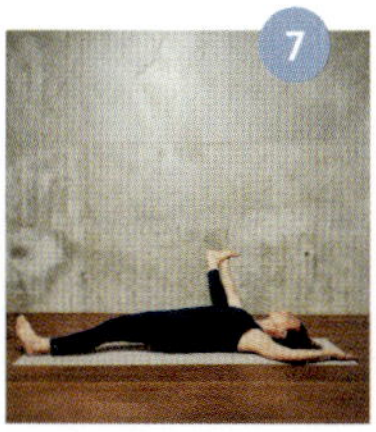

Halbes Happy Baby (S. 102f.)

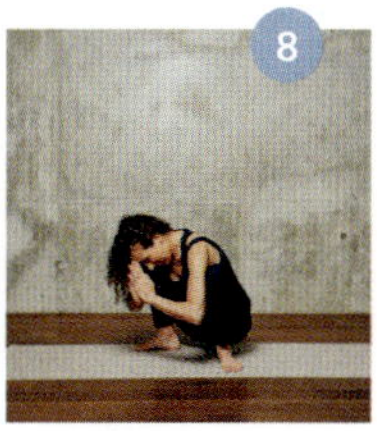

Hocke (S. 104f.)

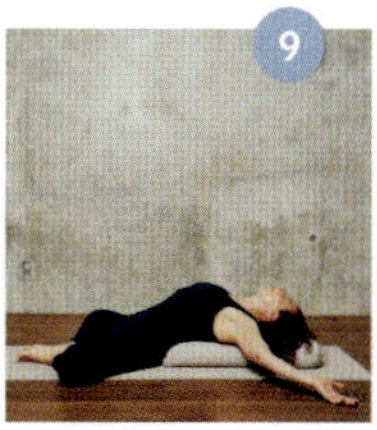

Liegender Schmetterling (S. 119ff.)

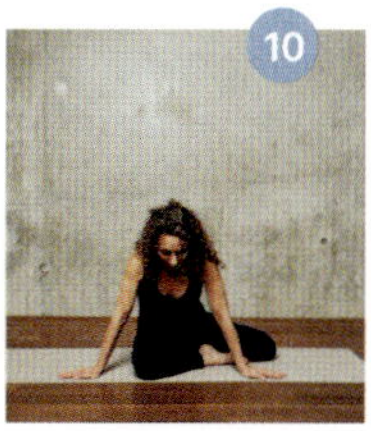

Meerjungfrau (→ 90-90-Position, S. 114f.)

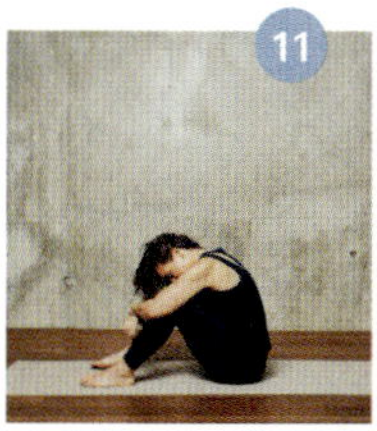

Kutscher (→ Raupe, S. 146f.)

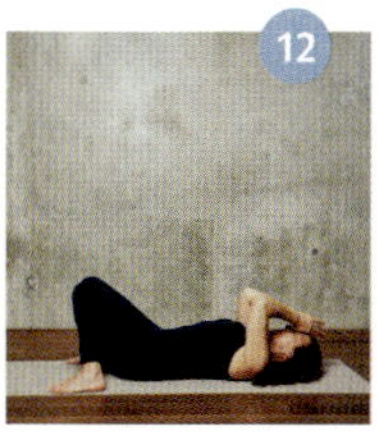

Entspannungspose (S. 58)

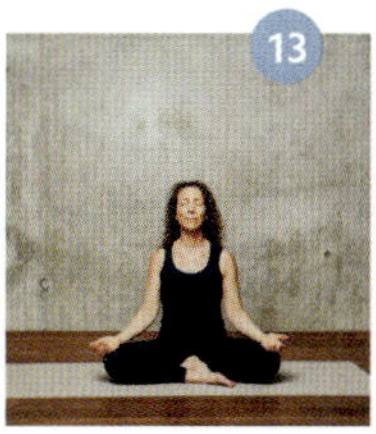

Herz-Meditation (S. 48)

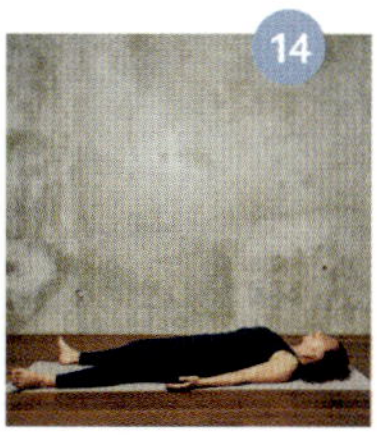

Entspannte Rückenlage (S. 57)

Stimmungsschwankungen

Hormonschwankungen können ganz klar unsere Stimmung beeinflussen. Viele Frauen kennen das besonders kurz vor oder während der Menstruation, aber auch während der Schwangerschaft oder in den Wechseljahren. Und auch Jugendliche in der Pubertät leiden darunter. Die Stimmung kann von einem Moment auf den nächsten wechseln, schlechte Laune oder Reizbarkeit kann länger anhalten oder auch sehr schnell wieder vorbei sein. Für Menschen im nahen Umfeld ist es nicht ganz einfach, damit umzugehen, da die Stimmungen so unvorhersehbar sind. Oft reagiert die Umgebung mit patzigen Antworten oder Unverständnis, was die ganze Situation noch verstärken kann.

Zu typischen Stimmungsschwankungen zählen Reizbarkeit, Angst, Wutausbrüche, plötzliche Traurigkeit, manchmal sogar depressive Verstimmungen. Es kann ein Wechselbad der Gefühle entstehen. Regelmäßige Bewegung, ausreichend Schlaf, ein ausreichender Vitamin-D-Spiegel und genügend Zeit draußen sowie eine hochwertige Ernährung mit genügend Nährstoffen und einem guten Fettsäureprofil (Omega 3 in hochwertiger Qualität), eine gute Darmgesundheit und ein verständnisvolles Umfeld können dafür sorgen, dass wir emotional stabiler bleiben.

Aus Sicht der TCM legt man bei Stimmungsschwankungen den Fokus auf das Lösen einer Leber-Chi-Stagnation sowie auf das Feuer-Element, speziell den Herz-Meridian.

REFLEXIONSFRAGEN

- Wann treten meine Stimmungsschwankungen auf? Kann ich sie mit etwas in Verbindung bringen?
- Gibt es bestimmte Menschen oder Situationen, die mich regelmäßig triggern?
- Gibt es Emotionen, die ich unterdrücke und die dann hochschießen wie ein kochender Vulkan?
- Was brauche ich, um emotional im Gleichgewicht zu bleiben? Mehr Zeit für mich, mehr Schlaf, weniger Druck von außen, ein tieferes Auseinandersetzen mit meinen Bedürfnissen?
- Welche ungelösten Themen könnten dahinterstecken? Haben sie etwas mit meinen Glaubenssätzen zu tun?
- Kann ich diese Stimmungsschwankungen als Zeichen meiner Seele sehen, etwas zu verändern? Wenn ja, was wäre das?

Ich empfehle dir bei Stimmungsschwankungen die folgende Übungssequenz:

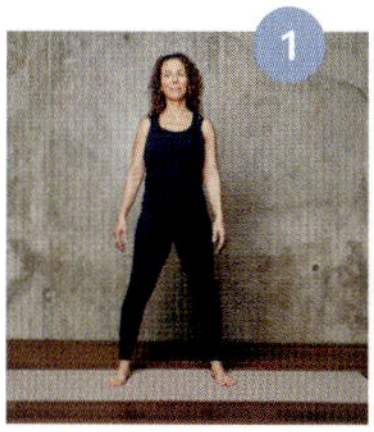

Schüttelübung
(S. 150)

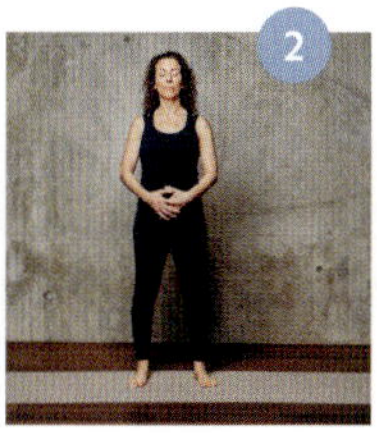

Chi-Atmung
(S. 38f.)

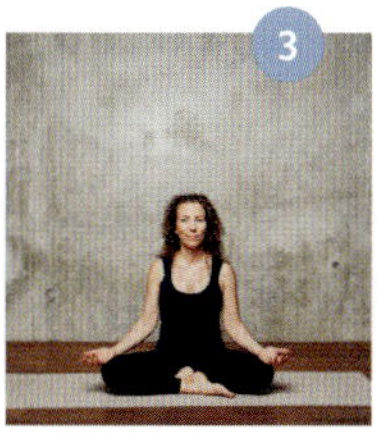

Schneidersitz mit Bewegungsflow
(S. 64f.)

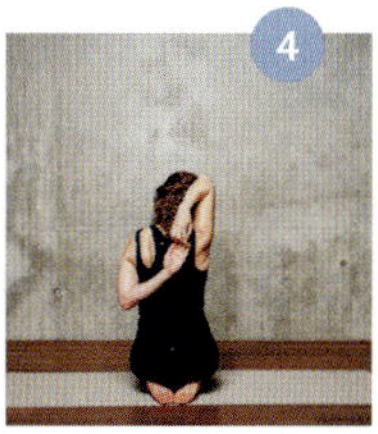

Kuhmaularme
(S. 72f.)

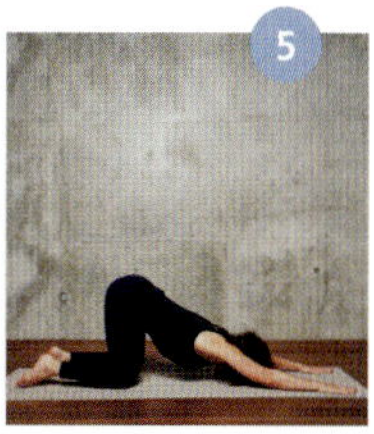

Öffnende Herzstellung
(S. 74f.)

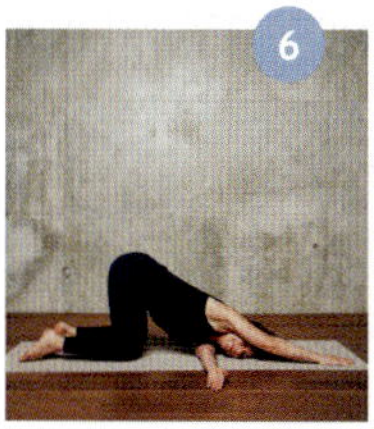

Öffnende Herzstellung mit Drehung
(S. 74f.)

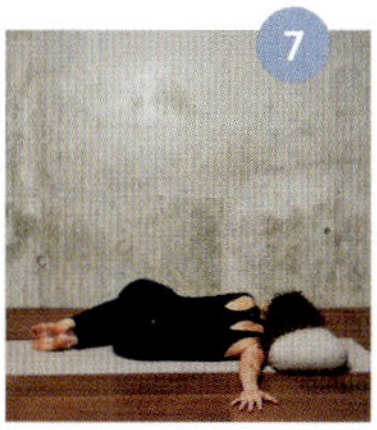

Offene Flügel rechts
(S. 76f.)

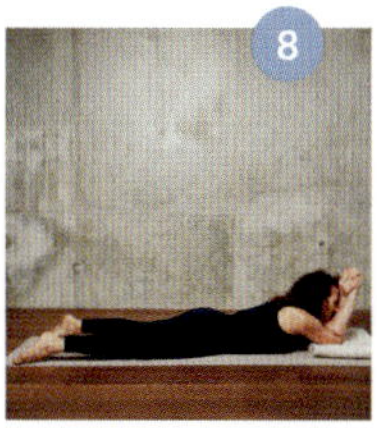

Sphinx mit Adlerarmen rechts
(S. 139ff.)

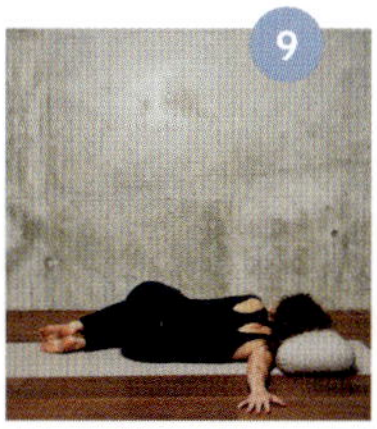

Offene Flügel links
(S. 76f.)

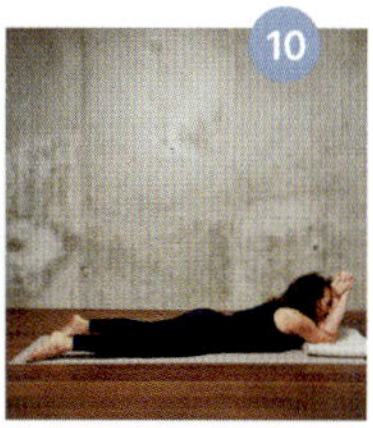

Sphinx mit Adlerarmen links
(S. 139ff.)

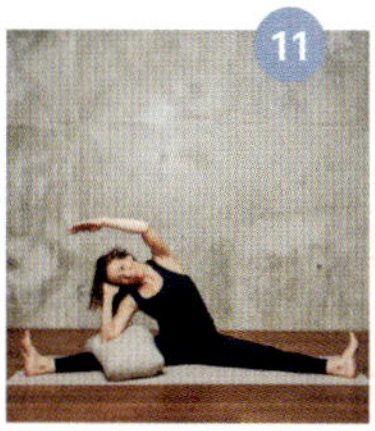

Libelle mit Seitbeuge
(S. 108ff.)

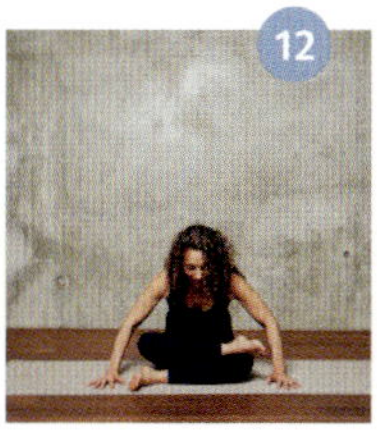

Quadrat
(S. 116f.)

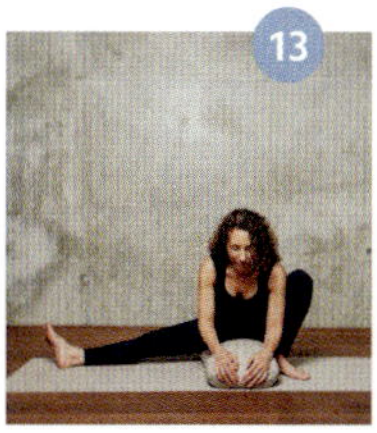

Kranich
(S. 106f.)

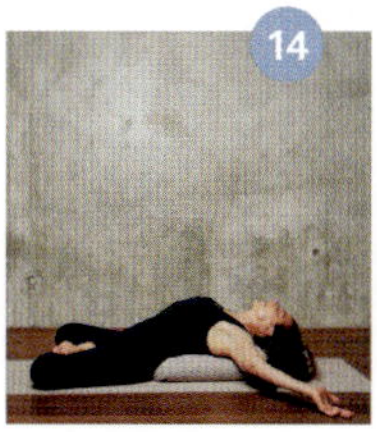

Halber liegender Lotus mit He 7
(S. 100f., 31)

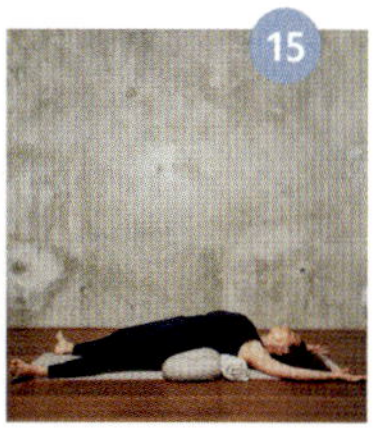

Regenbogenbrücke
(S. 135)

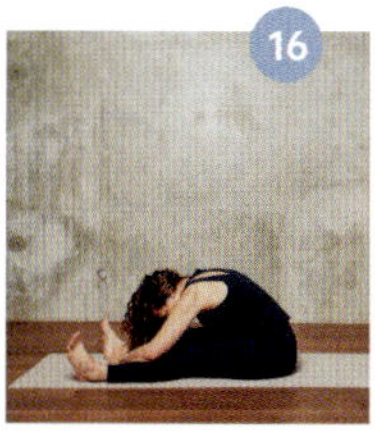

Raupe
(S. 146f.)

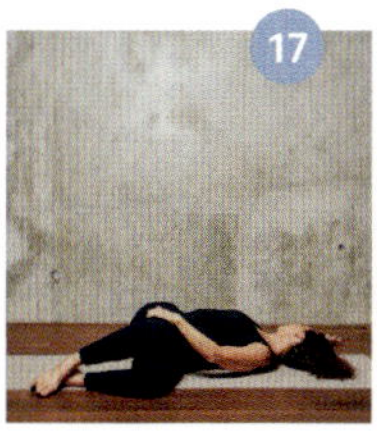

Korkenzieher
(S. 125ff.)

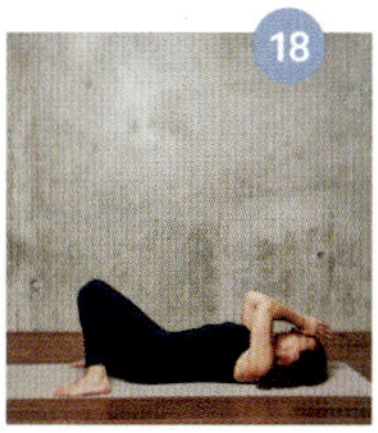

Entspannungspose
(S. 58)

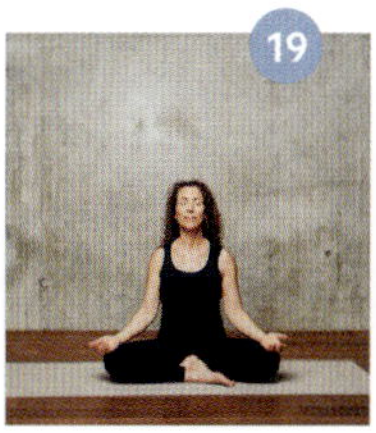

Atem-Meditation
(S. 48)

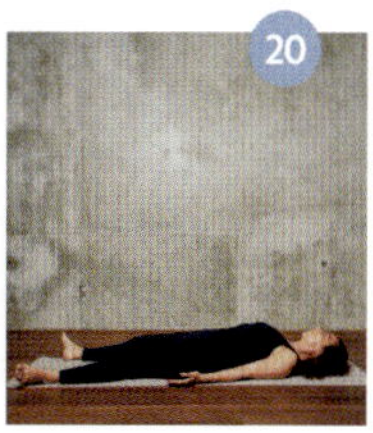

Entspannte Rückenlage
(S. 57)

Verdauungsprobleme

Viele Frauen kennen Verdauungsprobleme während der Menstruation, Schwangerschaft oder auch in den Wechseljahren. Ein absinkender Östrogenspiegel und Schwankungen im Progesteronspiegel können zu einer verlangsamten Darmtätigkeit führen, was Verstopfung oder eine längere Darmpassage zur Folge haben kann. Aber auch ein erhöhter Cortisolspiegel durch zu viel Stress kann sich auf die Verdauung auswirken. So bekommen manche Menschen Durchfall, wenn sie aufgeregt sind, oder andere können in einer fremden Umgebung nicht auf die Toilette gehen, wie häufig zu Beginn von Urlaubsreisen.

Es ist wichtig, dass du dich jeden Tag entleeren kannst, auch wenn manchmal behauptet wird, dass zwei bis drei Entleerungen pro Woche noch normal wären. Du isst jeden Tag und deshalb musst du auch jeden Tag wieder Platz in deinem Bauchraum schaffen, um Neues aufnehmen zu können. Je länger der Speisebrei in dir verweilt, desto mehr fängt er an zu gären und es kann zu Rückvergiftungen kommen. Auch die Hormone leiden erheblich darunter. Nach der Organuhr empfiehlt es sich, den Darm morgens zwischen 5:00 und 7:00 Uhr zu entleeren. Ein kleiner Hocker, den du vor deiner Toilette platzierst, um dich in eine sanfte Hockposition zu bringen, kann deiner vollständigen Entleerung sehr entgegenkommen.

Bitte achte auf eine ballaststoffreiche Ernährung und ausreichende Flüssigkeitszufuhr mit gutem Wasser. Eine Unterstützung können auch Flohsamenschalen, Chia- und Leinsamen sein, die du täglich deiner Ernährung zufügst, da sie als Ballaststoffe die Verdauungstätigkeit beschleunigen. Es ist wichtig, dazu genügend Wasser zu trinken, da sonst der gegenteilige Effekt, also eine Verstopfung bis hin zum Darmverschluss, eintreten kann. Ich kaufe mir dazu ganze Samen, die ich täglich frisch in einer kleinen Kaffeemühle mahle. Wenn du sie schon gemahlen oder geschrotet kaufst, können sie aufgrund langer Lagerzeiten schon ranzig sein. Es ist sinnvoll, sie geschrotet zu essen, damit sie vom Darm besser aufgenommen werden können. Auch Probiotika, entweder als Supplemente oder in Form fermentierter Lebensmittel, können deine Darmgesundheit optimal unterstützen.

Die vorgeschlagene Übungsfolge kannst du sehr gut mit der Sequenz zu Blähungen kombinieren. Aus Sicht der TCM schaut man in erster Linie auf das Erd-Element mit Magen und Milz und kann auch noch das Metall-Element mit Lunge und Dickdarm einfließen lassen.

REFLEXIONSFRAGEN

- Würde es mir helfen, den Wecker morgens etwas früher zu stellen, um entspannter in den Tag starten und mir Zeit für meine körperlichen Bedürfnisse nehmen zu können?
- Verspüre ich ein Schamgefühl, wenn ich auf die Toilette muss, besonders wenn andere Menschen um mich herum sind? Was steckt dahinter?
- Habe ich zu viel Stress, der sich auf meine Verdauung niederschlägt?
- Was kann ich nicht verdauen, sowohl körperlich wie auch geistig und emotional?

Ich empfehle dir bei Verdauungsproblemen die folgende Übungssequenz:

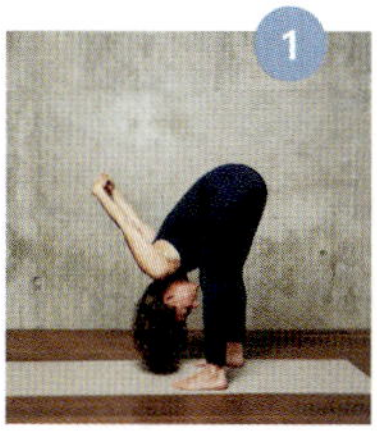

Stehende Vorbeuge mit gefalteten Händen (S. 79ff.)

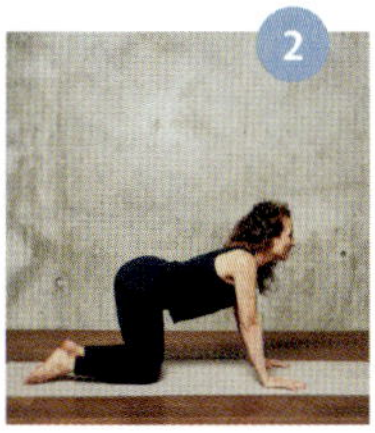

Wirbelsäulenflossing (S. 153)

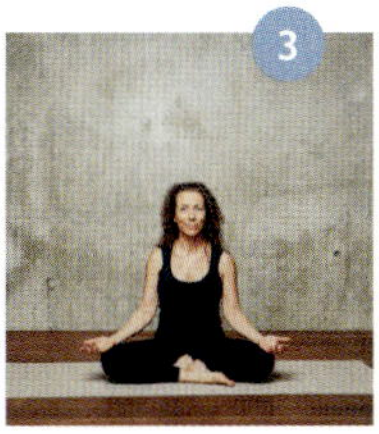

Schneidersitz mit Bewegungsflow (S. 64f.)

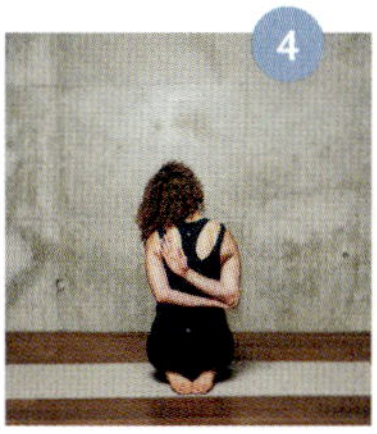

Würdevoller Bogen (S. 83)

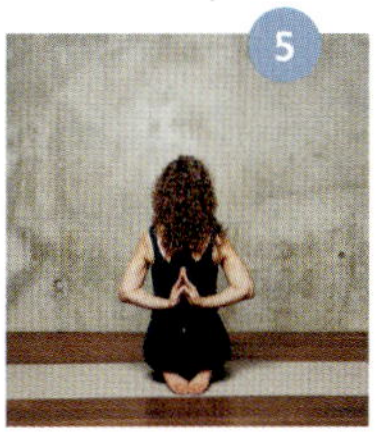

Anjali Mudra hinter dem Rücken (S. 86)

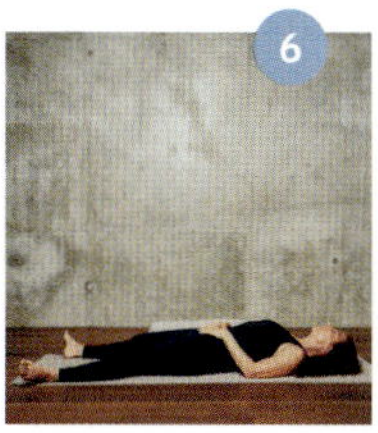

Vollatmung im Liegen (S. 44f.)

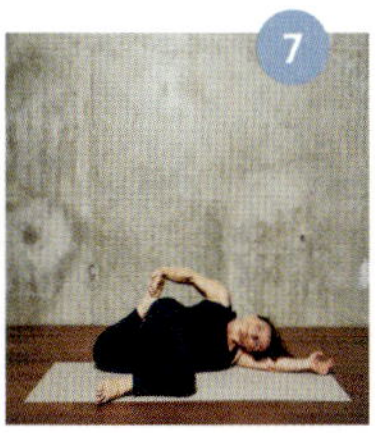

Liegende Katze (S. 128f.)

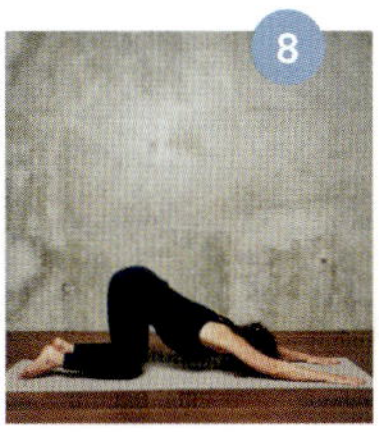

Öffnende Herzstellung (S. 74f.)

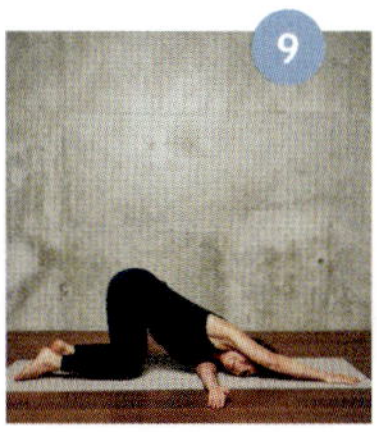

Öffnende Herzstellung mit Drehung (S. 74f.)

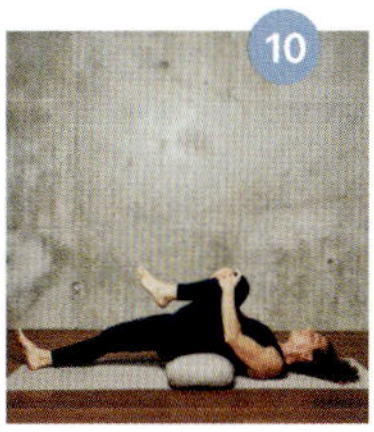

Liegender Drache (S. 130)

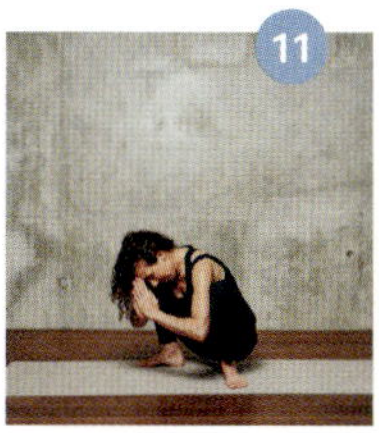

Hocke (S. 104f.)

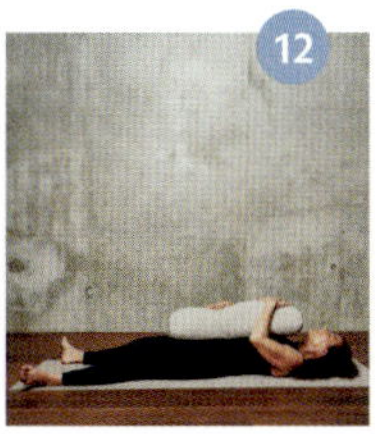

Entspannte Rückenlage mit Rolle (S. 57)

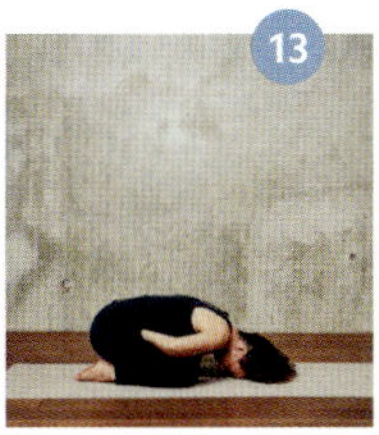

Bauchmassage (S. 152)

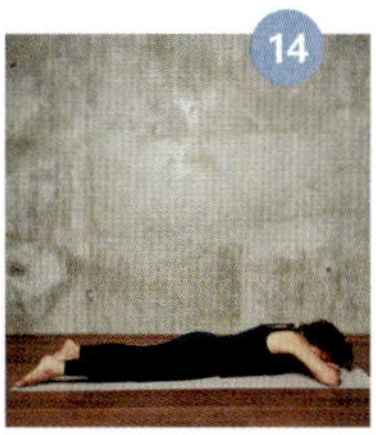

Entspannte Bauchlage (S. 56)

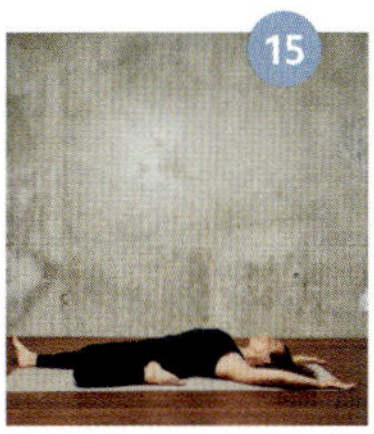

Halber Sattel mit Di 4 (S. 136ff., 27)

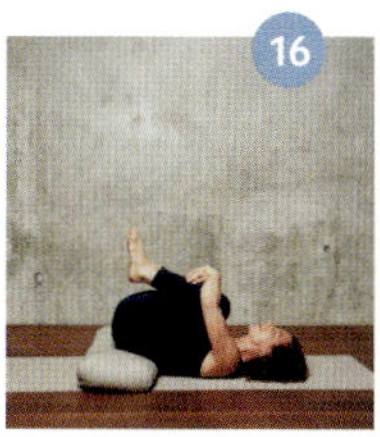

Päckchen mit Rolle (S. 62f.)

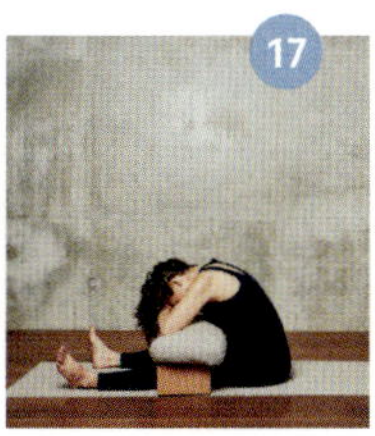

Raupe mit Rolle (S. 146f.)

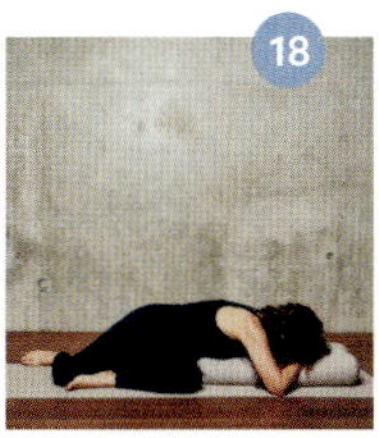

Sitzender Korkenzieher auf der Rolle (S. 125ff.)

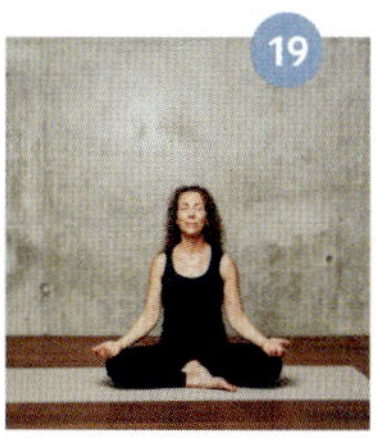

Organ-Meditation für den Darm (S. 51)

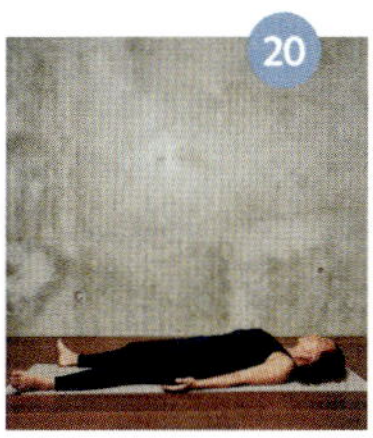

Entspannte Rückenlage (S. 57)

Wassereinlagerungen

Wassereinlagerungen sind häufig hormonell bedingt und hängen mit einer Östrogendominanz zusammen. Progesteron sorgt dafür, dass überschüssiges Wasser wieder ausgeschieden wird. Wenn beides in eine Dysbalance gerät, dann kann es zu Wassereinlagerungen kommen. Aber auch übermäßiger Salzkonsum, ein schlechter Abtransport über die Lymphbahnen, Nierenerkrankungen, Herzinsuffizienz, schwache Venenklappen, heiße Sommermonate mit langem Stehen, Diabetes und weitere Gründe können die Ursache von Wassereinlagerungen im Körper sein.

Regelmäßige Bewegung, gepaart mit einer bewussten Atmung, sind wichtig, um die Lymphe bestmöglich zu bewegen. Achte darauf, genügend stilles Wasser und entwässernde Tees zu trinken und auf industriell hergestellte Kost, die in der Regel viel zu viel Salz enthält, zu verzichten. Probiere gern auch einmal Wechselduschen, Lymphdrainage oder ein sanftes Cupping aus (bitte vorher mit einem Therapeuten absprechen). Lagere so oft wie möglich die Beine hoch und nutze Kompressionsstrümpfe. Auch kaliumreiche Lebensmittel können hilfreich sein, um überschüssiges Wasser auszuscheiden.

Aus Sicht der TCM legt man bei Wassereinlagerungen den Fokus auf die Meridiane von Lunge, Milz und Nieren, also auf die Elemente Metall, Erde und Wasser.

REFLEXIONSFRAGEN

- Wann treten die Wassereinlagerungen auf? Kann ich sie mit bestimmten Zeiten meines Zyklus in Verbindung bringen?
- Hängen sie mit bestimmten Lebensmitteln zusammen oder mit einer zu geringen Flüssigkeitsaufnahme? Wenn ja, auf welche Lebensmittel reagiere ich entsprechend?
- Was ist aktuell nicht im Fluss in meinem Leben? Wo stockt es?
- Fühle ich mich innerlich überladen und kann es nicht mehr ausgleichen?
- Nutze ich unbewusst diese Einlagerungen, um mich vor etwas zu schützen? Oder um mehr Raum einzunehmen?
- Was brauche ich, damit meine inneren Stauungen wieder ins Fließen kommen können?

HINWEIS: Diese Sequenz beinhaltet einige Umkehrhaltungen. Wenn du gerade deine Menstruation hast, dann lasse diese Übungen gern weg oder ändere sie so, dass dein Becken nicht höher gelagert ist, falls dir das während der Blutung unangenehm ist.

Ich empfehle dir bei Wassereinlagerungen die folgende Übungssequenz:

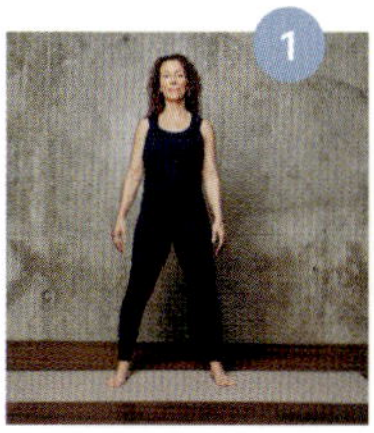

Schüttelübung (S. 150)

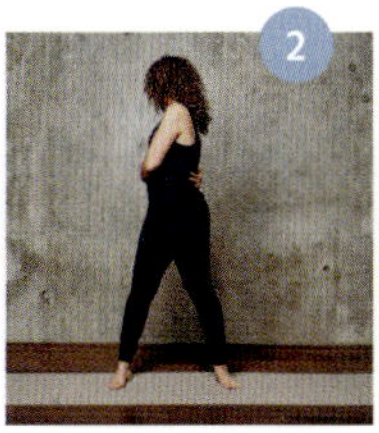

An der Tür des Lebens anklopfen (S. 151)

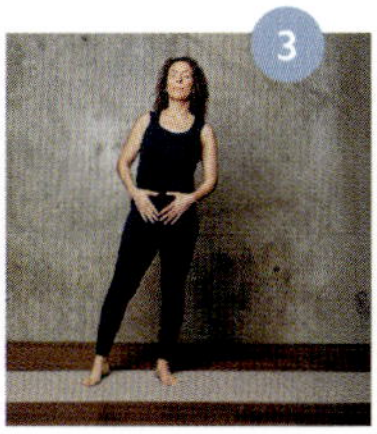

Bambus im Wind (S. 55)

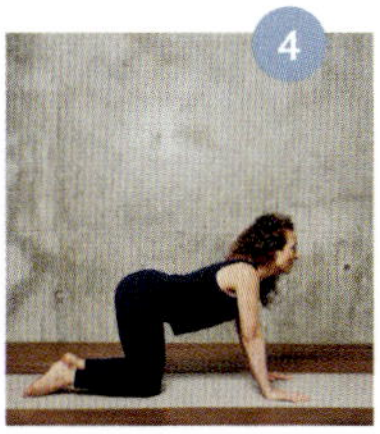

Wirbelsäulen-flossing (S. 153)

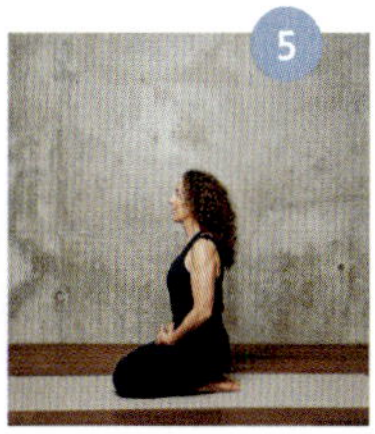

Fersen- und Ballensitz (S. 59, 90f.)

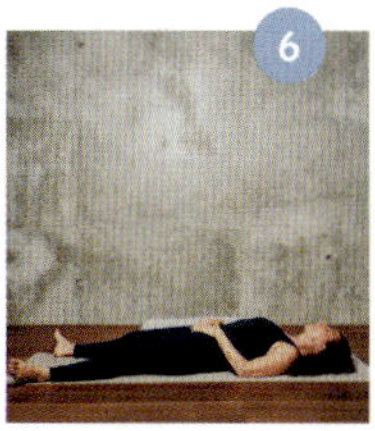

Vollatmung im Liegen (S. 44f.)

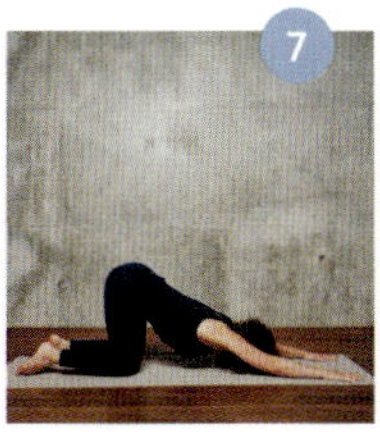

Öffnende Herzstellung (S. 74f.)

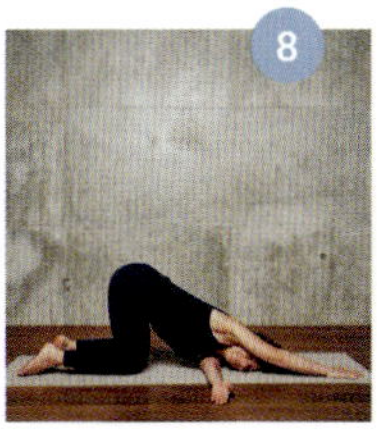

Öffnende Herzstellung mit Drehung (S. 74f.)

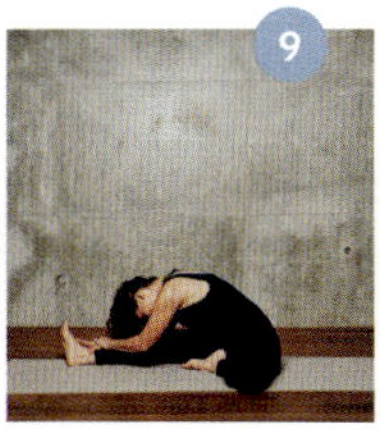

Halber Schmetterling (S. 98f.)

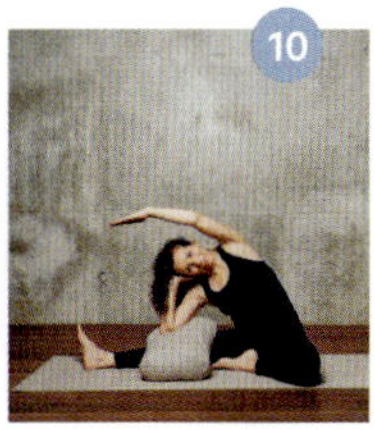

Halber Schmetterling mit Seitbeuge (S. 98f.)

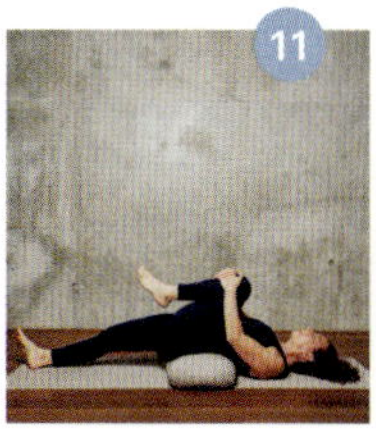

Liegender Drache (S. 130)

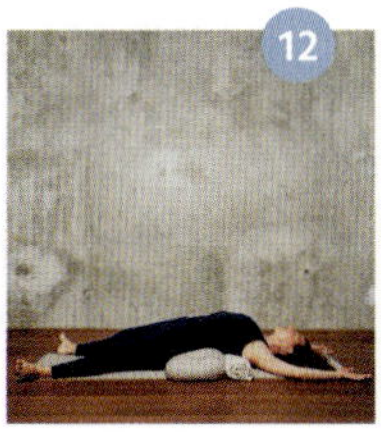

Regenbogenbrücke (S. 135)

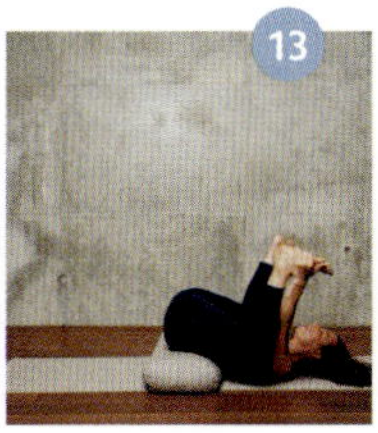

Happy Baby (S. 102f.)

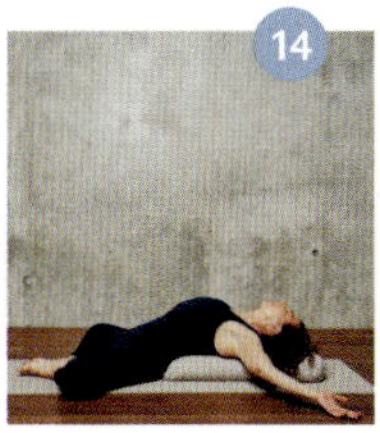

Liegender Schmetterling (S. 119ff.)

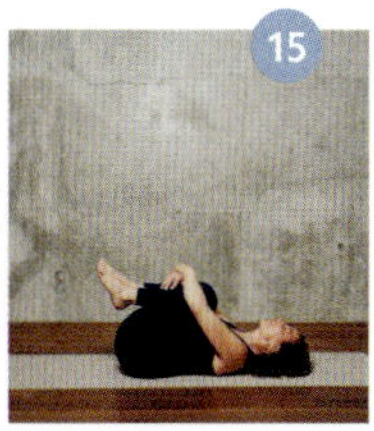

Päckchen (S. 62f.)

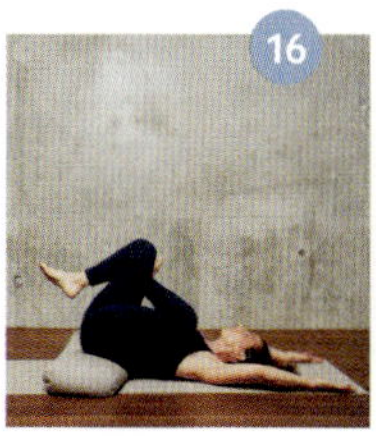

Nadelöhr (S. 112f.)

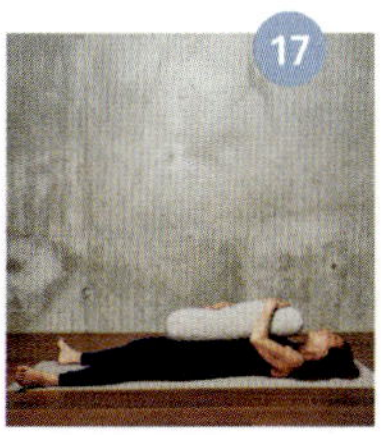

Entspannte Rückenlage mit Rolle (S. 57)

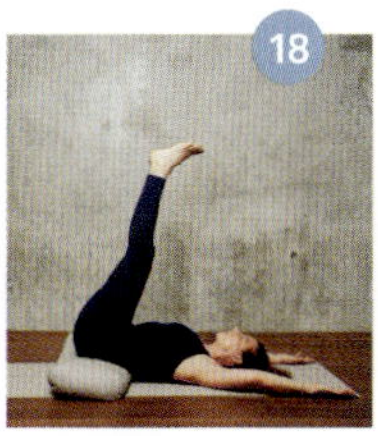

Seegras (S. 148f.)

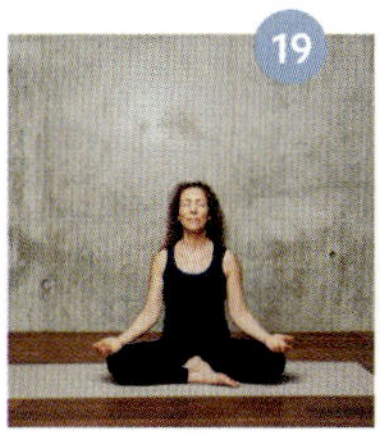

Stille-Meditation (S. 49f.)

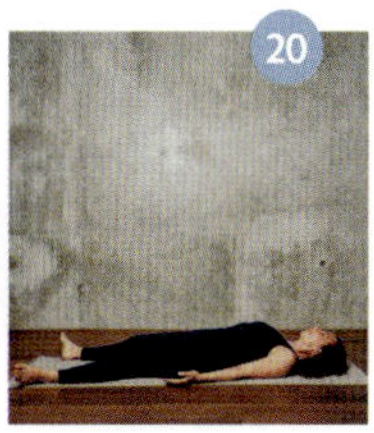

Entspannte Rückenlage (S. 57)

Wechseljahre (Prä-, Peri- und Postmenopause)

In der Zeit der Wechseljahre erleben Frauen einen enormen Wandel der Hormone, speziell von Östrogen und Progesteron. Es ist ein Prozess, der über viele Jahre geht. Bei den meisten Frauen sind es etwa 10 bis 15 Jahre. Die Eierstöcke stellen etwa ab dem 40. bis 45. Lebensjahr allmählich ihre Tätigkeit ein, da wir älter werden und die Natur es so vorgesehen hat, dass wir, statt weitere Kinder zu bekommen, noch für unsere Nachkommen sorgen können.

Vorab merken die Frauen den Beginn der Wechseljahre daran, dass die Menstruationsblutungen immer unregelmäßiger kommen und nicht mehr jeder Monat von einem Eisprung begleitet wird. Diese Umstellung der Geschlechtshormone kann zu verschiedenen Beschwerdebildern führen. Die gängigsten, wie Hitzewallungen, Menstruationsbeschwerden etc., findest du in vielen der genannten Sequenzen. All das ist sehr individuell. Es kann sein, dass die Wechseljahre früher oder später beginnen, kürzer oder länger anhalten, zu Beschwerden führen oder völlig problemlos verlaufen.

Unsere Bedürfnisse werden sich mit dem Älterwerden wahrscheinlich verändern, vielleicht passt unsere bisherige Ernährung oder unser gewohntes Sportprogramm jetzt nicht mehr zu uns. Mit diesem Wechsel dürfen sich auch unsere Gewohnheiten verändern.

Aus Sicht der TCM spricht man in den Wechseljahren von einem Nieren-Mangel und legt somit den Fokus auf das Wasser-Element, speziell auf die Nieren, aber auch auf die Blase.

REFLEXIONSFRAGEN

- Welche Veränderungen spüre ich in meinem Körper? Kann ich sie annehmen als einen natürlichen Kreislauf des Lebens? Oder macht mir die Vergänglichkeit des Lebens Angst?
- Nehme ich Signale meines Körpers wahr, Dinge nun zu verändern? Wenn ja, welche sind das?
- Wie gehe ich emotional durch diese Phase und was wollen meine Emotionen mir sagen?
- Habe ich Glaubensmuster über die Wechseljahre von außen übernommen, die ich nun wieder zurückgeben darf? Und kann ich mich stattdessen neugierig auf die neue Phase einlassen?
- Welche neuen Freiheiten und Möglichkeiten habe ich durch die Wechseljahre hinzugewonnen?
- Gibt es neue Aufgaben und Wege, die mir meine Seele nun zeigt? Wenn ja, welche sind das? Und was lösen sie in mir aus?

Ich empfehle dir in den Wechseljahren die folgende Übungssequenz:

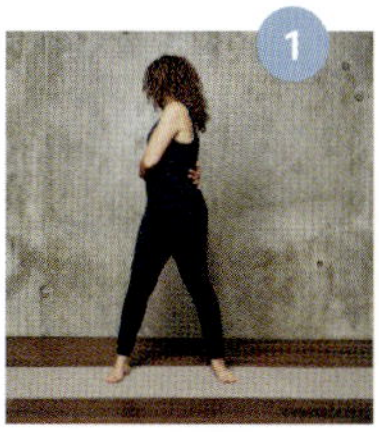

An der Tür des Lebens anklopfen (S. 151)

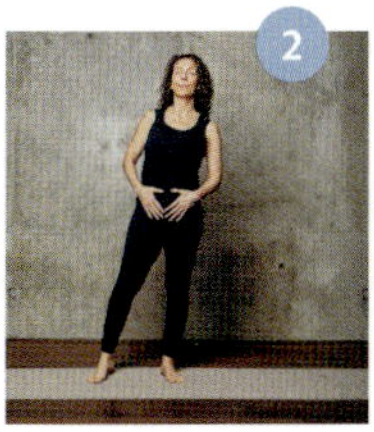

Bambus im Wind (S. 55)

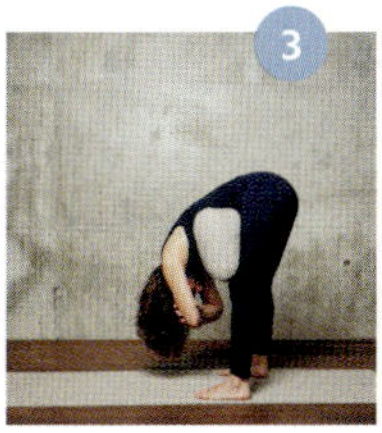

Stehende Vorbeuge mit Rolle (S. 79ff.)

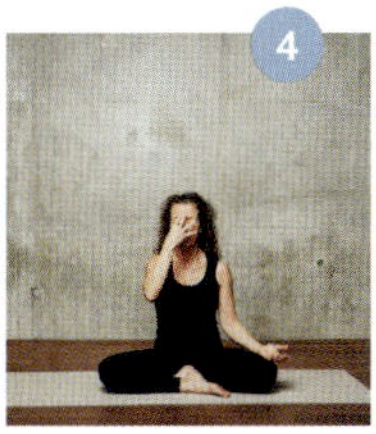

Mondatmung (S. 42)

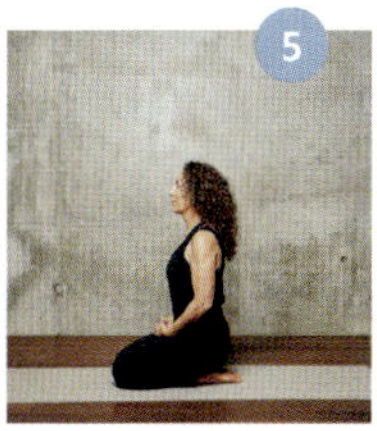

Fersen- und Ballensitz (S. 59, 90f.)

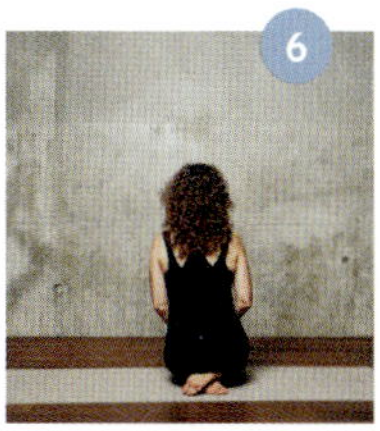

Fersensitz, Fußrücken in Fußsohle (S. 90f.)

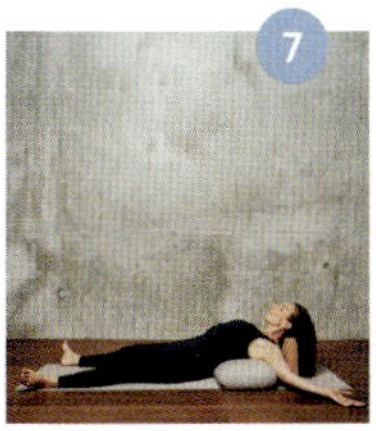

Fisch (S. 131)

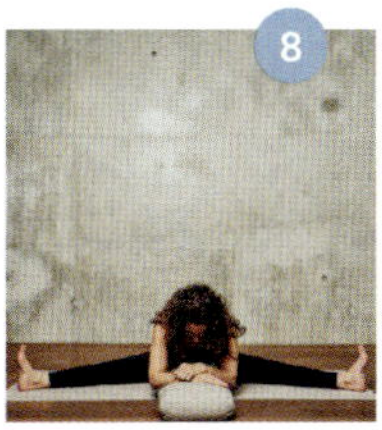

Libelle (S. 108ff.)

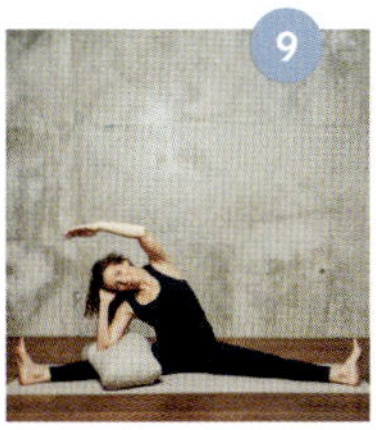

Libelle mit Seitbeuge (S. 108ff.)

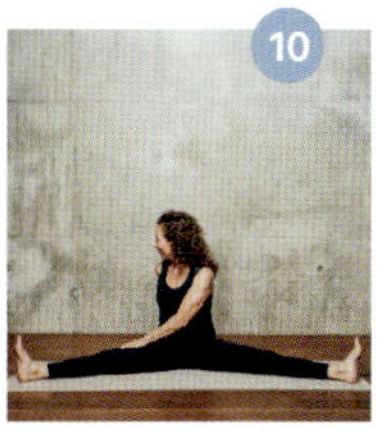

Libelle mit Drehung (S. 108ff.)

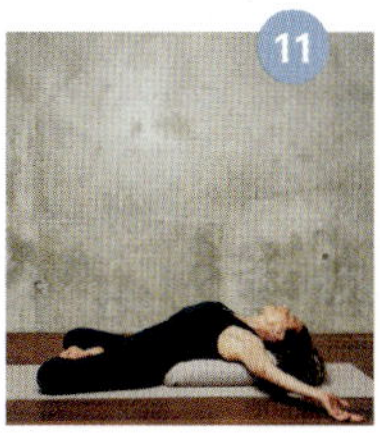

Halber liegender Lotus (S. 100f.)

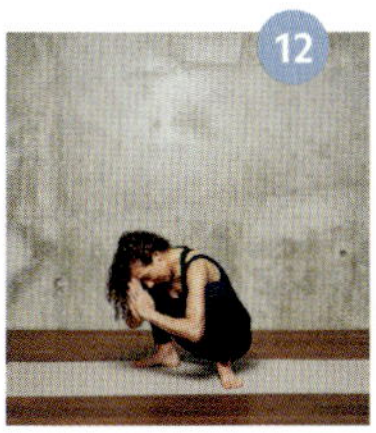

Hocke (S. 104f.)

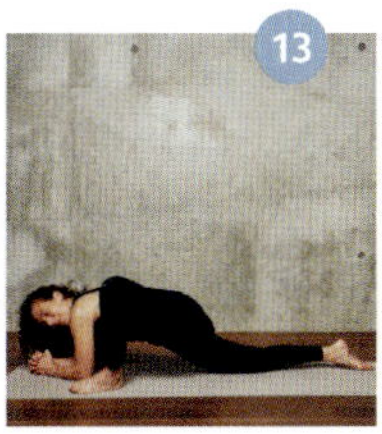

Gecko mit Ni 3 (→ Drache, S. 92ff., 30)

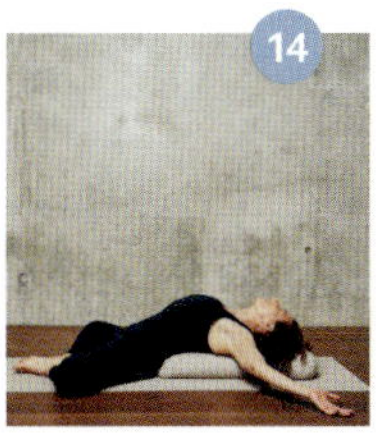

Liegender Schmetterling (S. 119ff.)

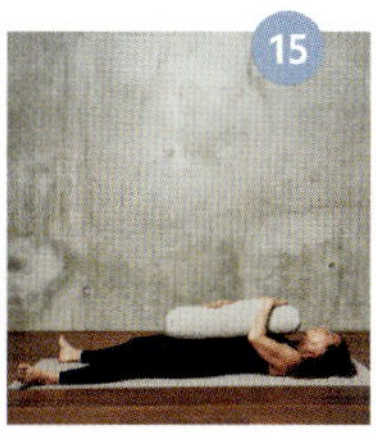

Entspannte Rückenlage mit Rolle (S. 57)

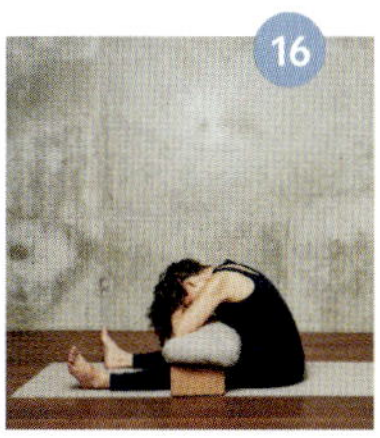

Raupe mit Rolle (S. 146f.)

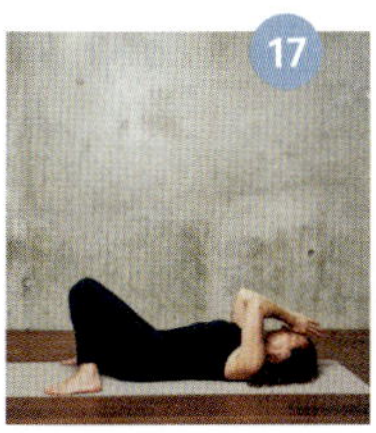

Entspannungspose (S. 58)

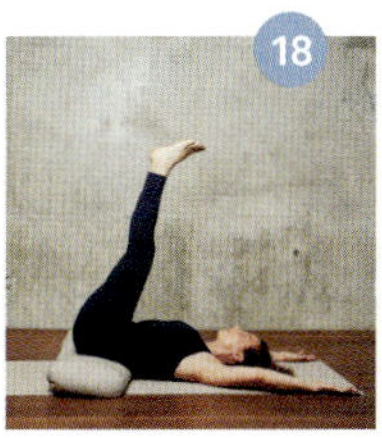

Seegras (S. 148f.)

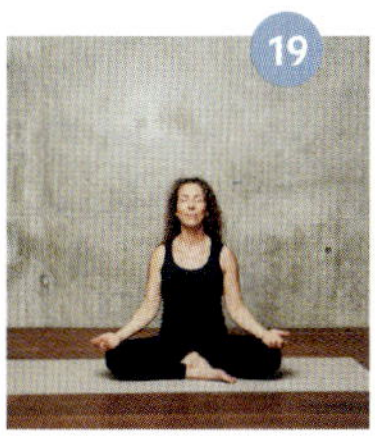

Herz-Meditation (S. 48)

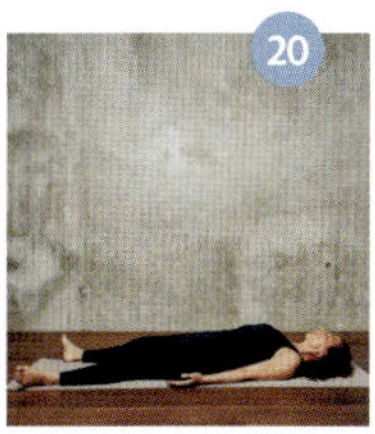

Entspannte Rückenlage (S. 57)

Zyklusunregelmäßigkeiten

Hormonschwankungen, insbesondere von Östrogen und Progesteron, spielen eine wichtige Rolle bei einem unregelmäßigen Zyklus. Auch in der Pubertät und in den Wechseljahren kann es zu Unregelmäßigkeiten kommen, da sich die neue Hormonsituation noch nicht eingependelt hat. Zu viel Stress in den vergangenen Wochen, zu wenig Schlaf, zu viel Alkohol, zu extremer Sport, eine schlechte Ernährung oder eine hohe emotionale Belastung können ebenfalls dazu führen, dass wir von unserem gewohnten Zyklus abweichen, da der Körper sich um andere Dinge kümmern muss, als sich auf eine potenzielle Schwangerschaft vorzubereiten.

Bitte achte neben deiner Yin-Yoga-Praxis bei einem unregelmäßigen Zyklus darauf, so weit wie möglich auf Plastik zu verzichten, da die Weichmacher darin einen direkten Einfluss auf unsere Hormone haben können. Gleiches gilt auch für synthetische Düfte wie zum Beispiel Duftstäbchen, die man in Wohnräumen benutzt.

Aus Sicht der TCM kann ein unregelmäßiger Zyklus durch eine Leber-Chi-Stagnation oder einen Nieren-Jing-Mangel (Jing als Lebensessenz) bedingt sein. Deshalb legen wir den Fokus hier auf die Elemente Wasser und Holz.

REFLEXIONSFRAGEN

- Seit wann ist mein Zyklus unregelmäßig? Ist dem Ganzen ein bestimmtes Erlebnis vorausgegangen?
- Habe ich in meinem Leben etwas umgestellt, was meinen Zyklus beeinflussen könnte?
- Fühle ich mich verbunden mit meinem Zyklus? Spüre ich, wann es auf meinen Eisprung zugeht oder in Richtung Menstruation? Oder läuft das alles wie nebenher?
- Wie erging es mir emotional in den Wochen vor der Verschiebung? Was habe ich erlebt?
- Kann ich die Zeichen meines Körpers intuitiv deuten? Verstehe ich, was er braucht?
- Gibt es alte Themen, die ich in meinem Beckenraum gespeichert und noch nicht gelöst habe? Wo darf ich nochmals liebevoll hinschauen?

Ich empfehle dir bei unregelmäßigem Zyklus die folgende Übungssequenz:

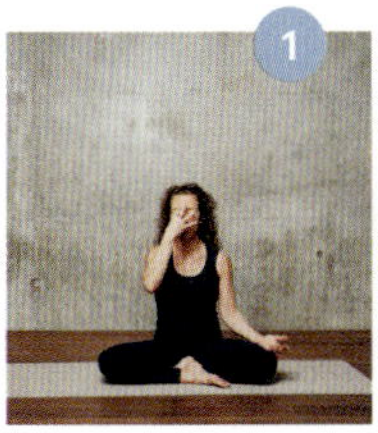

Mondatmung
(S. 42f.)

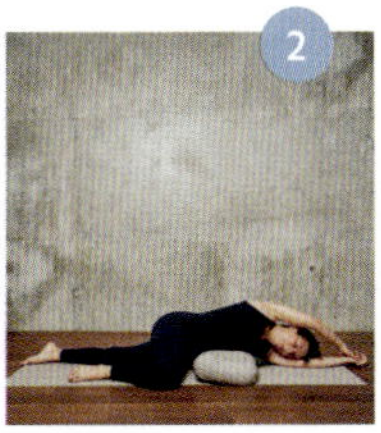

Liegende Banane
(S. 142)

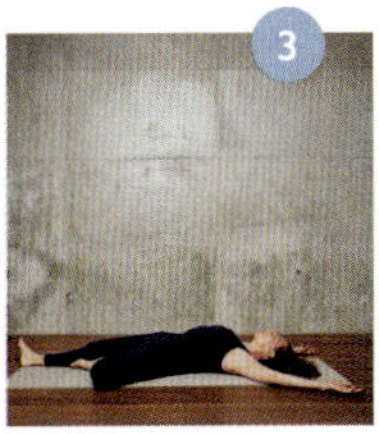

Liegender Baum
(→ Halber liegender Lotus, S. 100f.)

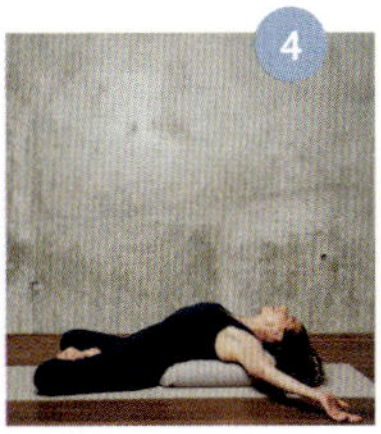

Halber liegender Lotus
(S. 100f.)

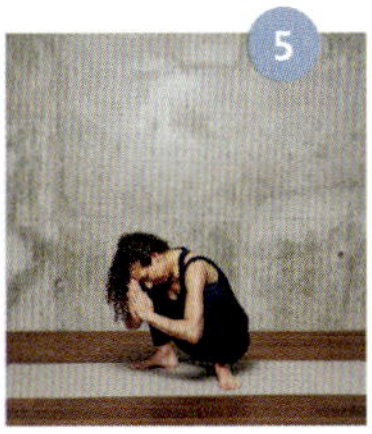

Hocke
(S. 104f.)

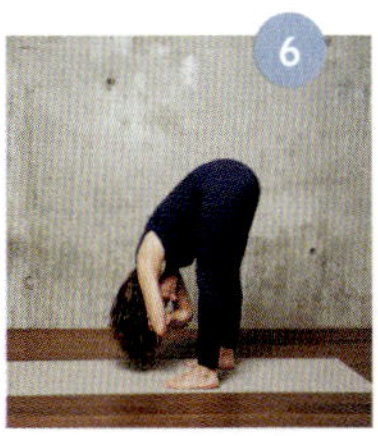

Stehende Vorbeuge ohne Armdehnung mit The Four Gates
S. 79ff., 29)

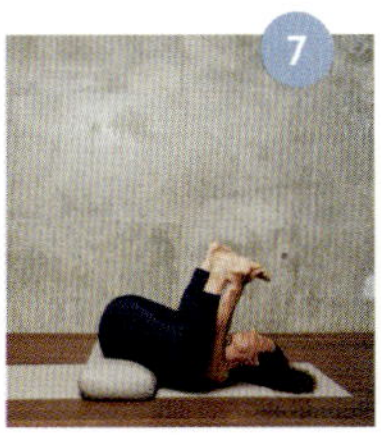

Happy Baby mit Ni 3
(S. 102f., 30)

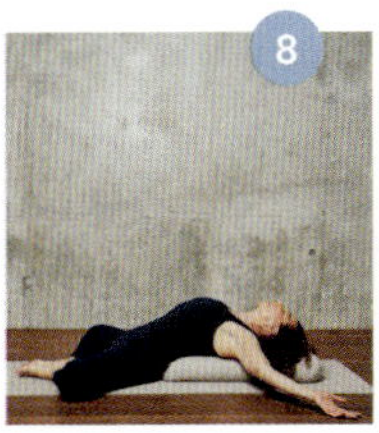

Liegender Schmetterling
(S. 119ff.)

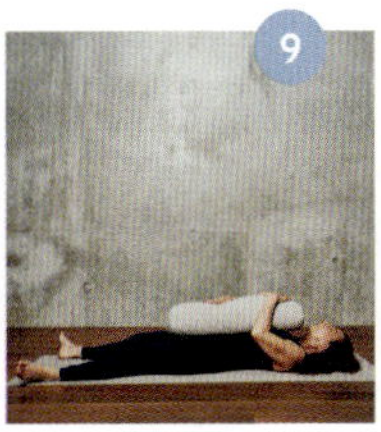

Entspannte Rückenlage mit Rolle (S. 57)

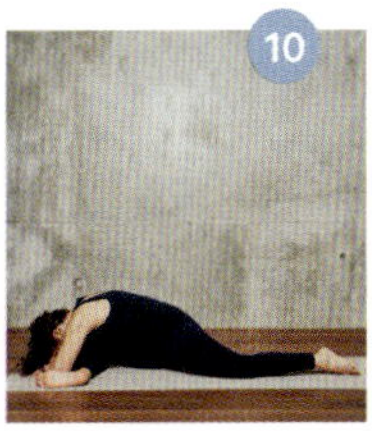

Schlafender Schwan
(S. 118)

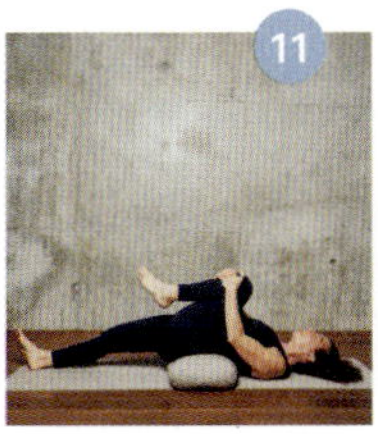

Liegender Drache
(S. 130)

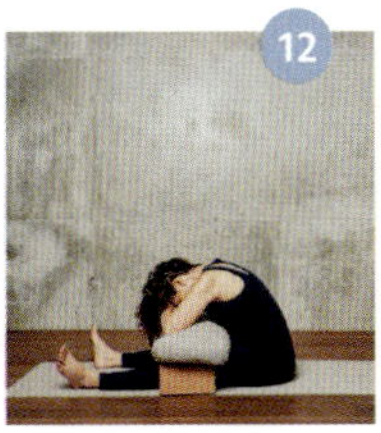

Raupe mit Rolle
(S. 146f.)

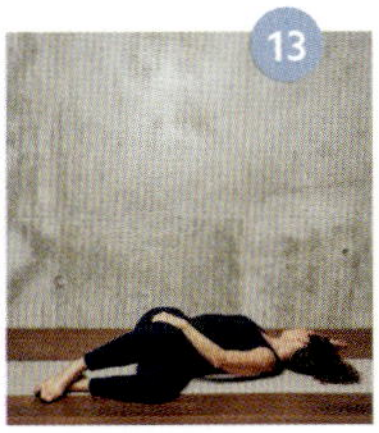

Korkenzieher
(S. 125ff.)

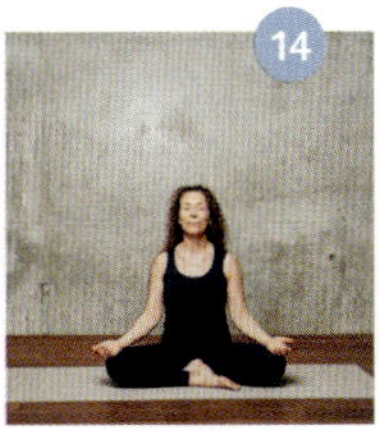

Organ-Meditation für den Unterleib
(S. 51)

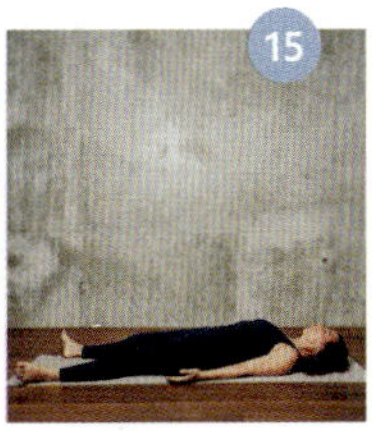

Entspannte Rückenlage
(S. 57)

NACHWORT

Ich danke dir sehr für dein Vertrauen und dass ich dich in deiner Praxis inspirieren und begleiten durfte. Ich wünsche dir, dass du durch Yin Yoga einen tieferen Zugang zu dir selbst finden und deine eigene Wahrheit erkennen kannst. Praktiziere auf körperlicher Ebene achtsam und respektvoll so, wie dein Körper es braucht, und nimm diese Erkenntnisse auch mit in deinen Alltag abseits deiner Yogamatte. Orientiere dich dabei nicht an anderen, sondern an den Signalen, die aus deinem Körper, deinem Geist und deiner Seele kommen und dich bis in deinen innersten Kern führen können. Es ist mir eine große Freude und Ehre, den Weg gemeinsam mit dir gehen zu dürfen.

Danke von Herzen und alles Liebe für dich und deinen Weg.

DANKSAGUNG

Ich danke meinen wundervollen Töchtern, die zu jeder Zeit Verständnis hatten, wenn ich mich zurückgezogen habe, um mich diesem Buch widmen zu können. Meinen Herzensdank auch an meine liebe Freundin Dr. Angela Montenegro, die mir bei allen Rückfragen rund um die TCM immer hilfreich und geduldig zur Seite stand. Ich danke dem Südwest Verlag mit seinem gesamten Team für die tolle Begleitung und Unterstützung, ganz besonders meiner Lektorin Sarah Gast für unsere unkomplizierte Zusammenarbeit und Dr. Doortje Cramer-Scharnagl für die gewissenhaften Korrekturarbeiten. Ein liebes Dankeschön auch an Gudrun Wronski für die Organisation des Fotoshootings und die Fotografin Stephanie Wolff sowie allen fleißigen Helfern am Foto-Set für die Zusammenarbeit, die mir unfassbar viel Spaß gemacht hat. Ich danke all den großartigen Menschen, die ich schon auf ihrem Weg begleiten und von und mit denen ich lernen durfte. Ich fühle mich gesegnet, dass ich als Autorin so viele Menschen erreichen darf, und danke dem Universum für diese Fügung.

EMPFEHLUNGEN

Schaue gern mal auf meiner Website vorbei, wenn du dich für die Yin-Yoga-Ausbildungen oder meine Coachingangebote interessierst: https://yinyoga.de
Dort findest du auch weitere Bücher und Videos, die von mir erschienen sind.

Hier findest du alle Produkte, die ich auch selbst verwende und die ich dir auch in diesem Buch empfohlen habe: https://yinyoga.de/partner/

WEITERE BÜCHER VON STEFANIE AREND IM SÜDWEST VERLAG:

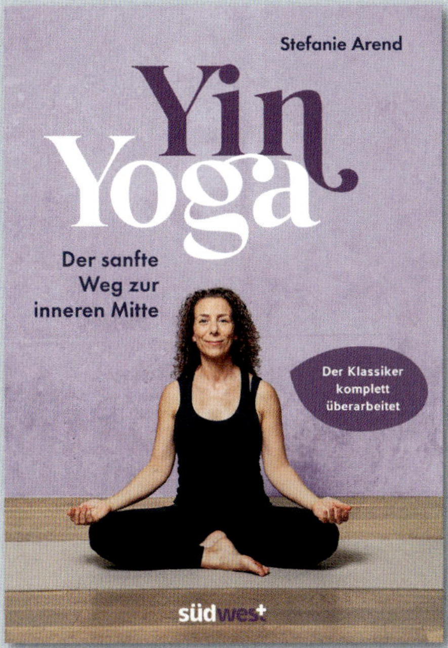

ISBN 978-3-517-10472-0

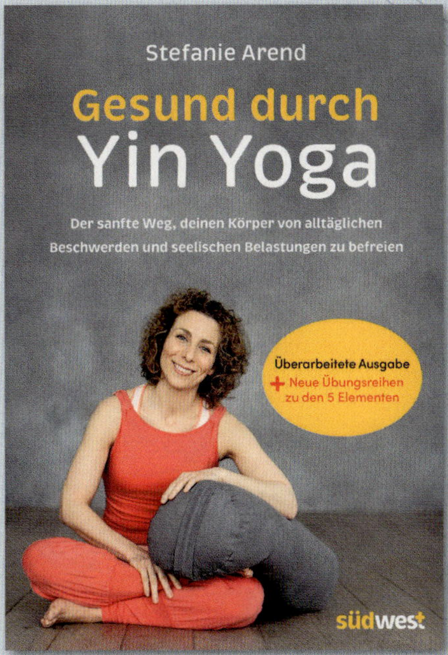

ISBN 978-3-517-10406-5

REGISTER

IMPRESSUM

1. Auflage

einem Unternehmen der Penguin Random House Verlagsgruppe GmbH,
Neumarkter Str. 28, 81673 München

produktsicherheit@penguinrandomhouse.de
(Vorstehende Angaben sind zugleich Pflichtinformationen nach GPSR.)

Bildnachweis
Fotoproduktion: Blaublut Edition; Fotografie: Stephanie Wolff
Für die freundliche Unterstützung der Fotoproduktion
danken wir der Firma: MANDALA @mandalayogawear

Projektleitung: Sarah Gast
Lektorat: Dr. Doortje Cramer-Scharnagl, Edewecht
Korrektorat: Susanne Schneider, München
Umschlaggestaltung: Vera Schlachter, München
Innenlayout und Illustrationen: Sandra Albert, Hamburg
Satz: Nadine Thiel, München
Herstellung: Pia Schwarzmann
Reproduktion: Mohn Media Mohndruck GmbH, Gütersloh
Druck: Mohn Media Mohndruck GmbH, Gütersloh

Printed in Germany

ISBN 978-3-517-10397-6
www.suedwest-verlag.de